K. Lieb, N. Dreimüller, G. Jacob

50 Fälle Psychiatrie und Psychotherapie

Klaus Lieb, Nadine Dreimüller, Gitta Jacob

50 Fälle Psychiatrie und Psychotherapie

Typische Fallgeschichten aus der Praxis

7. Auflage

Unter Mitarbeit von Daniel Turner

ELSEVIER

Elsevier GmbH, Bernhard-Wicki-Str. 5, 80636 München, Deutschland
Wir freuen uns über Ihr Feedback und Ihre Anregungen an kundendienst@elsevier.com

ISBN 978-3-437-41153-3
eISBN 978-3-437-05573-7

7. Auflage 2024

Wichtiger Hinweis für den Benutzer
Die medizinischen Wissenschaften unterliegen einem sehr schnellen Wissenszuwachs. Der stetige Wandel von Methoden, Wirkstoffen und Erkenntnissen ist allen an diesem Werk Beteiligten bewusst. Sowohl der Verlag als auch die Autorinnen und Autoren und alle, die an der Entstehung dieses Werkes beteiligt waren, haben große Sorgfalt darauf verwandt, dass die Angaben zu Methoden, Anweisungen, Produkten, Anwendungen oder Konzepten dem aktuellen Wissensstand zum Zeitpunkt der Fertigstellung des Werkes entsprechen.
Der Verlag kann jedoch keine Gewähr für Angaben zu Dosierung und Applikationsformen übernehmen. Es sollte stets eine unabhängige und sorgfältige Überprüfung von Diagnosen und Arzneimitteldosierungen sowie möglicher Kontraindikationen erfolgen. Jede Dosierung oder Applikation liegt in der Verantwortung der Anwenderin oder des Anwenders. Die Elsevier GmbH, die Autorinnen und Autoren und alle, die an der Entstehung des Werkes mitgewirkt haben, können keinerlei Haftung in Bezug auf jegliche Verletzung und/oder Schäden an Personen oder Eigentum, im Rahmen von Produkthaftung, Fahrlässigkeit oder anderweitig übernehmen.

Für die Vollständigkeit und Auswahl der aufgeführten Medikamente übernimmt der Verlag keine Gewähr.
Geschützte Warennamen (Warenzeichen) werden in der Regel besonders kenntlich
gemacht (®). Aus dem Fehlen eines solchen Hinweises kann jedoch nicht automatisch geschlossen werden, dass es sich um einen freien Warennamen handelt.

Bibliografische Information der Deutschen Nationalbibliothek
Die Deutsche Nationalbibliothek verzeichnet diese Publikation in der Deutschen Nationalbibliografie; detaillierte bibliografische Daten sind im Internet über https://www.dnb.de/ abrufbar.

24 25 26 27 28 5 4 3 2 1

In ihren Veröffentlichungen verfolgt die Elsevier GmbH das Ziel, genderneutrale Formulierungen für Personengruppen zu verwenden. Um jedoch den Textfluss nicht zu stören und weil es sich hier um (wenn auch fiktive) konkrete Personen unterschiedlichen Geschlechts handelt, wurde immer die weibliche oder männliche Form im Text verwendet.

Planung: Inga Schickerling
Lektorat und Projektmanagement: Sabine Hennhöfer
Redaktion: Sonja Hinte, Bremen
Satz: Thomson Digital, Noida / Indien
Druck und Bindung: Drukarnia Dimograf Sp. z o. o., Bielsko-Biała / Polen
Umschlaggestaltung: SpieszDesign, Neu-Ulm
Titelfotografie: © Julia Lux, München

Aktuelle Informationen finden Sie im Internet unter **www.elsevier.de**.

Vorwort

Die 7. Auflage der beliebten Fallgeschichten „50 Fälle Psychiatrie und Psychotherapie“ stellt wie bisher eine Auswahl der wichtigsten und häufigsten Krankheitsbilder und ihrer Behandlungsprinzipien aus dem Fachgebiet der Psychiatrie und Psychotherapie vor.

Das Buch ist als Ergänzung zu einem Lehrbuch gedacht. Es ist **aus der Praxis** geschrieben und simuliert die Anforderungen, wie sie der Alltag in der Klinik stellt; zur Unterstützung des Lernerfolgs während des Studiums, einer Famulatur, im Praktischen Jahr oder zu Beginn der Tätigkeit als Assistenzärztin oder Assistenzarzt – insbesondere auch zur Bewältigung der Herausforderungen in den ersten Nacht- und Wochenenddiensten. Es ist aber auch geeignet zur Vorlesungsbegleitung, zur Überprüfung des Wissens vor dem schriftlichen oder mündlichen Examen oder als Vorlage für „problemorientiertes Lernen“. Ein weiteres Ziel dieses Fallbuches ist, bei allen Leserinnen und Lesern, die sich bisher noch wenig mit Psychiatrie und Psychotherapie beschäftigt haben, das Interesse an diesem spannenden Fachgebiet zu wecken.

Der Schwerpunkt des Buchs liegt auf der Vermittlung der Kenntnisse der wichtigsten Fallkonstellationen und ihrer psychiatrisch-psychotherapeutischen Diagnostik. Darüber hinaus vermittelt es praktische Kenntnisse in den medikamentösen Behandlungsverfahren und führt in wichtige Prinzipien der psychotherapeutischen Behandlung ein. Damit werden hier praktische Erfahrungen vermittelt, die so in einem klassischen Lehrbuch nicht zu finden sind. Keiner der dargestellten Fälle beschreibt einen konkreten Patienten, sondern vielmehr die Summe der Erfahrungen mit vielen Patienten. Jede mögliche Ähnlichkeit mit realen Personen ist daher rein zufällig und keinesfalls beabsichtigt.

Die 7. Auflage wurde wieder ausführlich **überarbeitet,** wobei insbesondere die Angaben zu Medikamenten und psychotherapeutischen Behandlungsverfahren aktualisiert und mit den aktuellen Leitlinienempfehlungen abgeglichen wurden. Darüber hinaus haben wir auch Fragen und Erläuterungen zum neuen Klassifikationssystem **ICD-11** eingefügt. So finden Sie nicht nur Hinweise, wie sich die Diagnostik der vorgestellten Krankheitsbilder in der ICD-10 und ICD-11 unterscheidet, sondern auch Krankheitsfälle, die erstmals in die ICD-11 aufgenommen wurden, etwa die Zwangsspektrumsstörungen, das Binge-Eating-Syndrom, die Computerspielabhängigkeit, die Bipolar-II-Störung, die Geschlechtsdysphorie oder die komplexe posttraumatische Belastungsstörung. Unverändert erläutert das Buch aber bei den diagnostischen Klassifikationen auch die Kriterien der noch in den nächsten Jahren **weiterhin gültigen ICD-10**.

Wie schon in der letzten Auflage, haben wir die **Lebensläufe** und **Interessenkonflikte** der beteiligten Autorinnen und Autoren auf Seite VII dargestellt. Dadurch können sich die Leserinnen und Leser einen Überblick verschaffen, vor welchem Hintergrund die Autorinnen und Autoren arbeiten und welche Interessenkonflikte sie gegebenenfalls haben. Um die Inhalte möglichst neutral und unabhängig von anderen Interessen darzustellen, haben wir bei Medikamenten auf die Handelsnamen verzichtet und nur die Substanzen genannt. Keine Autorin und kein Autor hat in den letzten Jahren persönliche Honorare von pharmazeutischen Unternehmen erhalten.

Ebenfalls wie bereits in der letzten Auflage, haben wir die wichtigsten Kompetenzen, die der **Masterplan 2020** fordert und die essenzieller Bestandteil des neuen Staatsexamens sein werden, berücksichtigt. Hier haben wir uns auf Kernthemen fokussiert: Wie funktionieren gute intra-/interprofessionelle Übergaben? Sie sollen im neuen mündlichen Staatsexamen intensiv geprüft werden. Wir bereiten Sie ganz praktisch darauf vor. Worauf ist zu achten, was geht oft schief, wie macht man es besser? Als weitere wichtige Punkte wurden die Wissenschaftskompetenz und die Fokussierung auf die ambulante Medizin aufgenommen, auch unter dem Aspekt, dass in Zukunft mindestens ein PJ-Quartal in der ambulanten Medizin abgeleistet werden muss.

Zudem wird ein besonderer Fokus auf die Kommunikation gelegt. Um Ihnen den Überblick zu erleichtern, haben wir auf Seite X eine Tabelle hinzugefügt, die Ihnen zeigt, zu welchen NKLM-Rollen der Fall zugeordnet ist und welche übergeordneten NKLM-Kompetenzen in diesem Fall erlernt werden können. Auch sind hier die Fälle den Konsultationsanlässen im NKLM zugeordnet.

Bezüglich der Gestaltung der Vorauflagen gilt unser besonderer Dank Herrn Prof. Dr. Bernd Heßlinger, der seit der 1. Aufl. des Buchs als Autor dabei war und aus zeitlichen Gründen ab der 7. Aufl. nicht mehr mitwirken kann. Er hat das Buch ganz wesentlich geprägt, indem er sein breites klinisches und wissenschaftliches Wissen in die Fälle eingebracht und in hervorragender Weise praxisnah Wissen vermittelt hat. Darüber hinaus bedanken wir uns bei Herrn Dr. Dr. Daniel Turner, der sein Spezialwissen zu sexuellen Störungen in mehrere Fälle eingebracht hat, Frau Dr. Geschke, die ihr Wissen in die Fälle zu organischen psychischen Störungen einfließen ließ, sowie Herrn Michael Junginger, der mit seinen Kenntnissen zur Elektrokonversionstherapie den Fall 33 bereichert hat. Bei Frau Schickerling, Frau Hennhöfer und Frau Hinte vom Elsevier Urban & Fischer Verlag bedanken wir uns herzlich für die reibungslose Zusammenarbeit.

Wir hoffen, dass dieses Buch weiter zu einer verbesserten Aus- und Weiterbildung im Fach Psychiatrie und Psychotherapie beiträgt. Für Anregungen und Verbesserungsvorschläge sind wir dankbar.

Mainz und Hamburg, Frühjahr 2024
K. Lieb, N. Dreimüller und G. Jacob

Autorinnen und Autoren

Univ.-Prof. Dr. med. Klaus Lieb
Direktor der Klinik für Psychiatrie und Psychotherapie
Universitätsmedizin Mainz
Untere Zahlbacher Str. 8
55131 Mainz

PD Dr. phil. Gitta Jacob
GAIA
Hans-Henny-Jahnn-Weg 53
22085 Hamburg

PD Dr. med. Nadine Dreimüller
Klinik für Psychiatrie und Psychotherapie
Universitätsmedizin Mainz
Untere Zahlbacher Str. 8
55131 Mainz

Dr. med. Dr. rer. biol. hum. Daniel Turner (Fall 35, 36)
Klinik für Psychiatrie und Psychotherapie
Universitätsmedizin Mainz
Untere Zahlbacher Str. 8
55131 Mainz

Kurzlebensläufe und Erklärung von Interessenkonflikten

PD Dr. med. Nadine Dreimüller (MME) ist Oberärztin an der Klinik für Psychiatrie und Psychotherapie der Universitätsmedizin Mainz sowie Unterrichtsbeauftragte der Klinik. Sie studierte Humanmedizin und ist Fachärztin für Psychiatrie und Psychotherapie. Im Jahr 2016 schloss sie ihr Masterstudium zum „Master of Medical Eduction" ab. Ihre Forschungsinteressen liegen in den Bereichen affektive Störungen und Lehrforschung in der Medizin. Sie wurde psychotherapeutisch mit verhaltenstherapeutischem Schwerpunkt ausgebildet. Sie hat noch nie persönliche Honorare für Beratertätigkeiten, Fortbildungsveranstaltungen, Vorträge oder Stellungnahmen von pharmazeutischen Unternehmen oder Medizinprodukteherstellern erhalten.

PD Dr. phil. Gitta Jacob ist leitende Psychotherapeutin der GAIA AG Hamburg, einem Entwickler digitaler Therapien. Sie studierte Psychologie und ist Psychologische Psychotherapeutin (Schwerpunkt Verhaltenstherapie), Dozentin und Supervisorin. Ihre Forschungsinteressen liegen in den Bereichen E-Health, Schematherapie und psychotherapeutischen Prozessen. Sie hat noch nie Honorare für Beratertätigkeiten, Fortbildungsveranstaltungen, Vorträge oder Stellungnahmen von pharmazeutischen Unternehmen erhalten. In den letzten 5 Jahren hat sie Honorare für Vorträge und Veröffentlichungen über Schematherapie und psychotherapeutische Prozesse erhalten.

Prof. Dr. med. Klaus Lieb ist Direktor der Klinik für Psychiatrie und Psychotherapie der Universitätsmedizin Mainz sowie wissenschaftlicher Geschäftsführer des Leibniz-Instituts für Resilienzforschung (LIR) Mainz. Er studierte Humanmedizin und Philosophie und ist Facharzt für Psychiatrie und Psychotherapie. Seine Forschungsinteressen liegen in den Bereichen Resilienz, affektive Störungen und Interessenkonflikte/ärztliche Unabhängigkeit. Er wurde psychotherapeutisch mit verhaltens- und schematherapeutischem Schwerpunkt sowie in Dialektisch-behavioraler Therapie (DBT) ausgebildet. Er hat seit 2008 keine persönlichen Honorare für Beratertätigkeiten, Fortbildungsveranstaltungen, Vorträge oder Stellungnahmen von pharmazeutischen Unternehmen oder Medizinprodukteherstellern erhalten.

Dr. med. Dr. rer. biol. hum. Daniel Turner ist Assistenzarzt an der Klinik für Psychiatrie und Psychotherapie der Universitätsmedizin Mainz. Er studierte Humanmedizin und Psychologie und leistet aktuell seine Facharztweiterbildung zum Facharzt für Psychiatrie und Psychotherapie ab. Er leitet u. a. die Ambulanz für Sexuelle Gesundheit und Transgender Versorgung. Seine Forschungsinteressen liegen im Bereich der forensischen Psychiatrie sowie der sexuellen Störungen. Er hat noch nie persönliche Honorare für Beratertätigkeiten, Fortbildungsveranstaltungen, Vorträge oder Stellungnahmen von pharmazeutischen Unternehmen oder Medizinprodukteherstellern erhalten.

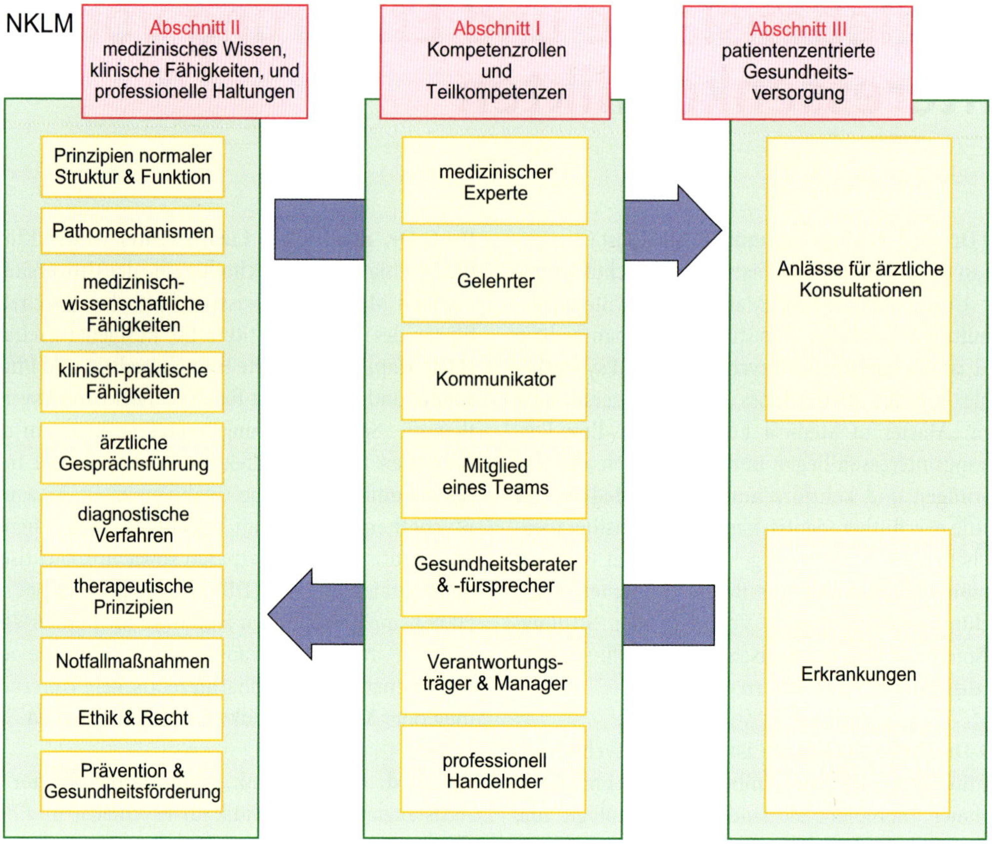
NKLM
Abschnitt II
medizinisches Wissen, klinische Fähigkeiten, und professionelle Haltungen
Prinzipien normaler Struktur & Funktion
Pathomechanismen
medizinisch-wissenschaftliche Fähigkeiten
klinisch-praktische Fähigkeiten
ärztliche Gesprächsführung
diagnostische Verfahren
therapeutische Prinzipien
Notfallmaßnahmen
Ethik & Recht
Prävention & Gesundheitsförderung
Abschnitt I
Kompetenzrollen und Teilkompetenzen
medizinischer Experte
Gelehrter
Kommunikator
Mitglied eines Teams
Gesundheitsberater & -fürsprecher
Verantwortungs-träger & Manager
professionell Handelnder
Abschnitt III
patientenzentrierte Gesundheits-versorgung
Anlässe für ärztliche Konsultationen
Erkrankungen

Konsultationsanlässe (NKLM)	**Fall**
Abhängigkeit	Fall 2, Fall 15, Fall 18, Fall 20, Fall 30, Fall 34, Fall 40, Fall 45
Abnormes Essverhalten	Fall 31, Fall 38, Fall 48
Angst und Ängstlichkeit	Fall 6, Fall 9, Fall 16, Fall 19, Fall 25, Fall 47, Fall 50
Attestwunsch	Fall 46
Bewusstseinsverlust oder-störung	Fall 7, Fall 23, Fall 26, Fall 29, Fall 30, Fall 42
Denk- und Wahrnehmungsstörung	Fall 3, Fall 13, Fall 20, Fall 21, Fall 33, Fall 46
Fieber	Fall 27
Fremd- oder Selbstgefährdung	Fall 1, Fall 5, Fall 8, Fall 13, Fall 20, Fall 43,
Gebrauch und Missbrauch von Genussgiften und Medikamenten	Fall 2, Fall 15, Fall 18, Fall 20, Fall 30, Fall 40, Fall 45
Gedächtnisstörung und Vergesslichkeit	Fall 11
Generalisierter Schmerz	Fall 25, Fall 28, Fall 44
Gewalterfahrungen und sexueller Missbrauch	Fall 39
Gewichtsabnahme	Fall 31
Herzklopfen	Fall 9
Intoxikation	Fall 20, Fall 23, Fall 30
Kopfschmerzen	Fall 21
Rehabilitation und Nachsorge	Fall 32
Schlafstörungen	Fall 15, Fall 19
Schmerz an multiplen Lokalisationen	Fall 44
Schmerz ohne offensichtliches organisches Korrelat	Fall 25, Fall 44
Schwangerschaftsprobleme	Fall 12
Sozialer Rückzug	Fall 24, Fall 26, Fall 33, Fall 40, Fall 41
Steifheit und erschwerte Bewegungen	Fall 14
Stimmungsschwankungen	Fall 1, Fall 8, Fall 10, Fall 19, Fall 28, Fall 33, Fall 41, Fall 43
Störungen der sexuellen Funktion und des sexuellen Erlebens	Fall 13, Fall 35, Fall 36, Fall 49
Suchtverhalten	Fall 2, Fall 15, Fall 18, Fall 20, Fall 30, Fall 40, Fall 45
Übelkeit	Fall 21
Unerwünschte Medikamentenwirkung	Fall 27, Fall 35
Ungewollte Bewegungen	Fall 4
Unter-, Fehl- und Mangelernährung	Fall 31
Verhaltensauffälligkeiten	Fall 22, Fall 43
Verlangsamung	Fall 5
Verwirrung und psychische Dekompensation	Fall 7, Fall 23, Fall 26, Fall 29, Fall 30, Fall 42
Vigilanzstörung	Fall 7, Fall 23, Fall 26, Fall 29, Fall 30, Fall 42
Zwangsdenken und Zwangshandlungen	Fall 17

Nr.	Titel	Autor	NKLM Abschnitt I Arztrollen	NKLM Abschnitt II Fähigkeiten	NKLM Abschnitt III Konsultationsanlässe
1	Liebeskummer	Dreimüller	medizinischer Experte, Kommunikator, Verantwortungsträger	ärztliche Gesprächsführung	Patient mit Fremd- oder Selbstgefährdung, Stimmungsschwankungen
2	Druck vom Chef	Jacob	Gesundheitsberater Kommunikator Verantwortungsträger	diagnostische Verfahren, ärztliche Gesprächsführung	Suchtverhalten, Abhängigkeit, Gebrauch und Missbrauch von Genussgiften und Medikamenten
3	Botschaften	Lieb	medizinischer Experte, Kommunikator, Verantwortungsträger, Gesundheitsberater	ärztliche Gesprächsführung, diagnostische Verfahren	Denk- und Wahrnehmungsstörung
4	Blickkrämpfe	Lieb	Kommunikator, medizinischer Experte	Notfallmaßnahmen, Therapeutische Prinzipien	ungewollte Bewegungen
5	Keine Energie mehr	Lieb	medizinischer Experte, Kommunikator, Verantwortungsträger, Gesundheitsberater	ärztliche Gesprächsführung, Ethik, Geschichte & Recht, Prävention	Patient mit Fremd- oder Selbstgefährdung, Verlangsamung
6	Ohnmächtig	Jacob	Gesundheitsberater Kommunikator	ärztliche Gesprächsführung	Angst und Ängstlichkeit
7	Meine Mutter holt mich gleich ab	Dreimüller	medizinischer Experte, Mitglied eines Teams	Prinzipien der Pathogenese & Pathomechanismen, diagnostische Verfahren, Therapeutische Prinzipien	Bewusstseinsverlust oder -störung, Verwirrung und psychische Dekompensation, Vigilanzstörung
8	Gegen meinen Willen	Lieb	Verantwortungsträger	Ethik, Geschichte & Recht, Notfallmaßnahmen	Stimmungsschwankung, Patient mit Fremd- oder Selbstgefährdung
9	Im Kaufhaus	Lieb	medizinischer Experte, Kommunikator, Verantwortungsträger, Gesundheitsberater	diagnostische Verfahren, ärztliche Gesprächsführung	Angst und Ängstlichkeit, Herzklopfen
10	In der Kardiologie	Dreimüller	medizinischer Experte	medizinisch-wissenschaftliche Fertigkeiten	Stimmungsschwankungen
11	Der verlegte Autoschlüssel	Lieb	medizinischer Experte, Gesundheitsberater, Kommunikator, Verantwortungsträger	diagnostische Verfahren, ärztliche Gesprächsführung	Gedächtnisstörung und Vergesslichkeit

Nr.	Titel	Autor	NKLM Abschnitt I Arztrollen	NKLM Abschnitt II Fähigkeiten	NKLM Abschnitt III Konsultationsanlässe
12	Mutterglück	Dreimüller	Kommunikator	ärztliche Gesprächsführung	Schwangerschaftsprobleme
13	Nobelpreis und dann eine eigene Insel	Dreimüller	Verantwortungsträger, professionell Handelnder, medizinischer Experte	Ethik, Geschichte & Recht	Denk- und Wahrnehmungsstörung, Patient mit Fremd- oder Selbstgefährdung, Störungen der sexuellen Funktion und des sexuellen Erlebens
14	Hohes Fieber	Lieb	medizinischer Experte	Notfallmaßnahmen	Steifheit und erschwerte Bewegungen
15	Endlich schlafen	Lieb	medizinischer Experte, Kommunikator	ärztliche Gesprächsführung, therapeutische Prinzipien, diagnostische Verfahren	Schlafstörungen, Suchtverhalten, Abhängigkeit, Gebrauch und Missbrauch von Genussgiften und Medikamenten
16	Ungewisse Zukunft	Jacob	medizinischer Experte, Kommunikator	diagnostische Verfahren, ärztliche Gesprächsführung	Angst und Ängstlichkeit
17	Schön sauber	Lieb	medizinischer Experte, Kommunikator	diagnostische Verfahren, ärztliche Gesprächsführung, therapeutische Prinzipien	Zwangsdenken und Zwangshandlungen
18	Immer online	Dreimüller	Kommunikator, medizinischer Experte	ärztliche Gesprächsführung	Suchtverhalten, Abhängigkeit, Gebrauch und Missbrauch von Genussgiften und Medikamenten
19	Ein hoffnungsloser Fall?	Lieb	medizinischer Experte, Gelehrter	diagnostische Verfahren, therapeutische Prinzipien, Notfallmaßnahmen, medizinisch-wissenschaftliche Fertigkeiten	Schlafstörungen, Stimmungsschwankungen, Angst und Ängstlichkeit
20	Nach der Party	Dreimüller	Kommunikator, Verantwortungsträger, Mitglied eines Teams	ärztliche Gesprächsführung, Notfallmaßnahmen, Ethik, Geschichte & Recht	Suchtverhalten, Abhängigkeit, Gebrauch und Missbrauch von Genussgiften und Medikamenten, Intoxikation, Denk- und Wahrnehmungsstörung, Patient mit Fremd- oder Selbstgefährdung
21	Wieder eine Psychose?	Dreimüller	medizinischer Experte	diagnostische Verfahren, therapeutische Prinzipien, Notfallmaßnahmen, medizinisch-wissenschaftliche Fähigkeiten	Denk- und Wahrnehmungsstörungen, Kopfschmerzen, Übelkeit
22	Unruhig	Dreimüller	medizinischer Experte, Kommunikator	diagnostische Verfahren, therapeutische Prinzipien, ärztliche Gesprächsführung	Verhaltensauffälligkeiten
23	Verwaschene Sprache	Lieb	medizinischer Experte, Kommunikator	Notfallmaßnahmen, ärztliche Gesprächsführung	Bewusstseinsverlust oder -störung, Verwirrung und psychische Dekompensation, Vigilanzstörung, Intoxikation
24	Der gescheiterte Kaufmann	Lieb	Gesundheitsberater, Kommunikator	Gesundheitsförderung & Prävention	sozialer Rückzug

Nr.	Titel	Autor	NKLM Abschnitt I Arztrollen	NKLM Abschnitt II Fähigkeiten	NKLM Abschnitt III Konsultationsanlässe
25	Bauchweh	Lieb	medizinischer Experte, Kommunikator	therapeutische Prinzipien, ärztliche Gesprächsführung	Angst und Ängstlichkeit, generalisierter Schmerz, Schmerz ohne offensichtliches organisches Korrelat
26	In der Hämatologie	Dreimüller	medizinischer Experte	Prinzipien der Pathogenese & Pathomechanismen	Bewusstseinsverlust oder -störung, Verwirrung und psychische Dekompensation, Vigilanzstörung
27	Nur eine Infektion	Dreimüller	medizinischer Experte, Gelehrte	Notfallmaßnahmen	Fieber, unerwünschte Medikamentenwirkung
28	Nie mehr Thermalbad	Jacob	Kommunikator	therapeutische Prinzipien, ärztliche Gesprächsführung	generalisierter Schmerz, sozialer Rückzug, Stimmungsschwankungen
29	Das gestohlene Gebiss	Dreimüller	Kommunikator, medizinischer Experte	Diagnostische Verfahren, therapeutische Prinzipien, ärztliche Gesprächsführung	Bewusstseinsverlust oder -störung, Verwirrung und psychische Dekompensation, Vigilanzstörung
30	Fraktur mit Folgen	Lieb	Kommunikator, Gesundheitsberater, Mitglied eines Teams	Notfallmaßnahmen, medizinisch-wissenschaftliche Fertigkeiten, therapeutische Prinzipien, Gesundheitsförderung, ärztliche Gesprächsführung	Bewusstseinsverlust oder -störung, Verwirrung und psychische Dekompensation, Vigilanzstörung, Intoxikation, Suchtverhalten, Abhängigkeit, Gebrauch und Missbrauch von Genussgiften und Medikamenten
31	Traumfigur	Lieb	Kommunikator, Manager	ärztliche Gesprächsführung, Ethik, Geschichte & Recht	Abnormes Essverhalten, Gewichtsabnahme, Unter-, Fehl- und Mangelernährung
32	Krisenplanung	Jacob	Mitglied eines Teams, Kommunikator	Gesundheitsförderung & Prävention, ärztliche Gesprächsführung	Rehabilitation und Nachsorge
33	Finanzielle Sorgen	Lieb	medizinischer Experte, Kommunikator	Prinzipien der Pathogenese, Pathomechanismen, diagnostische Verfahren, therapeutische Prinzipien	sozialer Rückzug, Denk- und Wahrnehmungsstörung, Stimmungsschwankungen
34	Zitternde Hände	Jacob	Kommunikator	therapeutische Prinzipien, ärztliche Gesprächsführung	Angst und Ängstlichkeit
35	Ein spezielles Problem	Turner/ Dreimüller	Kommunikator	ärztliche Gesprächsführung	unerwünschte Medikamentenwirkung, Störungen der sexuellen Funktion und des sexuellen Erlebens
36	Zwischen Kopf und Körper	Turner	Kommunikator	ärztliche Gesprächsführung; Ethik und Recht	Störungen der sexuellen Funktion und des sexuellen Erlebens
37	Schlaflose Nächte	Lieb	medizinischer Experte, Kommunikator	ärztliche Gesprächsführung, diagnostische Verfahren, therapeutische Prinzipien	Schlafstörungen

Nr.	Titel	Autor	NKLM Abschnitt I Arztrollen	NKLM Abschnitt II Fähigkeiten	NKLM Abschnitt III Konsultationsanlässe
38	Rein und raus	Jacob	Kommunikator	ärztliche Gesprächsführung, therapeutische Prinzipien	Abnormes Essverhalten
39	Das Leben danach	Dreimüller	Kommunikator	ärztliche Gesprächsführung, diagnostische Verfahren, therapeutische Prinzipien	Schlafstörungen, Gewalterfahrungen und sexueller Missbrauch
40	Keine Lust auf gar nichts	Jacob	Mitglied eines Teams, Kommunikator	ärztliche Gesprächsführung, diagnostische Verfahren, therapeutische Prinzipien	sozialer Rückzug, Suchtverhalten, Abhängigkeit, Gebrauch und Missbrauch von Genussgiften und Medikamenten
41	Das Stimmungs-karussell	Lieb	medizinischer Experte	ärztliche Gesprächsführung, medizinisch-wissen-schaftliche Fertigkeiten, diagnostische Verfahren, therapeutische Prinzipien	Stimmungsschwankungen, sozialer Rückzug
42	Klein-schrittiger Gang	Dreimüller	Verantwortungs-träger, medizinischer Experte	Ethik, Geschichte & Recht, diagnostische Verfahren	Bewusstseinsverlust oder -störung, Verwirrung und psychische Dekompensation, Vigilanzstörung
43	Gegen die Wand	Lieb	medizinischer Experte	therapeutische Prinzipien, ärztliche Gesprächsführung	Patient mit Fremd- oder Selbstgefährdung, Stimmungsschwankungen, Verhaltensauffälligkeiten
44	Schmerz lass nach	Jacob	Kommunikator	ärztliche Gesprächsführung, diagnostische Verfahren, therapeutische Prinzipien	generalisierter Schmerz, Schmerz an multiplen Lokalisationen, Schmerz ohne offensichtliches organisches Korrelat
45	Einstieg in den Ausstieg	Dreimüller	Verantwortungs-träger, medizinischer Experte	Gesundheitsförderung & Prävention, therapeutische Prinzipien	Suchtverhalten, Abhängigkeit, Gebrauch und Missbrauch von Genussgiften und Medikamenten
46	Selbststän-dig	Lieb	Verantwortungs-träger	Ethik, Geschichte & Recht	Denkstörungen, Attestwunsch
47	Nicht einmal der Oberarzt weiß weiter	Jacob	Kommunikator, medizinischer Experte	therapeutische Prinzipien, ärztliche Gesprächsführung	Angst und Ängstlichkeit
48	Nerven-nahrung	Jacob	Kommunikator, Mitglied eines Teams	therapeutische Prinzipien	abnormes Essverhalten
49	Es klappt nicht mehr	Jacob	Gesundheitsberater, Kommunikator	ärztliche Gesprächsführung	Störungen der sexuellen Funktion und des sexuellen Erlebens
50	Ich bin dumm	Jacob	medizinischer Experte	therapeutische Prinzipien, ärztliche Gesprächsführung	Angst und Ängstlichkeit

Inhaltsverzeichnis

Fehler gefunden?

An unsere Inhalte haben wir sehr hohe Ansprüche. Trotz aller Sorgfalt kann es jedoch passieren, dass sich ein Fehler einschleicht oder fachlich-inhaltliche Aktualisierungen notwendig geworden sind. Sobald ein relevanter Fehler entdeckt wird, stellen wir ein Erratum zur Verfügung. Mit diesem QR-Code gelingt der schnelle Zugriff.
https://else4.de/978-3-437-41153-3

Wir sind dankbar für jeden Hinweis, der uns hilft, dieses Werk zu verbessern. Bitte richten Sie Ihre Anregungen, Lob und Kritik an folgende E-Mail-Adresse: kundendienst@elsevier.com

Thematisches Inhaltsverzeichnis nach ICD-10

Organische, einschließlich symptomatischer psychischer Störungen

Psychische und Verhaltensstörungen durch psychotrope Substanzen

Schizophrenie, schizotype und wahnhafte Störungen

Affektive Störungen

Neurotische, Belastungs- und somatoforme Störungen

Verhaltensauffälligkeiten mit körperlichen Störungen und Faktoren

Persönlichkeits- und Verhaltensstörungen

Verhaltens- und emotionale Störungen mit Beginn in der Kindheit und Jugend

Andere Störungen/Nebenwirkungen

Thematisches Inhaltsverzeichnis nach ICD-11

KAPITEL

1 Liebeskummer

Aufnahmesituation

Eine 18-jährige Abiturientin stellt sich in Begleitung ihrer besten Freundin und Mitschülerin ambulant vor. Die Patientin hatte bei ihrer Freundin angerufen, um sich zu verabschieden. Sie wolle sich umbringen, da sie nicht mehr weiterleben könne.

Vor Ihnen sitzen zwei junge Frauen, in Jeans gekleidet, die Patientin mit Tränen in den Augen, unruhig und ängstlich mit einem Taschentuch nestelnd, die Freundin offensichtlich sehr besorgt.

FRAGE

Würden Sie die Freundin jetzt zur weiteren Exploration aus dem Raum schicken?

Die Anwesenheit einer wichtigen Bezugsperson kann Angst und Unsicherheit reduzieren und eine vertrauensvollere Gesprächsatmosphäre ermöglichen. Sie sollten die Patientin daher fragen, ob es ihr recht sei, wenn die Freundin dabeibleibe. In diesem Fall möchte die Patientin, dass die Freundin bei ihr bleibt.

Untersuchung

Auf Ihre Bitte, zu schildern, was geschehen sei, berichtet die Patientin mit leiser Stimme, den Blick auf den Boden oder ihr Taschentuch gerichtet, dass ihr Freund vor zwei Wochen ihre Beziehung beendet habe. Er sei ihr erster Freund und sie seien seit einem halben Jahr zusammen gewesen. Die Trennung sei für sie aus heiterem Himmel ohne vorhergehenden Streit gekommen. Zunächst habe sie sich wie betäubt gefühlt, habe es überhaupt nicht glauben können. Alles sei ihr „unwirklich" erschienen. Bei jedem Klingeln des Telefons oder an der Haustür habe sie gehofft, dass es der Freund sei, der seine Entscheidung rückgängig machen wolle. Während der Schilderungen muss sie Pausen machen, um nach Worten zu suchen, sie kämpft mit den Tränen und schüttelt immer wieder den Kopf.

FRAGE

Sie haben jetzt einige wichtige Hintergrundinformationen zu den Umständen bekommen. Welche weiteren Fragen stellen Sie der Patientin?

Mit den nächsten Fragen müssen depressive Symptome angesprochen werden (Stimmung, Aktivitäten, Konzentration, Schlaf und Appetit).

Die Patientin berichtet, dass sie seither an nichts anderes mehr denken könne. Das Interesse an der Schule habe sie verloren, sie schaffe es nicht, sich zum Lernen aufzuraffen. Wenn es ihr gelänge, sich abzulenken, könne sie sich aber noch gut konzentrieren. Sie sei nach der Schule kaum noch aus dem Haus gegangen, und mit ihren Eltern habe sie den Kontakt nach Möglichkeit vermieden, da diese von ihrem Freund ohnehin nie begeistert gewesen seien. Sie vermute, dass die Eltern kein Verständnis für ihren Zustand hätten. Sie müsse viel weinen und sei meist traurig, könne aber gut schlafen, da sie abends sehr erschöpft sei. Obwohl sie eigentlich keinen Appetit habe, sei das Gewicht wohl konstant, weil sie sich in Heißhungerattacken Süßigkeiten „reinstopfe", was sie zuvor nie getan habe.

FRAGE
Welchen psychopathologischen Befund konnten Sie bisher erheben?

Die Patientin ist bewusstseinsklar, es gibt keine Hinweise auf Orientierungsstörungen, sie berichtet eine gedankliche Einengung auf die Trennungssituation mit emotionaler Betäubung, Desinteresse an ihren alltäglichen Verpflichtungen, sozialen Rückzug und deprimierte Gestimmtheit mit Weinerlichkeit und Appetitverlust.

FRAGE
Welche Informationen fehlen noch, um das weitere Prozedere zu planen?

Da die Patientin von ihrer Freundin vorgestellt wurde, weil sie dieser ihren Suizid angekündigt hatte, fokussieren Sie nun das Thema Suizidalität.

FRAGE
Warum ist es so wichtig, über die Suizidgedanken zu sprechen? Gilt nicht die Floskel: „Wer darüber redet, macht es sowieso nie."

Nein! Die meisten Menschen machen vor einem Suizidversuch oder Suizid zumindest Andeutungen, die immer ernst genommen werden müssen.

MERKE
Patienten erleben es als entlastend, über ihre Suizidgedanken sprechen zu können.

FRAGE
Worauf müssen Sie beim Bericht der Patientin besonders achten?

Bei der Exploration der Suizidalität ist es wichtig einzuschätzen, wie akut die Problematik ist. Es ist möglich, dass Suizidversuche ohne vorherige Planung im Sinne einer „**raptusartigen**" **Kurzschlusshandlung** durchgeführt werden. Bei den meisten Patienten können aber unterschiedliche Entwicklungsstadien abgegrenzt werden.

FRAGE
Skizzieren Sie, welcher zeitliche Ablauf vom passiven Todeswunsch bis zur Suizidhandlung häufig durchlaufen wird.

Aufgrund der subjektiv unerträglichen Situation kommt oft zunächst der Wunsch auf, dass ein Ereignis eintreten möge (z. B. Herzinfarkt, Schlaganfall, Unfall), das dem Leben ein Ende setzt und damit den als qualvoll empfundenen Zustand beendet. Man spricht dann vom **„passiven Todeswunsch".**

Verbessert sich der Zustand des Patienten nicht, können **unkonkrete Suizidgedanken** auftreten: Der Patient denkt an die Möglichkeit des Suizids, hat aber noch keinen konkreten Plan, wie er ihn durchführen könnte.

Beim nächsten Schritt werden die Vorstellungen **konkret.** Das Denken kann sich auf die Suizidvorbereitungen einengen, und es entsteht ein konkreter **Suizidplan** (z. B. Einnahme einer Überdosis von Medikamenten). Nimmt der Leidensdruck des Patienten nicht ab, folgen die **Suizidvorbereitungen** (z. B. Besorgung der Medikamente, Festlegung des Zeitpunkts, Verfassen eines Abschiedsbriefs).

Wenn die Entscheidung, sich zu suizidieren, für den Patienten feststeht, kann für Außenstehende scheinbar „Ruhe einkehren". Auch ein aktiver Rückzug aus sozialen Bindungen ist möglich. Schließlich folgt der **Suizidversuch** bzw. die Suizidhandlung.

Bei jedem psychisch erkrankten Patienten muss der Arzt durch aktives Nachfragen klären, ob sich der Patient in einem dieser Stadien befindet.

MERKE

Die Stadien, die vor einer Suizidhandlung häufig durchlaufen werden, sind:
- Passiver Todeswunsch
- Unkonkrete Suizidgedanken
- Konkrete Suizidgedanken
- Suizidplan
- Aktive Suizidvorbereitungen
- Suizidversuch, Suizidhandlung

Weitere Untersuchung

Sie fragen die Patientin, wann sie das erste Mal daran dachte, nicht mehr leben zu wollen. Daraufhin berichtet sie, dass sie die Hoffnung auf die Rückkehr des Freundes vor einer Woche aufgegeben habe, nachdem dieser auf ihre Telefonate nicht reagiert habe. Da sei ihr klar geworden, dass sie ohne den Freund nicht mehr leben wolle. Zunächst habe sie auf einen Unfall auf dem Weg zur Schule gehofft **(passiver Todeswunsch).** Dann sei „von alleine" der Gedanke gekommen, dass sie sich umbringen wolle, ohne auf Anhieb eine sichere, schmerzlose Methode zu wissen **(unkonkreter Suizidgedanke).**

Sie sei dann auf den Gedanken gekommen, sich in großer Menge unterschiedliche Schmerzmittel in verschiedenen Apotheken zu kaufen und die Herzmedikamente ihrer im Hause lebenden Großmutter zusätzlich einzunehmen **(konkrete Suizidgedanken).** Vorgestern habe sie sich die Medikamente besorgt und gestern einen Abschiedsbrief an ihre Eltern und Geschwister verfasst, in dem sie diese um Verzeihung für ihr Handeln gebeten habe. Den Brief habe sie noch in ihrer Handtasche. Nach der Verabschiedung bei ihrer Freundin habe sie die Medikamente heute spät am Abend vor dem Einschlafen einnehmen wollen **(Suizidplan, aktive Suizidvorbereitungen).**

Die Freundin habe sie dann zur Vorstellung hier überredet. Eigentlich habe sie aus Angst „im tiefsten Innern" darauf gehofft, dass ihre Freundin „irgendetwas" unternehmen würde, was sie davon abhalten könnte, ihren Plan auszuführen. Auch schrecke sie der Gedanke, was sie der Familie durch einen Suizid zumuten würde.

Zur Vervollständigung der Anamnese können Sie erfragen, dass Frau B. bislang nie in psychiatrischer Behandlung war. In ihrer Familie sind keine psychischen oder neurologischen Erkrankungen bekannt. Auch die somatische Anamnese ist unauffällig.

FRAGE
Welche psychiatrische Verdachtsdiagnose stellen Sie? Kennen Sie eine Differenzialdiagnose?

Auf der Syndromebene stellen Sie ein **depressives Syndrom mit akuter Suizidalität** fest.

Differenzialdiagnostisch müssen Sie eine depressive Episode abgrenzen. Dazu gehören meist Schlaf- und Konzentrationsstörungen (➤ Fall 5, ➤ Fall 19), die die Patientin nicht beklagt.

In unserem Fall scheint es sich am ehesten um eine **Anpassungsstörung mit depressiver Reaktion** zu handeln, wobei die Differenzialdiagnose der beiden Störungen im klinischen Alltag oft nicht einfach zu stellen ist.

FRAGE
Wie begründen Sie Ihre diagnostische Einschätzung?

Störungen der Kategorie „Anpassungsstörungen" nach ICD-10 ist gemeinsam, dass eine **psychosoziale Belastung** benannt werden kann, die bei jedem Menschen die entsprechenden Beschwerden hervorrufen könnte. Um diese Diagnose zu stellen, müssen überzeugende Gründe dafür sprechen, dass die Störung ohne das auslösende Ereignis nicht aufgetreten wäre.

MERKE
Die ICD-10 definiert Anpassungsstörungen wie folgt: Es handelt sich um Zustände von subjektivem Leiden und emotionaler Beeinträchtigung, die soziale Funktionen und Leistungen behindern und während des Anpassungsprozesses nach einer entscheidenden Lebensveränderung, nach einem belastenden Lebensereignis oder auch nach schwerer körperlicher Krankheit auftreten.

FRAGE
Welche diagnostische Einschätzung würden Sie nach ICD-11 treffen?

Auch in der ICD-11 würde man in diesem Fall die Diagnose einer Anpassungsstörung vergeben, allerdings ohne eine Subtypisierung „mit kurzer depressiver Reaktion", weil die ICD-11 keine Subtypisierungen der Anpassungsstörungen mehr unterscheidet. Während in der ICD-11 die Kriterien „Erleben eines identifizierbaren und äußerst belastenden Ereignisses" sowie „Beginn der Symptome normalerweise innerhalb von 1 Monat nach dem Ereignis und Dauer der Anpassungsstörung 6 Monate" gegenüber der ICD-10 gleich geblieben sind, gibt es in der ICD-11 folgende weitere Änderungen: Sie weist darauf hin, dass eine Anpassungsstörung auch länger anhalten kann, wenn das belastende Ereignis fortbesteht (z. B. bei einer chronischen Krankheit) und vereinfacht die symptomatischen Merkmale auf zwei typische Kernmerkmale der Störung: das gedankliche Verhaftetsein mit dem Ereignis oder dessen Implikationen (sog. Präokkupation) und das Vorhandensein von Anpassungsschwierigkeiten an die neue Situation. Die Anpassungsstörungen werden in der ICD-11 mit der posttraumatischen Belastungsstörung, der komplexen posttraumatischen Belastungsstörung und der anhaltenden Trauerstörung im Kapitel der stressassoziierten Erkrankungen zusammengefasst.

FRAGE
Wie hoch schätzen Sie die aktuelle Suizidgefahr ein?

Einerseits hatte die Patientin nahezu alle Vorbereitungen abgeschlossen und steht unmittelbar vor der Suizidhandlung. Die geplante Suizidmethode ist zudem vital bedrohlich. Andererseits hatte sie sich der Freundin auch in der Hoffnung anvertraut, dass diese einschreiten werde, und war freiwillig zur Vorstellung gekommen. Es ist daher von einer Ambivalenz der Patientin bezüglich des weiteren Vorgehens auszugehen.

FRAGE
Würden Sie die Patientin jetzt wieder nach Hause schicken?

Auf keinen Fall. Sie haben z. B. bislang keine Informationen über die Art der Beziehung zu den Eltern (mögliche weitere Belastungsfaktoren) und auch kein glaubhaftes Versprechen der Patientin, sich nicht umzubringen.

FRAGE
Welches Vorgehen schlagen Sie jetzt vor?

Sie sollten die Patientin zunächst validieren, das heißt ihr Verständnis für ihre Gefühle und ihr Vorgehen entgegenbringen und ihr gleichzeitig Hoffnung machen, dass es sich bei ihrem beklagenswerten Zustand um einen vorübergehenden handelt, auch wenn sie dies im Moment nicht so erleben kann (sie erlebt ja das Ende einer Beziehung zum ersten Mal).

Eine stationäre Aufnahme für eine kurze **Krisenintervention** erscheint sinnvoll. Sie können der Patientin dieses Vorgehen als Chance vermitteln, mit der Unterstützung durch professionelle Helfer zu einer Neubewertung ihrer Situation zu gelangen.

Voraussetzung für eine Aufnahme auf einer offenen Kriseninterventionsstation ist aber das Versprechen, dass die Patientin sich während der stationären Behandlung nicht selbst töten wird und die Behandlung auch nicht ohne Absprache abbricht. Dieses Versprechen soll sie ihrer anwesenden Freundin und Ihnen geben.

Alternativ wäre auch möglich, dass die Patientin, wenn sie nicht stationär aufgenommen werden will, Ihnen aber glaubhaft versprechen kann, sich nichts anzutun, sich täglich ambulant vorstellt. Dieser Lösung sollten Sie aber nur zustimmen, wenn es Ihnen auch mit Nachdruck nicht gelingt, die Patientin von der Notwendigkeit einer stationären Krisenintervention zu überzeugen, und sie stabile Bezugspersonen hat, zu denen sie Vertrauen hat und bei denen sie in den nächsten Tagen unter Aufsicht wohnen kann.

FRAGE
Wie gehen Sie vor, wenn die Patientin das Versprechen, sich nicht umzubringen, nicht gibt und auch jede andere Art von Behandlung (z. B. tägliche ambulante Vorstellungen) verweigert?

Dann müssten Sie die Patientin fürsorglich wegen **akuter Eigengefährdung** durch Suizidalität zurückhalten und sie auf eine geschlossene Station aufnehmen. Dort müsste dann im Sinne des Unterbringungsgesetzes (➤ Fall 5, ➤ Fall 8) eine richterliche Anhörung durchgeführt werden.

tivierung persönlicher Ressourcen (z. B. andere Beziehungen, Talente, Fertigkeiten etc.) und das Aufzeigen der Zukunftsperspektiven dienen der Wiedergewinnung von Selbstkontrolle.

Mit Einverständnis der Patientin sollten die Eltern frühzeitig informiert und einbezogen werden, die vom Ausmaß des Leidens ihrer Tochter möglicherweise nichts wussten und deshalb selbst nicht gegensteuern konnten. Soziale Kontakte zu wichtigen Bezugspersonen (z. B. zur Freundin) sollten auch während eines stationären Aufenthalts aufrechterhalten werden.

MERKE
Bei suizidalen Patienten muss die Suizidalität engmaschig überprüft werden.

Verlauf

Nach zehn Tagen wird die Patientin in gut stabilisiertem Zustand entlassen. Auch mit der Unterstützung ihrer Familie und ihrer Freundin (die Mutter und die Freundin berichteten eigene Erfahrungen mit Trennungen) konnte sie den Blick wieder zunehmend nach vorne richten, auch erstmals Wut auf den Exfreund formulieren. Das Gefühl der Betäubung war rückläufig, sie musste nicht mehr ungewollt weinen, Antrieb und Interesse kamen zurück. Sie hatte keine Suizidgedanken mehr.

Eine poststationäre ambulante psychiatrische bzw. psychotherapeutische Weiterbehandlung erscheint daher nicht notwendig. Sie wird aber darauf hingewiesen, dass sie sich jederzeit frühzeitig vorstellen kann, wenn sie erneut in eine Krisensituation geraten sollte.

Lernziele

Symptomatik und Kriterien der Anpassungsstörung
Diagnostik von Suizidalität
Epidemiologische Bedeutung von Suizidalität
Methoden der Krisenintervention bei Anpassungsstörungen

Konsultationsanlässe (NKLM)

Fremd- oder Selbstgefährdung
Stimmungsschwankungen

ICD-10

F43.20 Anpassungsstörung mit kurzer depressiver Reaktion

ICD-11

6B43 Anpassungsstörung

KAPITEL

2 Druck vom Chef

Erstgespräch

Sie sind Stationsarzt einer Station für Patienten mit Alkoholabhängigkeit, auf der dreiwöchige sog. qualifizierte Entzugsbehandlungen durchgeführt werden. In Ihrer ambulanten Sprechstunde erscheint ein 47-jähriger Maler in Begleitung seiner Ehefrau. Er selbst wisse nicht so genau, ob er bei Ihnen an der richtigen Adresse sei, aber seine Frau finde, dass er ein Alkoholproblem habe. Nun habe auch sein Chef mit Entlassung gedroht, wenn er nichts dagegen unternähme. Er trinke manchmal einen über den Durst und er gebe ja zu, dass er und seine Frau deshalb schon öfter in Streit geraten seien. Dass man ihm deshalb gleich ein Alkoholproblem unterstellen müsse, davon sei er allerdings nicht überzeugt.

FRAGE

Als Erstes müssen Sie abklären, ob bei dem Patienten eine Alkoholabhängigkeit vorliegt. Schicken Sie für das Gespräch die Ehefrau aus Ihrem Zimmer?

Sie schicken die Ehefrau keinesfalls aus dem Zimmer, sofern der Patient mit ihrer Anwesenheit einverstanden ist. Dissimulation ist bei Patienten mit einer Suchterkrankung ein sehr häufiges Problem, sodass fremdanamnestische Informationen für Sie sehr wertvoll sind. Häufig begeben sie sich erst auf Druck ihrer Umwelt in Behandlung.

MERKE

Patienten mit Suchtmittelmissbrauch oder -abhängigkeit dissimulieren häufig hinsichtlich ihres Konsums. Daher sind fremdanamnestische Daten sowie ggf. Laboruntersuchungen zur Erfassung des Konsums wertvoll.

FRAGE

Welche Informationen benötigen Sie zur diagnostischen Abklärung?

Sie fragen nach den Konsumgewohnheiten des Patienten, also den konsumierten Mengen, dem zeitlichen Konsummuster, mit dem Konsum verbundenen sozialen und medizinischen Problemen sowie Toleranzentwicklung und Auftreten von Entzugserscheinungen. Zur Übersicht über die diagnostischen Kriterien der Abhängigkeit siehe ➤ Tab. 2.1 oder ausführlicher ➤ Fall 15.

Untersuchung

Aus dem Bericht des Patienten, der nur sehr zögernd erzählt und wenig motiviert für genaue Angaben zu sein scheint, entnehmen Sie, dass er ab der Jugend gelegentlich Alkohol in normalen Mengen konsumiert habe. Mehr als zwei Bier pro Abend habe er damals selten getrunken, da er spätestens nach vier Bier betrunken gewesen sei. Der Konsum habe sich ab dem Alter von ca. 30 Jahren im Zusammenhang mit einem neuen Arbeitsplatz gesteigert bis hin zu einem halben Kasten Bier täglich. Seitdem sei der Konsum schwankend mit gelegentlichen mehrmonatigen trockenen Phasen. Aktuell trinke er ca. 10 bis 15 Flaschen Bier täglich, das erste Bier zum Frühstück, da er morgens sehr zittrig sei. Durch die Trinkerei habe er gelegentlich Streit mit seiner Frau gehabt, jetzt habe auch der Chef ein Ultimatum gestellt. Von seiner früher sehr aktiven Tätigkeit im Fußballverein habe er sich in den letzten Jahren zurückgezogen. Möglicherweise hänge das mit dem Alkoholkonsum zusammen. Jeden Tag nehme er sich vor, weniger zu trinken, schaffe das dann aber nicht. Der Besuch bei Ihnen sei sein erster Behandlungsanlauf. Sein Hausarzt ermahne ihn immer wieder wegen seiner schlechten Leberwerte, ernsthafte Folgeerkrankungen seien aber bislang nicht aufgetreten.

Die Ehefrau gibt an, dass die trockenen Phasen des Mannes immer nur wenige Tage gedauert hätten, danach habe er meist heimlich wieder zu trinken begonnen. Die letzte kurze Trockenphase liege mehr als ein Jahr zurück. Ihr gemeinsamer 19-jähriger Sohn, der noch zu Hause wohne, habe wegen des Alkohols immer wieder sehr heftige Auseinandersetzungen mit dem Patienten gehabt, teilweise sei es sogar fast zu Handgreiflichkeiten gekommen, die sie aber immer habe abwenden können. Sie selbst drohe seit Jahren mit Trennung, habe diese jedoch wegen des Sohnes bisher nicht vollzogen. Der Sohn ziehe aber in absehbarer Zeit aus, sodass sie fest entschlossen sei, sich dann von ihrem Mann zu trennen, wenn dieser nichts gegen sein Alkoholproblem unternehme.

Tab. 2.1 Diagnose einer Alkoholabhängigkeit nach ICD-10 (F10.2).

1.	Starker Wunsch oder Zwang, Alkohol zu konsumieren (Craving)
2.	Verminderte Kontrolle über den Konsum
3.	Körperliche Entzugserscheinungen
4.	Toleranzentwicklung
5.	Vernachlässigung anderer Interessen zugunsten des Konsums
6.	Anhaltender Konsum trotz eindeutiger schädlicher Folgen
Die Diagnose einer Alkoholabhängigkeit wird gestellt, wenn innerhalb der vergangenen 12 Monate mindestens 3 der genannten 6 Kriterien gleichzeitig vorlagen.	

FRAGE

Welche Kriterien der Alkoholabhängigkeit liegen vor, wie lautet Ihre Diagnose?

Sie können feststellen, dass der Patient einen starken Wunsch hat, Alkohol zu trinken, den Konsum nicht kontrollieren kann, bei Abstinenz mit Entzugssymptomen reagiert und eine zunehmende Toleranz entwickelt hat. Außerdem trinkt er trotz inzwischen deutlicher sozialer und medizinischer Folgeprobleme. Damit können Sie die Diagnose einer Alkoholabhängigkeit sichern (➤ Fall 15 zur Diagnostik von Suchtstörungen).

FRAGE

Würden Sie auch nach der ICD-11 eine Alkoholabhängigkeit diagnostizieren?

Ja. Allerdings unterscheiden sich die Kriterien für eine Abhängigkeitserkrankung in der ICD-11 von denen in der ICD-10. Diagnostische Kriterien einer Substanzabhängigkeit nach ICD-11:

- Ein episodischer oder kontinuierlicher Konsum über einen Zeitraum von mindestens 12 Monaten (mindestens 3 Monate, wenn der Konsum täglich oder nahezu täglich erfolgt) sowie
- Eine gestörte Regulierung des Substanzkonsums, die sich durch mindestens zwei der folgenden (drei) Kriterien darstellt:

- Beeinträchtigte Kontrolle über den Konsum in Bezug auf Beginn und Beendigung, Häufigkeit, Menge, Dauer oder Begleitumstände.
- Zunehmende Priorisierung des Konsums gegenüber anderen Aspekten des Lebens, einschließlich der Gesundheitssorge, alltäglichen Aufgaben oder Verpflichtungen. Der Substanzkonsum wird fortgesetzt oder gesteigert trotz schädlicher bzw. negativer Folgen, z. B. für die Gesundheit, in sozialen Beziehungen, beruflich oder schulisch.
- Physiologische Merkmale neuroadaptiver Auswirkungen des Konsums wie Toleranzentwicklung mit der Folge zunehmenden Konsums, um die erwarteten Effekte zu erzielen, Entzugssymptome nach Konsumreduktion oder -beendigung sowie fortgesetzter Konsum oder Konsum pharmakologisch ähnlicher Substanzen, um Entzugszeichen zu vermeiden oder zu reduzieren.

FRAGE

Wie klären Sie den Patienten über seine Störung sowie die Behandlungsmöglichkeiten der Alkoholabhängigkeit auf?

Das Lebenszeitrisiko alkoholabhängig zu werden liegt bei ca. 5%. Etwa 14% der Erwachsenen betreiben einen riskanten Alkoholkonsum (Alkoholkonsum an mehr als 5 Tagen pro Woche mit täglich mehr als 12 bzw. 24 g reinen Alkohols bei Frauen bzw. Männern), der mit einem erhöhten Suchtrisiko einhergeht (die kumulativ aufgenommene Alkoholmenge ist also ein wichtiger Faktor!). Zirka 3-4% der Männer und ca. 1-2% der Frauen haben eine diagnostizierte Alkoholabhängigkeit. In vielen Fallen verläuft die Erkrankung chronisch, mit u. U. gravierenden sozialen, finanziellen und medizinischen Folgeproblemen.

Die Behandlung erfolgt in Deutschland im gestuften Suchthilfesystem, an dem psychiatrische Kliniken, Rehabilitationskliniken und ambulante Beratungsstellen sowie Selbsthilfegruppen beteiligt sind. Die erste Phase der Behandlung ist die **Entgiftung,** die meistens stationär in psychiatrischen oder Allgemeinkrankenhäusern durchgeführt wird. Die Entgiftung dauert zwischen wenigen Tagen im Allgemeinkrankenhaus und ca. drei Wochen im qualifizierten Entzug in psychiatrischen Kliniken, die auch eine begleitende psychotherapeutische Behandlung integrieren. Nach erfolgreicher Entgiftung, also bei bestehender Abstinenz, folgt die Phase der **Entwöhnungsbehandlung,** deren Ziel darin besteht, die Funktion von Alkohol zu verstehen, ein Leben in Abstinenz zu lernen und die dafür notwendigen Kompetenzen zu erwerben. Die Entwöhnung kann entweder stationär als mehrmonatige Rehabilitationsbehandlung oder ambulant, vorwiegend von Beratungsstellen, durchgeführt werden. Langfristig ist die Teilnahme an Selbsthilfegruppen (Anonyme Alkoholiker) äußerst hilfreich und nach Metaanalysen - zumindest im Langzeitverlauf - womöglich sogar effektiver als KVT. Zudem ist aktuell eine digitale Gesundheitsanwendung (vorvida) als verschreibungsfähig im DiGA-Verzeichnis des Bundesinstituts für Arzneimittel und Medizinprodukte (BfArM) gelistet. DiGAs können hilfreich sein für Patienten, die den anonymen Online-Zugang bevorzugen oder bei denen Zugangshindernisse zu persönlicher Psychotherapie bestehen.

FRAGE

Wie lautet Ihre Therapieempfehlung für unseren Patienten?

Im vorliegenden Fall sollte eine stationäre qualifizierte Entgiftung mit anschließender ambulanter Entzugsbehandlung durchgeführt werden. Eine stationäre Entwöhnung ist zunächst nicht indiziert, da der Patient bislang keine erfolglosen Entwöhnungsversuche hinter sich hat, keine schweren körperlichen oder psychischen Begleiterkrankungen vorliegen und er insgesamt gut sozial eingebunden ist.

Für die Zeit bis zur stationären Aufnahme versuchen Sie, ihn zu einer Verringerung seines Alkoholkonsums zu motivieren. Dabei ist das Ziel nicht Abstinenz; dies wäre einerseits unrealistisch und andererseits bei hohem Alkoholkonsum aufgrund potenziell schwerer Entzugserscheinungen sogar gefährlich. Es geht darum, dass der Patient beginnt, sich mit einer Veränderung seines Konsums auseinanderzusetzen.

Bspw. könnte er versuchen, einen Tag weniger zu trinken, oder bereits am Abend vor der Aufnahme mit dem Trinken aufzuhören.

FRAGE

Zwei Wochen später nehmen Sie den Patienten stationär zur qualifizierten Entzugsbehandlung auf. Welches sind neben der medizinischen Betreuung (➤ Fall 15, ➤ Fall 30, ➤ Fall 45) die wichtigsten Ziele der psychotherapeutischen Behandlung?

Abstinenz ist für Suchtpatienten nur unter Inkaufnahme vieler aversiver Stimuli (Entzugssymptome, Suchtdruck, notwendige soziale Veränderungen etc.) zu erreichen und durchzuhalten. Zentrale Probleme bei Suchtstörungen sind daher die häufig **ambivalente Motivationslage** sowie die **hohe Rückfallgefahr** (50–60 % der Patienten erleben mittelfristig einen Rückfall). Die wesentlichen psychotherapeutischen Ziele des qualifizierten Entzugs bestehen daher darin, das Problembewusstsein der Patienten zu schärfen und eine stabile Abstinenzmotivation aufzubauen.

Weitere wichtige psychotherapeutische Inhalte, die großteils in der nachfolgenden Entwöhnungsphase behandelt werden, sind:

- Ausführliche Informationen zu Suchterkrankungen
- Detaillierte Analyse der Entwicklung und Aufrechterhaltung der Abhängigkeit
- Training sozialer Kompetenzen (v. a. Ablehnungstraining)
- Bewältigungsstrategien bei der Konfrontation mit Alkohol (z. B. durch Expositionstrainings, ➤ Fall 9)
- Erstellen eines Notfallplans zur Überwindung eines Rückfalls.

FRAGE

Welche Methoden setzen Sie zur Motivationsförderung und zur Verbesserung des Problembewusstseins ein?

In der Therapie werden Vor- und Nachteile sowohl eines abstinenten Lebens als auch eines Lebens mit Alkohol besprochen. Zur Veranschaulichung wird eine **Vierfeldertafel** eingesetzt, in der jeweils die kurz- und langfristigen Vor- und Nachteile der Abstinenz eingetragen werden. Alternativ lässt sich die Vierfeldertafel mit den Vor- und Nachteilen von Abstinenz und Trinken aufstellen oder ein Arbeitsblatt mit einer Waage einsetzen, in dem auf die Waagschalen jeweils die Vorteile für Abstinenz bzw. Trinken eingetragen werden (➤ Tab. 2.2).

Diese Methoden sind geeignet, die **Ambivalenz der Motivationslage** abzubilden und gleichzeitig die Abstinenzmotivation zu stärken, da damit deutlich wird, dass der

Tab. 2.2 Vierfeldertafel zum Aufbau von Abstinenzmotivation mit Beispielen.

	Kurzfristig	Langfristig
Vorteile von Abstinenz	• Verbessert die Beziehung zur Ehefrau • Rettet Arbeitsplatz	• Bessere körperliche Gesundheit • Ehe bleibt erhalten
Nachteile von Abstinenz	• Nur durch Entzugssymptome zu erreichen • Probleme in Beziehungen zu Saufkumpanen	• Anstrengend durchzuhalten • Keine völlig ungezwungene Teilnahme an Festen u. Ä. möglich

Alkoholkonsum eher von kurzfristigen Konsequenzen gesteuert wird, während mit der Abstinenz die Erfüllung langfristiger Ziele verbunden ist. Gleichzeitig wird der Patient darauf vorbereitet, dass Abstinenz nicht immer leicht durchzuhalten ist.

FRAGE

Der Patient hat die Behandlung eher fremdmotiviert (Ehefrau, Chef) angetreten. Welche Gesprächstechnik setzen Sie ein, um die eigene Motivation des Patienten zu fördern?

Aus der sozialpsychologischen Forschung ist bekannt, dass Menschen sich Motive eher zu eigen machen, wenn sie sie selbst aussprechen. Weiterhin ist bekannt, dass die Qualität der Therapiebeziehung den größten Teil des psychotherapeutischen Behandlungserfolgs ausmacht. Diese beiden Faktoren werden gezielt durch eine motivationsfördernde Gesprächsführung gefördert, z. B. nach dem Konzept des „Motivational Interviewing" nach Miller.

Beim **„Motivational Interviewing"** gibt sich der Therapeut bewusst „nicht schlauer als der Patient", er zeigt, dass er den Standpunkt des Patienten verstehen kann und spiegelt diesen gleichzeitig wider. Dadurch soll sich der Patient einerseits verstanden fühlen und sich andererseits selbst „auf die Schliche kommen", wie er seine eigenen Probleme verleugnet oder beschönigt.

MERKE

Das Motivational Interviewing ist ein Konzept der Gesprächsführung speziell für die Behandlung von Suchtpatienten. Dabei nimmt der Therapeut bewusst einen naiven Standpunkt ein und spiegelt dem Patienten in erster Linie dessen Äußerungen wider.

Therapie

Im Rahmen der begleitenden psychotherapeutischen Behandlung während der Entgiftungsphase besprechen Sie mit dem Patienten die Gründe, die zur Aufnahme der Alkoholentzugsbehandlung geführt haben. Dabei kommt der Patient darauf zu sprechen, dass sein Arbeitgeber ihn dazu gedrängt habe. Er äußert, dass er eigentlich nicht verstehen könne, warum sein Arbeitgeber solchen Druck auf ihn ausgeübt habe, da sein Alkoholkonsum eigentlich aus seiner Sicht nicht zu einer Beeinträchtigung seiner Arbeitsleistung geführt habe.

FRAGE

Wie reagieren Sie i. S. des „Motivational Interviewing" auf diese Bemerkung, und wie unterscheidet sich dies von „alltäglichen" Reaktionen?

In einem „Alltagsgespräch“ würde die Bemerkung des Patienten am wahrscheinlichsten den Widerspruch des Gegenübers erzeugen („Na ja, aber wenn Sie schon morgens ohne Bier ganz zittrig sind, … außerdem hat Ihre Frau doch von mehreren glücklicherweise glimpflich verlaufenen Arbeitsunfällen in den letzten Jahren berichtet …“). Solcher Widerspruch führt jedoch häufig zu Widerstand und Verteidigung seitens des Patienten und bringt den Patienten daher therapeutisch nicht weiter.

Mit „Motivational Interviewing“ reflektieren Sie die Aussage des Patienten, ohne eine Bewertung vorzunehmen, z. B. durch Äußerungen wie „Also Sie sind im Grunde überzeugt, dass Ihr Alkoholkonsum gar kein Problem darstellt“ oder „Die Meinung von Ihrem Chef macht Sie sehr ungehalten“. Wenn der Patient darauf nicht bereits mit vertieftem Nachdenken über seine Situation reagiert, könnten Sie z. B. anfügen „Haben Sie denn irgendeine Erklärung dafür, warum Ihr Chef Sie so bedrängt?“. Diese Interventionen können beim Patienten keinen Widerspruch auslösen und bieten ihm die Möglichkeit, in einer wertschätzenden Beziehung über seine Problematik nachzudenken.

Verlauf

Der Patient durchläuft die Entgiftung ohne Komplikationen. In den Gesprächen kristallisiert sich als wichtigstes Abstinenzmotiv heraus, dass der Patient seine Ehe als gefährdet erkennt und seine Ehefrau keinesfalls verlieren möchte. Um die Abstinenz zu sichern, sucht er sich einen Platz in einer Suchtberatungsstelle und schließt sich von Station aus der Selbsthilfegruppe der Anonymen Alkoholiker an.

Lernziele

Phasen der Psychotherapie in der Behandlung der Alkoholabhängigkeit
Psychotherapie im Rahmen des qualifizierten Entzugs
Motivationsbehandlung im qualifizierten Entzug
Motivational Interviewing als spezifische Form der Gesprächsführung

Konsultationsanlässe (NKLM)

Suchtverhalten
Abhängigkeit, Gebrauch und Missbrauch von Genussgiften und Medikamenten

ICD-10

F10.2 Alkoholabhängigkeit

ICD-11

6C40.2 Alkoholabhängigkeit

KAPITEL

3 Botschaften

Fremdanamnese

Sie sind in der Ambulanz einer Klinik für Psychiatrie und Psychotherapie tätig und erhalten einen Anruf einer besorgten Mutter. Diese berichtet, dass sich ihr 22-jähriger Sohn seit etwa zwei Monaten zunehmend verändert habe. Er sei sehr misstrauisch, fühle sich schnell angegriffen und rede stellenweise wirr. Seit ca. drei Tagen habe er kaum geschlafen. Er berichte, dass er Botschaften von fremden Mächten bekomme und dass er Dinge tun müsse, die man ihm befehle. Er fühle sich ferngesteuert. Vor zwei Jahren habe er eine ähnliche Symptomatik gehabt, die jedoch nur zwei Wochen angehalten habe.

Damals sei er akut in eine psychiatrische Klinik aufgenommen und mit Haloperidol und einem Beruhigungsmittel behandelt worden, worunter sich die Symptomatik sehr schnell zurückgebildet habe. Er habe die Medikamente jedoch sehr schlecht vertragen, er sei ganz „steif" geworden, habe ausgesehen wie ein Mensch mit Parkinson-Erkrankung und deshalb die Medikation schnell nach der Entlassung wieder abgesetzt, obwohl man ihm eine Umstellung und längere Therapie empfohlen hatte.

Der Sohn befinde sich jetzt im 6. Studiensemester für Maschinenbau, habe aber erst zwei Fachsemester abgeschlossen. In der jetzigen Phase sei er bislang nicht beim Arzt gewesen.

FRAGE

Welche psychopathologischen Symptome können Sie aus der Fremdanamnese entnehmen? Wonach fragen Sie die Mutter noch?

Der Sohn spricht davon, Dinge tun zu müssen, die man ihm befehle. Außerdem erhalte er Botschaften von fremden Mächten. Beides können Hinweise auf Wahrnehmungsstörungen in Form von akustischen Halluzinationen sein. Dass er sich ferngesteuert fühlt, weist auf das Vorliegen von Ich-Störungen in Form von Fremdbeeinflussungserleben hin. Weiterhin berichtete die Mutter über eine formale Denkstörung, nämlich Denkzerfahrenheit („wirr reden"). Sein Misstrauen kann auf das Vorliegen einer Wahnstimmung bzw. von Wahnsymptomen hinweisen. Zudem bestehen offenbar schwere Schlafstörungen.

Zur Vervollständigung des psychopathologischen Befunds und zu der Planung des weiteren Vorgehens fragen Sie die Mutter nach der Affektlage des Sohnes, ob er sich sozial zurückgezogen habe, sich von den genannten fremden Mächten verfolgt fühle und ob er Suizidgedanken geäußert oder anderen mit Gewalt gedroht habe. Wichtig ist auch die Frage, ob er in letzter Zeit Drogen eingenommen hat (drogeninduzierte Psychose! ➤ Fall 20).

Weitere Fremdanamnese

Die Mutter antwortet auf Ihre Fragen, dass der Sohn niedergeschlagen sei und sich sozial zurückgezogen habe. Er fühle sich von fremden Mächten verfolgt und bedroht. Er habe jedoch niemandem mit Gewalt gedroht und auch nie von Suizidgedanken gesprochen. Drogen habe er, soweit sie das wisse, immer abgelehnt.

FRAGE
Was raten Sie der Mutter?

Sie raten der Mutter, ihren Sohn unverzüglich in der Ambulanz vorzustellen. Sie raten ihr dies, weil sich die Symptomatik in den letzten Tagen akut zugespitzt hat und die Realitätsstörung so ausgeprägt erscheint, dass eine akute Eigengefährdung nicht auszuschließen ist, auch wenn der Sohn nicht explizit von Suizidgedanken gesprochen oder anderen Menschen gedroht hatte.

FRAGE
Eine Stunde später wird die Mutter mit ihrem Sohn in der Ambulanz vorstellig. Was ist bei der Gesprächsführung mit dem Patienten zu beachten? Welche Haltung ist gegenüber einem Menschen mit Wahnerleben sinnvoll?

Sie versuchen, durch ruhiges Zuhören und einfühlsame Fragen das Vertrauen des Patienten und damit mehr Informationen zu seinem subjektiven Erleben zu gewinnen. Sehr wichtig ist dabei, dass Sie sich mit dem Patienten nicht in Diskussionen über den Realitätsgehalt seines Erlebens (Wahninhalte, Stimmenhören, Fremdbeeinflussung) verstricken und ihm damit vermitteln, er „bilde sich das alles nur ein". Günstiger ist es, den Patienten in seinen subjektiven Wahrnehmungen ernst zu nehmen, ohne diese als „objektive Wahrheit" zu bestätigen. Entscheidend ist dabei, sich das enorme Ausmaß von Angst und Gequältheit klarzumachen unter welchem der Patient durch die psychotische Symptomatik leidet. Über diesen Affekt kann bei entsprechender Empathie oft auch zu schwer psychotischen Patienten eine Beziehung aufgebaut werden.

Untersuchung

In der Untersuchungssituation macht der Patient einen unruhigen Eindruck. Es fällt ihm offenbar schwer, stillzusitzen und sich auf das Gespräch zu konzentrieren. Mehrmals will er aufstehen und den Raum verlassen. Auf Ihre Fragen antwortet er stockend, mehrmals verliert er im Gespräch den roten Faden oder antwortet mit etwas völlig anderem. Teilweise sind seine Äußerungen unzusammenhängend. Er kann jedoch korrekt Ihre Fragen beantworten, wie er heißt und wann er geboren ist, wo er sich gerade befindet und welchen Tag wir haben. Zweimal während des Gesprächs dreht er sich nach hinten um und unterbricht seine Äußerungen. Auf Ihre Nachfrage, ob da jemand mit ihm gesprochen habe, antwortet er schließlich, eine Stimme habe gerade geäußert, er sei ein Idiot, er sitze da schon wieder rum und quatsche mit einem Quacksalber und er solle doch besser weglaufen und sich umbringen. Er glaube, dass er von diesen bösen Mächten umgebracht werde. Er sehe keinen Sinn mehr darin, in dieser Situation weiterzuleben. Er habe schon daran gedacht, sich umzubringen.

FRAGE
Können Sie Ihre Gesprächsergebnisse zu einem psychopathologischen Befund zusammenfassen?

Der Patient ist bewusstseinsklar und allseits orientiert. Er leidet unter Konzentrations- sowie formalen Denkstörungen in Form von inkohärentem Denken, Gedankenabreißen und Vorbeireden. Es bestehen inhaltliche Denkstörungen in Form von Wahnerleben, verfolgt und umgebracht zu werden. Wahrnehmungsstörungen bestehen in Form von kommentierenden („Da sitzt er wieder rum") und imperativen

(„Bring dich doch um") Stimmen. Ich-Störungen bestehen in Form des von der Mutter berichteten Fremdbeeinflussungserlebens. Psychomotorisch ist der Patient agitiert. Es besteht akute Suizidalität (imperative Stimmen, die den Patienten zum Suizid auffordern), eine akute Fremdgefährdung ist nicht sicher auszuschließen.

FRAGE

Welche Verdachtsdiagnose stellen Sie aufgrund der Symptomatik und welche Verdachtsdiagnose muss für die Symptomatik vor zwei Jahren angenommen werden?

Sie stellen die Verdachtsdiagnose einer schizophrenen Psychose. In ➤ Tab. 3.1 sind die Diagnosekriterien für eine Schizophrenie nach der ICD-10 zusammengestellt. In unserem Fall sind die Diagnosekriterien hinsichtlich der Symptomatik und ihrer Dauer erfüllt, da sogenannte bizarre Wahnthemen (Kontakt mit fremden Mächten) sowie Ich-Störungen und akustische Halluzinationen seit ca. zwei Monaten bestehen.

Tab. 3.1 Diagnosekriterien der Schizophrenie nach ICD-10.

Die Diagnose einer Schizophrenie kann gestellt werden, wenn mindestens ein eindeutiges Symptom der Gruppe 1–4 oder mindestens zwei Symptome der Gruppe 5–9 für einen Zeitraum von mindestens einem Monat bestanden haben.	
1	Ich-Störungen (Gedankenlautwerden, Gedankeneingebung, Gedankenentzug oder Gedankenausbreitung)
2	Inhaltliche Denkstörungen in Form von Kontrollwahn, Beeinflussungswahn, Gefühl des Gemachten, Wahnwahrnehmungen
3	Akustische Halluzinationen in Form kommentierender, dialogischer oder anderer Stimmen, die aus einem Teil des Körpers kommen
4	Anhaltender, kulturell unangemessener oder völlig unrealistischer (bizarrer) Wahn (z. B. das Wetter kontrollieren zu können oder im Kontakt mit Außerirdischen zu sein)
5	Anhaltende Halluzinationen jeder Sinnesmodalität
6	Formale Denkstörungen in Form von Gedankenabreißen oder Einschiebungen in den Gedankenfluss, was zu Zerfahrenheit, Danebenreden oder Wortneubildungen (Neologismen) führt
7	Katatone Symptome wie Erregung, Haltungsstereotypien oder wächserne Biegsamkeit (Flexibilitas cerea), Negativismus, Mutismus und Stupor
8	„Negative" Symptome wie auffällige Apathie, Sprachverarmung, verflachter oder inadäquater Affekt, zumeist mit sozialem Rückzug und verminderter sozialer Leistungsfähigkeit
9	Sehr eindeutige und durchgängige Veränderungen bestimmter umfassender Aspekte des Verhaltens, die sich in Ziellosigkeit, Trägheit, einer „in sich selbst verlorenen Haltung" und sozialem Rückzug manifestieren

Das Zeitkriterium von mindestens einem Monat Dauer der schizophrenen Symptomatik ist vor zwei Jahren offenbar nicht erfüllt worden, möglicherweise bedingt durch die frühzeitige Behandlung. Für die damalige Episode muss daher die Verdachtsdiagnose einer akuten polymorphen psychotischen Störung mit Symptomen einer Schizophrenie angenommen werden. Dieses Krankheitsbild entspricht dem Vollbild einer Schizophrenie mit dem Unterschied, dass das Zeitkriterium nicht erfüllt wird. Diese letzte Episode kann im Nachhinein angesichts des Verlaufs der Erkrankung (Leistungsschwierigkeiten im Studium und erneute akute psychotische Exazerbation) als Erstmanifestation der schizophrenen Psychose interpretiert werden.

FRAGE
Welche wichtigen Subtypen schizophrener Psychosen nach der ICD-10 kennen Sie? Welche Form liegt hier vor?

In unserem Fall handelt es sich um eine **paranoide Schizophrenie.** Diese ist die häufigste Schizophrenieform. Im Vordergrund der Symptomatik stehen Wahnerleben, Halluzinationen und Ich-Störungen. Weitere wichtige Formen stellen die katatone und die hebephrene Schizophrenie dar. Bei der **katatonen Schizophrenie** beherrschen katatone Symptome, z. B. Stupor, psychomotorische Erregung oder Haltungs- und Sprachstereotypien, das klinische Bild. Im Vordergrund des klinischen Bilds bei **hebephrenen Schizophrenien,** die meist bereits in der Jugend beginnen, stehen Affekt- (flacher, unpassender, heiter-läppischer Affekt), Denk- (ungeordnetes Denken, unbestimmte oder bizarre Sprache) und Antriebsstörungen (apathisches oder ungeniert-distanzloses Verhalten).

Weitere wichtige Formen sind die **undifferenzierte Schizophrenie,** bei der zwar die allgemeinen Diagnosekriterien erfüllt sind, aber die Symptomatik keine eindeutige Zuordnung zu den drei oben genannten Formen zulässt, und das schizophrene Residuum (➤ Fall 24).

MERKE
Leitsymptome einer paranoiden Schizophrenie (Symptome ersten Rangs nach Kurt Schneider) sind:
- Wahnwahrnehmungen, bizarrer Wahn
- Stimmenhören (dialogisch, kommentierend, imperativ; Gedankenlautwerden)
- Ich-Störungen (Gedankeneingebung, -entzug, -ausbreitung und Willensbeeinflussung)

FRAGE
Welche Diagnose würden Sie nach der ICD-11 stellen und worin unterscheidet sich die Klassifikation von der ICD-10?

Die Diagnosekriterien für eine Schizophrenie sind ebenfalls erfüllt, auch wenn sich die diagnostischen Kriterien etwas unterscheiden (➤ Tab. 3.2). In der ICD-11 werden keine Subtypen, z. B. die „paranoide Schizophrenie“, mehr unterschieden, weil die Symptomatik bei psychotischen Störungen im Verlauf häufig wechselt und die in der ICD-10 beschriebenen Subtypen wahrscheinlich keine eigenen Krankheitsentitäten darstellen. Dafür wird die in einer Episode vorherrschende Symptomatik, hier die Positivsymptomatik, separat verschlüsselt.

FRAGE
Wie gehen Sie weiter vor? Nehmen Sie den Patienten stationär auf?

Aufgrund der akuten psychotischen Symptomatik und der akuten Suizidalität halten Sie die **stationäre Aufnahme** des Patienten für unumgänglich. Um sich hinsichtlich

Tab. 3.2 Diagnosekriterien der Schizophrenie nach ICD-11.

Die Diagnose einer Schizophrenie kann gestellt werden, wenn mindestens zwei der nachstehend aufgeführten Symptome (eines der die Diagnose stützenden Symptome soll aus den ersten vier Symptomkategorien kommen) für **mindestens 1 Monat** bestanden haben:
• Persistierender Wahn
• Persistierende Halluzinationen
• Formale Denkstörungen
• Erlebnisse der Beeinflussung, Passivität oder Fremdkontrolle (Ich-Störungen)
• Negativsymptome
• Grob desorganisiertes Verhalten, das eine zielgerichtete Aktivität behindert
• Psychomotorische/katatone Störungen

der bestehenden Eigengefährdung abzusichern und um zu klären, ob der Patient aufgrund der Gefährdung auch gegen seinen Willen aufgenommen werden kann, ziehen Sie Ihre zuständige Oberärztin hinzu.

Nach einem kurzen Gespräch mit dem Patienten und seiner Mutter bestätigt sie Ihre Einschätzung. Sie besprechen mit den Anwesenden die Möglichkeiten einer stationären Behandlung und raten dem sichtlich gequälten Patienten zur Aufnahme. Der Patient wirkt zunächst äußerst ambivalent, kann sich jedoch dann aufgrund seiner großen Ängste zur stationären Therapie entschließen. Wegen der akuten Suizidalität wird er auf eine geschlossene Station aufgenommen.

MERKE

Bei einem psychiatrischen Notfall muss immer abgeklärt werden, ob durch die akute Symptomatik **Eigen- oder Fremdgefährdung** besteht (Dokumentationspflicht!). Ist dies der Fall und kann die Gefahr nicht auf andere Weise abgewendet werden, muss die Klinikeinweisung veranlasst werden (notfalls auch gegen den Willen des Patienten, ➤ Fall 5).

FRAGE

Der Patient befindet sich nun auf Station. Zu welcher medikamentösen Therapie entschließen Sie sich?

Sie raten dem Patienten zu einer medikamentösen Behandlung mit einem Antipsychotikum sowie einem sedierend und angstlösend wirkenden Benzodiazepinpräparat.

FRAGE

Welche Klassen von Antipsychotika kennen Sie?

Grundsätzlich werden Antipsychotika der 1. Generation („klassische" oder „typische" Neuroleptika) von Antipsychotika der 2. Generation („atypische" Neuroleptika) unterschieden (➤ Fall 27). Bei den „klassischen Neuroleptika" unterscheidet man weiterhin sog. hochpotente Neuroleptika wie Haloperidol, die stark antipsychotisch und wenig sedierend wirken, von sog. niederpotenten Neuroleptika wie Promethazin, die schwach antipsychotisch und stark sedierend wirken.

FRAGE
Nennen Sie Vor- und Nachteile von Antipsychotika der 1. Generation.

Vorteile der klassischen, hochpotenten Antipsychotika sind:
- Notfalls auch intramuskuläre oder intravenöse Applikation möglich, falls der Patient eine orale Gabe ablehnt
- Entfalten eine gute und oft schnelle antipsychotische Wirkung
- Können bei notwendiger Langzeitbehandlung auch **intramuskulär** als Depotpräparat appliziert werden.

Nachteile der klassischen, hochpotenten Antipsychotika sind:
- Fehlende Sedierung, dadurch ist fast immer eine zusätzliche Medikation mit einem Benzodiazepin (z. B. Diazepam, Lorazepam) notwendig
- Häufig auftretende **extrapyramidalmotorische Nebenwirkungen:**
  - Frühdyskinesien: Zungen- und Schlund- oder Blickkrämpfe
  - Parkinsonoid
  - Akathisie (Sitzunruhe)
  - Spätdyskinesien, d. h. unwillkürliche, stereotype Bewegungen wie z. B. Rollen der Zunge, Schmatzbewegungen, aber auch der distalen Extremitäten. Spätdyskinesien treten bei 15–20 % der längerfristig mit klassischen Neuroleptika Behandelten auf, sind zumeist irreversibel und stellen damit eine erhebliche Beeinträchtigung dar.

Aufgrund dieser oft schwerwiegenden Nebenwirkungen besteht für die Antipsychotika der 1. Generation oft eine schlechte Compliance.

Häufig ist aufgrund der Frühdyskinesien eine begleitende Medikation mit Biperiden (Anticholinergikum), z. B. 4 mg in retardierter Form, erforderlich. **Akute Frühdyskinesien** stellen einen **Notfall** dar, der mit der i. v.-Gabe von Biperiden rasch und effektiv behandelt werden kann (➤ Fall 4).

MERKE
Unter Behandlung mit Antipsychotika der 1. Generation treten häufig extrapyramidalmotorische Nebenwirkungen in Form von Frühdyskinesien, Parkinsonoid, Akathisie oder Spätdyskinesien auf.

FRAGE
Nennen Sie Vor- und Nachteile von Antipsychotika der 2. Generation.

„Atypische" Antipsychotika (z. B. Risperidon, Clozapin, Olanzapin, Amisulprid, Quetiapin, Ziprasidon, Aripiprazol, Cariprazin) werden heute in der Regel als Mittel der Wahl zur Primärbehandlung akuter Schizophrenien eingesetzt. Sie zeichnen sich insgesamt durch eine bessere Verträglichkeit aus, weil sie keine oder in geringerem Maße extrapyramidalmotorische Nebenwirkungen verursachen. Daher ist für diese Medikamente oft auch die Compliance besser.

Von **Vorteil** ist die initiale Sedierung, z. B. bei Olanzapin. **Nachteilig** ist, dass nur einige Präparate als parenterale Formulierung zur Verfügung stehen, mittelfristig teilweise zu einer erheblichen **Gewichtszunahme** sowie einem metabolischen Syndrom führen können (z. B. Olanzapin und Quetiapin) und nicht selten **Blutbildveränderungen** induzieren (Leukopenie und Agranulozytose z. B. bei Clozapin).

FRAGE

Behandeln Sie unseren Patienten mit einem Antipsychotikum der 1. oder 2. Generation?

Wegen ihrer guten antipsychotischen Wirkung werden, wie in unserem Fall vor 2 Jahren, bei akuten psychotischen Zustandsbildern häufig immer noch initial **Antipsychotika der 1. Generation,** z. B. Haloperidol in einer Dosis von z. B. 5–10 mg / d, in Kombination mit Benzodiazepinen (z. B. 10–30 mg Diazepam) eingesetzt. Heute sind jedoch Antipsychotika der 2. Generation Mittel der ersten Wahl. Dies trifft für unseren Patienten umso mehr zu, da er Haloperidol in der ersten Krankheitsepisode offenbar sehr schlecht vertragen und ein Parkinsonoid entwickelt hatte. Daher entscheiden Sie sich jetzt für ein **Antipsychotikum der 2. Generation,** das sich durch das Fehlen bzw. zumindest seltenere Auftreten extrapyramidalmotorischer Nebenwirkungen auszeichnet.

Akuttherapie

Nach Aufnahme auf Station behandeln Sie den Patienten mit Risperidon, das er trotz seines Misstrauens nach einigem Zureden auch einnimmt. Da Risperidon in hoher Dosis und bei schneller Aufdosierung ebenfalls extrapyramidalmotorische Nebenwirkungen verursachen kann, starten Sie mit einer relativ niedrigen Dosis von 2×1 mg / d und steigern die Dosis über 2–3 Tage auf 4 mg / d. Die zusätzliche Einnahme von Lorazepam (ein Benzodiazepin) in einer Dosis von $3 \times 0{,}5$–1 mg / d dient der Anxiolyse und Sedierung (ausgeprägte Schlafstörungen s. o.).

FRAGE

Sie haben die Verdachtsdiagnose einer akuten Schizophrenie gestellt. Diese Diagnose kann jedoch nur gestellt werden, wenn organische Ursachen ausgeschlossen wurden. Welche Organdiagnostik leiten Sie ein?

Eine psychotische Symptomatik kann durch zahlreiche organische Erkrankungen hervorgerufen werden, die durch eine ausführliche Organdiagnostik ausgeschlossen werden müssen. Dazu gehören:

- Komplette internistische und neurologische Untersuchung.
- Anamnese zu körperlichen Vorerkrankungen oder Beschwerden: Nach der leiten Sie ggf. eine weitere Diagnostik z. B. in Richtung Autoimmunerkrankungen, HIV, Vitaminmangelsyndrome, endokrine Störungen oder Porphyrie ein.
- Blutentnahme: großes Blutbild, Nieren- und Leberwerte, Elektrolyte, CK, Blutzucker, Schilddrüsenhormonwerte und Entzündungsparameter.
- Blutdruck, Puls, Temperatur.
- Drogen-Screening im Urin: als Hinweis auf eine Drogeneinnahme als Ursache der psychotischen Symptomatik.
- Computertomografie des Schädels wird sofort durchgeführt, wenn neurologische Symptome vorliegen; bei unauffälligem Körperstatus in den darauffolgenden Tagen. Wegen der besseren Auflösung sollte möglichst eine Kernspintomografie durchgeführt werden.
- Liquorpunktion: Kann zum Ausschluss eines entzündlichen Prozesses (z. B. Virusenzephalitis, Autoimmunenzephalitis, Multiple Sklerose) sinnvoll sein (➤ Fall 21). Sie lassen zunächst die Basisparameter wie Eiweiß und Zellzahl bestimmen, dann bei Auffälligkeiten evtl. z. B. Immunglobuline, antineuronale Antikörper, Virustiter, oligoklonale Banden und Lues-Serologie.

KAPITEL

4 Blickkrämpfe

Notfallsituation

Sie haben Bereitschaftsdienst in einer Klinik für Psychiatrie und Psychotherapie, die auch den Notfalldienst für das Einzugsgebiet versieht. Gegen 20 Uhr stellt sich eine 19-jährige Auszubildende in Begleitung ihrer Mutter vor. Die Mutter berichtet, ihre Tochter werde wegen der Erstmanifestation einer schizodepressiven Psychose mit depressivem Affekt, Stimmenhören und bizarrem Wahn seit zwei Tagen ambulant mit dem klassischen Antipsychotikum Flupentixol in einer Dosis von 10 mg und dem Antidepressivum Escitalopram in einer Dosis von 10 mg behandelt. Bei der Patientin beobachten Sie folgende Symptome, die laut Mutter vor einer Stunde akut aufgetreten seien und an denen die Tochter bisher nie gelitten habe: krampfartiges Herausstrecken der Zunge, Blickkrampf und tortikollisartige Bewegungen.

FRAGE

An welche Verdachtsdiagnose denken Sie?

Aufgrund des charakteristischen Bilds stellen Sie die Diagnose einer antipsychotika-induzierten Frühdyskinesie. Bei der Gabe von Antidepressiva wie Escitalopram werden derartige Nebenwirkungen nicht beobachtet.

Zu den Frühdyskinesien, die v. a. unter Antipsychotika der 1. Generation, z. B. Flupentixol, bei ca. 20 % der Patienten vorübergehend auftreten, werden folgende Symptome gerechnet: Zungen-, Schlund- und Blickkrämpfe (am häufigsten), unwillkürliche Bewegungen der Gesichtsmuskulatur, Verkrampfungen der Kiefermuskulatur (Trismus), tortikollisartige, choreatische, athetoide und auch torsionsdystone Bewegungsabläufe in der Muskulatur des Halses und der oberen Extremitäten.

Die Frühdyskinesien manifestieren sich fast ausschließlich zu **Behandlungsbeginn** (meist in der 1. Behandlungswoche) und korrelieren deutlich mit der Geschwindigkeit der Dosissteigerung. Später treten sie dann nur noch auf, wenn die Dosis plötzlich erhöht oder auch reduziert wird. In unserem Fall entwickelten sich die Frühdyskinesien wahrscheinlich wegen der recht hohen Anfangsdosis von Flupentixol. Bei einschleichender Dosierung wäre es weniger wahrscheinlich zu dieser unangenehmen Nebenwirkung gekommen.

MERKE

Frühdyskinesien manifestieren sich fast ausschließlich zu Beginn einer Behandlung mit hochpotenten Antipsychotika der 1. Generation. Sie treten meist bei schneller Dosisänderung auf.

FRAGE

Welche weiteren extrapyramidalmotorischen Nebenwirkungen klassischer Antipsychotika kennen Sie und wie unterscheiden sich diese im klinischen Bild?

Weitere extrapyramidalmotorische Nebenwirkungen der klassischen Antipsychotika sind:

- **Parkinsonoid:** „Parkinson"-ähnliches Bild („Eingebundensein") mit Akinese (eingeschränkte Beweglichkeit), Rigor (erhöhter Muskeltonus), Hypomimie und Tremor
- **Akathisie und Tasikinesie:** Bewegungsunruhe mit Unfähigkeit, sitzen bleiben zu können (Akathisie), bzw. Drang zu ständiger Bewegung (Tasikinesie)
- **Spätdyskinesien:** abnorme unwillkürliche Bewegungen v. a. der Muskeln des Kopfs und der Extremitäten mit Herausstrecken der Zunge, Schmatzbewegungen, Grimassieren usw.
- **Malignes neuroleptisches Syndrom** (➤ Fall 14).

FRAGE

Wie können Sie der Patientin helfen?

Zunächst klären Sie die Patientin und ihre Mutter über die recht häufige und meist harmlose Nebenwirkung auf und beruhigen sie, indem Sie ihr erklären, dass die Symptomatik auf die Behandlung mit Flupentixol zurückzuführen ist. Dann erklären Sie der Patientin, dass Sie ihr jetzt ein Medikament geben, nämlich das Anticholinergikum Biperiden, das die Symptomatik in sehr kurzer Zeit beseitigen kann.

FRAGE

Wie wird Biperiden appliziert und dosiert?

In einer Notfallsituation kann **Biperiden oral, intramuskulär oder intravenös** verabreicht werden. Die orale Gabe (z. B. 2 mg als Tablette) setzt voraus, dass der Patient schlucken kann, was bei Schlundkrämpfen evtl. nicht gegeben ist. Insbesondere dann und bei schwer ausgeprägten Frühdyskinesien, wie in unserem Fall, sollte die Gabe parenteral erfolgen (z. B. 0,5–1 Ampulle Biperiden oder 2,5–5 mg langsam i. v.), was sehr schnell wirksam ist. Wichtig ist dabei, dass eine orale Weiterbehandlung angeschlossen wird, um ein Wiederauftreten zu verhindern. Zur prophylaktischen Behandlung steht Biperiden auch als Retardform zur Verfügung (4-mg-Tablette).

MERKE

Das Auftreten und die inkonsequente Behandlung von Frühdyskinesien sind häufige Ursachen für spätere Noncompliance des Patienten. Aus diesem Grund kann beim Einsatz klassischer Antipsychotika eine prophylaktische Gabe von Biperiden sinnvoll sein.

Verlauf

Da die Symptome stark ausgeprägt und für die Patientin sehr unangenehm sind, applizieren Sie langsam intravenös 2,5 mg Biperiden, worunter sich die Frühdyskinesien innerhalb von einer Minute völlig zurückbilden.

FRAGE

Was empfehlen Sie der Patientin?

Zunächst weisen Sie die Patientin darauf hin, wie wichtig die weitere Einnahme eines Antipsychotikums zur Behandlung ihrer Psychose ist, und erklären ihr, dass es auch andere Medikamente gibt, auf die sie umgestellt werden kann. Sie empfehlen der Patientin eine Umstellung der Medikation auf ein Antipsychotikum der 2. Generation, worunter extrapyramidalmotorische Nebenwirkungen gar nicht oder zumindest seltener auftreten. Sie raten ihr daher, heute Abend und am kommenden Morgen kein Flupentixol mehr einzunehmen und sich am Vormittag gleich bei ihrem behandelnden Psychiater vorzustellen. Das Antidepressivum soll sie weiterhin einnehmen.

Um zu verhindern, dass nach Abklingen der Biperiden-Medikation erneut Frühdyskinesien auftreten, geben Sie der Patientin 2 Tabletten à 2 mg Biperiden mit, die sie am Abend gegen 22 Uhr und am kommenden Morgen um 8 Uhr einnehmen soll. Sie bitten sie weiterhin, sich sofort wieder vorzustellen, sollten ähnliche Nebenwirkungen erneut auftreten.

FRAGE

Was müssen Sie bei längerfristiger Gabe von Biperiden beachten?

Bei der langfristigen bzw. hoch dosierten Gabe von Biperiden besteht aufgrund euphorisierender Wirkung Suchtgefahr und die Gefahr des Auftretens deliranter Syndrome. Die **Gabe** sollte also **immer zeitlich begrenzt** erfolgen.

Verlauf

Die Patientin hatte die Medikamente wie vereinbart eingenommen und sich am kommenden Morgen bei ihrem Psychiater vorgestellt, der eine Umstellung auf Olanzapin vornahm. Die Biperiden-Medikation setzte er drei weitere Tage ausschleichend fort. Frühdyskinesien traten nicht mehr auf.

Lernziele

Symptomatik von Frühdyskinesien unter Antipsychotikatherapie
Behandlung von Frühdyskinesien

Konsultationsanlässe (NKLM)

Ungewollte Bewegungen

ICD-10

F25.1 Schizodepressive Psychose

ICD-11

6A21 Schizoaffektive Störung
6A25.2 Depressive Symptome bei primären psychotischen Erkrankungen

KAPITEL

5 Keine Energie mehr

Aufnahmesituation

Sie haben Nachtdienst in einer Klinik für Psychiatrie und Psychotherapie. Gegen 20:00 Uhr stellt sich eine 43-jährige Verkäuferin in Begleitung ihres Ehemanns vor. Die beiden sind seit zwölf Jahren verheiratet, die zwei Kinder sind sieben und elf Jahre alt. Vor drei Monaten hat die Patientin ihre Arbeitsstelle gewechselt und leitet jetzt eine neue Filiale einer Metzgerei.

Die Patientin spricht mit ausdruckslosem Gesicht und wirkt im Denken und in ihrer Gestik verlangsamt. Sie klagt, sie könne sich nicht mehr freuen und interessiere sich auch für nichts mehr. Für ihren Mann und ihre Kinder könne sie nichts mehr empfinden. Sie fühle sich wertlos, könne sich überhaupt nicht konzentrieren und sich nichts mehr merken, was ihr am Arbeitsplatz große Schwierigkeiten bereitet habe. Außerdem habe sie überhaupt keine Energie mehr. Seit zehn Tagen gehe sie nicht mehr zur Arbeit.

Zu Hause habe sie sich mehr und mehr zurückgezogen und könne nicht mehr den Haushalt versorgen. Sie mache sich große Vorwürfe, dass sie die einfachsten Routinetätigkeiten nicht mehr erledigen könne. Morgens liege sie noch im Bett, wenn die Kinder schon in die Schule gingen. Nachts könne sie nicht einschlafen und wache häufig auf. Da sie keinen Appetit mehr habe, habe sie bereits vier Kilogramm an Gewicht abgenommen. Weiterhin mache sie sich seit der letzten Woche extrem viele Sorgen um Dinge, die ihr bisher nicht wichtig gewesen seien, und grüble Tag und Nacht darüber nach.

Auf Ihre Nachfrage hin beschreibt der Ehemann die Patientin als ansonsten agile und temperamentvolle Persönlichkeit. Bis zur Übernahme der Metzgereifiliale sei alles gut gegangen! An der neuen Arbeitsstelle habe sie sich aber von Anfang an überfordert gefühlt. Er habe seine Frau dazu überredet, sich in der Ambulanz vorzustellen, da er sich um sie große Sorgen mache.

FRAGE

Wie lautet der psychopathologische Befund, den Sie aufgrund der Angaben der Patientin erstellen können?

Die Patientin klagt über Freud- und Interesselosigkeit sowie ein Gefühl der Gefühllosigkeit und ein vermindertes Selbstwerterleben (Störungen der Affektivität). Weiterhin bestehen Konzentrations- und Gedächtnisstörungen, eine verstärkte Grübelneigung, eine Antriebshemmung / erhöhte Erschöpfbarkeit und sozialer Rückzug, Selbstvorwürfe, Ein- und Durchschlafstörungen sowie Appetitlosigkeit und Gewichtsverlust.

FRAGE

Welche Verdachtsdiagnose stellen Sie aufgrund dieses Befunds?

Die Symptomatik mit den Leitsymptomen Freud- und Interesselosigkeit sowie Antriebsstörung weist auf das Vorliegen eines depressiven Syndroms hin.

MERKE

Leitsymptome eines depressiven Syndroms sind:
- Depressive Verstimmung
- Interessenverlust
- Antriebsstörung / erhöhte Erschöpfbarkeit.

FRAGE

Welche wichtigen Informationen benötigen Sie, um den psychopathologischen Befund zu vervollständigen?

Sie müssen insbesondere klären, ob bei der Patientin Suizidalität und / oder eine psychotische Symptomatik vorliegt.
- Da depressive Syndrome sehr häufig mit **Suizidalität** einhergehen, ist eine Frage nach vorliegender Suizidalität unerlässlich. Darauf wurde in ➤ Fall 1 genauer eingegangen.
- Zur Vervollständigung des psychopathologischen Befunds sind Nachfragen zu psychotischem Erleben (v. a. **inhaltliche Denkstörungen, Ich-Störungen und Wahrnehmungsstörungen,** ➤ Fall 3) unerlässlich. Die Patientin berichtete, dass sie sich extrem um Dinge sorge, die ihr bisher nicht wichtig gewesen seien. Dies kann auf eine Wahnsymptomatik hinweisen. Hier wären also Fragen notwendig zu:
  - Verarmungswahn: wahnhafte Überzeugung, z. B. vor dem finanziellen Ruin zu stehen
  - Versündigungswahn: wahnhafte Überzeugung, eine schwere Sünde begangen zu haben und dafür bestraft zu werden
  - Nichtigkeitswahn: wahnhafte Überzeugung, klein, nichtig, im Extremfall sogar nicht existent zu sein
  - hypochondrischer Wahn: wahnhafte Überzeugung, an einer schweren körperlichen Erkrankung zu leiden (➤ Fall 33).
- Um das Bestehen eines sogenannten somatischen Syndroms abzuklären, fragen Sie nach weiteren **„somatischen" Symptomen** wie motorische Unruhe, frühmorgendliches Erwachen ohne nochmaliges Einschlafen, Libidoverlust und tageszeitliche Schwankungen.

Das somatische Syndrom entspricht in der älteren Nomenklatur der „endogenen Depression" (s. u.).

MERKE

Bei der Abklärung eines depressiven Syndroms sollten Sie sich neben den depressiven Leitsymptomen ein detailliertes Bild von „somatischen" Symptomen und einer möglichen Wahnsymptomatik machen. Das Unterlassen einer gründlichen Suizidalitätsabklärung bei Depression ist ein ärztlicher Kunstfehler.

FRAGE

Welche Fragen stellen Sie, um neben einer Querschnittsdiagnose auch Hinweise auf die Längsschnittdiagnose zu erhalten?

Sie müssen den Verlauf der Erkrankung genau erfragen, d. h. den Beginn der Symptomatik und die Dauer der bestehenden Beschwerden. Weiterhin fragen Sie, ob früher bereits ähnliche Phasen oder Episoden mit gehobener Stimmungslage auftraten.

Sie grenzen damit die Grunderkrankung einer **rezidivierenden depressiven Störung** von einer **bipolaren affektiven Erkrankung** (früher: manisch-depressive Erkrankung, ➤ Fall 41, ➤ Fall 13) ab. Diagnostisch wichtige Hinweise kann hier auch eine **positive Familienanamnese** geben.

MERKE

Bei jedem depressiven Syndrom ist nach hypomanen oder manischen Phasen in der Vorgeschichte zu fragen, um eine bipolare Störung nicht zu übersehen.

Untersuchung

Die Patientin antwortet auf Ihre Fragen, dass die Symptomatik vor ca. fünf Wochen langsam begonnen habe und seit ca. zwei Wochen unverändert stark bestehe. Vor drei Jahren habe sie eine ähnliche Phase gehabt, die stationär erfolgreich mit Sertralin behandelt worden und nach insgesamt vier Monaten abgeklungen sei. Phasen mit gehobener Stimmungslage hätten nie bestanden.

Hinsichtlich Suizidalität befragt, berichtet die Patientin, dass sie nicht mehr leben wolle und darüber nachgedacht habe, sich umzubringen.

Bei Ihren Nachfragen bestätigt sich der Verdacht auf das Vorliegen von Wahn oder anderen psychotischen Symptomen nicht. Die Familienanamnese für psychische Erkrankungen ist leer.

FRAGE

Welche Diagnose stellen Sie aufgrund der gemachten Angaben?

Sie stellen nach den Kriterien der ICD-10 die Diagnose einer **depressiven Episode ohne psychotische Symptome bei rezidivierender depressiver Störung** (➤ Tab. 5.1). Um die Diagnose einer depressiven Episode stellen zu können, müssen für einen Zeitraum von mindestens zwei Wochen mindestens zwei Haupt- sowie mindestens zwei Nebensymptome erfüllt sein.

Tab. 5.1 ICD-10-Diagnosekriterien der depressiven Störung.

Hauptsymptome	• Depressive Verstimmung • Verlust von Freude und Interesse • Erhöhte Ermüdbarkeit
Nebensymptome	• Verminderte Konzentration und Aufmerksamkeit • Vermindertes Selbstwertgefühl und Selbstvertrauen • Schuldgefühle und Gefühle der Wertlosigkeit • Negative und pessimistische Zukunftsperspektiven • Suizidgedanken oder erfolgte Selbstverletzung / Suizidhandlung • Schlafstörungen • Verminderter Appetit

Die Diagnose ergibt sich, da seit **über zwei Wochen** die drei Hauptsymptome **depressive Verstimmung, Verlust von Freude und Interesse** sowie eine **Antriebshemmung** bzw. **erhöhte Erschöpfbarkeit** bestehen. Überdies haben Sie folgende weitere Nebensymptome erhoben: verminderte Konzentrationsfähigkeit, reduziertes

Selbstwertgefühl, Selbstvorwürfe, negative und pessimistische Zukunftserwartungen, Suizidgedanken, eine objektivierbare Antriebshemmung, sowie Schlafstörungen und verminderter Appetit.

FRAGE
Wie schätzen Sie den Schweregrad der Depression ein? Liegt hier ein melancholischer Subtyp vor?

Die Einstufung des **Schweregrads** nach ICD-10 wird **abhängig** von der **Anzahl der Haupt- und Nebensymptome** vorgenommen (➤ Tab. 5.1). Bei zwei Nebensymptomen wird eine leichte depressive Episode, bei drei eine mittelschwere und bei mindestens vier Nebensymptomen eine schwere depressive Episode diagnostiziert. Demnach liegt bei unserer Patientin eine schwere depressive Episode vor.

Bei den leichten und mittelgradigen depressiven Episoden kann zusätzlich das Bestehen somatischer Symptome (melancholischer Subtyp) kodiert werden. Eine **depressive Episode mit somatischen Symptomen** liegt vor, wenn mindestens vier der folgenden Symptome erfüllt sind:

- Interessenverlust oder Verlust der Freude an normalerweise angenehmen Aktivitäten
- Mangelnde Fähigkeit, auf eine freundliche Umgebung emotional zu reagieren
- Psychomotorische Hemmung oder Agitiertheit
- Deutlicher Libidoverlust
- Frühmorgendliches Erwachen (≥ 2 h früher)
- Morgentief
- Deutlicher Appetitverlust
- Gewichtsverlust (≥ 5 % des Körpergewichts im vergangenen Monat).

Da davon ausgegangen wird, dass die meisten schweren depressiven Episoden mit einem somatischen Syndrom einhergehen, muss dieses in unserem Fall nicht gesondert angegeben werden.

Außer dem klinischen Eindruck und dem Ausmaß der Beeinträchtigung im Alltag sollten Sie auch mittels **spezifischer Depressionsfragebögen** eine Einschätzung des Schweregrads vornehmen (z. B. Beck-Depressionsinventar [BDI] zur Selbstbeurteilung, Hamilton-Depressions-Skala [HAM-D] zur Fremdbeurteilung).

FRAGE
Welche Diagnose würden Sie nach der ICD-11 stellen?

Auch unter Anwendung der etwas veränderten Diagnosekriterien depressiver Episoden in der ICD-11 (➤ Tab. 5.2) würden Sie die Diagnose einer schweren depressiven Episode stellen. Das Zeitkriterium von mehr als 2 Wochen wurde in der ICD-11 beibehalten, die Schweregradeinschätzung ergibt sich allerdings im Gegensatz zur ICD-10 aus der Ausprägung der Symptomatik und der Einschränkung der Funktionsfähigkeit. Da bei unserer Patientin viele Symptome stärker ausgeprägt bzw. einige sogar intensiv ausgeprägt sind und die Funktionsfähigkeit in den meisten Lebensbereichen ernsthaft eingeschränkt ist, liegt eine schwere depressive Störung vor.

Tab. 5.2 Diagnosekriterien der depressiven Störung nach ICD-11.

Affektives Cluster (mind. 1 Symptom)
• gedrückte, depressive Stimmung
• Interessenverlust, Freudlosigkeit
Kognitives und Neurovegetatives Cluster (mind. 3 Symptome)
Kognitives Cluster
• verminderte Konzentration und Aufmerksamkeit
• vermindertes Selbstwertgefühl und Selbstvertrauen, Gefühle von Schuld und Wertlosigkeit
• Hoffnungslosigkeit
• wiederkehrende Gedanken an den Tod, Suizidgedanken/-handlungen
Neurovegetatives Cluster
• Schlafstörungen
• signifikant verminderter oder erhöhter Appetit
• psychomotorische Unruhe oder Verlangsamung
• Antriebsmangel, erhöhte Ermüdbarkeit

FRAGE

Zur Festlegung des weiteren Vorgehens ist es unabdingbar, eine mögliche Eigengefährdung abzuklären, d.h. die Suizidalität genauer einzuschätzen. Welche Fragen stellen Sie der Patientin?

Sie fragen die Patientin:

- was sie konkret damit meine, dass sie nicht mehr leben wolle und darüber nachgedacht habe, sich umzubringen,
- ob sie konkrete Gedanken habe, auf welche Weise sie sich umbringen wolle und ob sie irgendetwas davon abhalte,
- seit wann solche Gedanken bestünden und ob sie bereits früher Suizidversuche unternommen habe.

Den begleitenden Ehemann fragen Sie, ob seine Frau ihm oder anderen Personen gegenüber bereits Suizidankündigungen gemacht habe.

Es ist unbedingt notwendig, so konkret nachzufragen und jede suizidale Äußerung sehr ernst zu nehmen! Devisen wie „Nur niemanden mit meinen Fragen auf den Gedanken bringen, sich umzubringen" oder „Wer vom Suizid spricht, der tut es nicht" treffen nicht zu!

Viele Patienten sind entlastet, wenn Suizidalität offen angesprochen wird, da sie sich häufig für diese Gedanken und Pläne schämen und nicht wissen, dass diese ein Symptom einer schweren Erkrankung sind. Deshalb sollte der Untersucher Suizidalität unter keinen Umständen als unmoralisch abwerten, sondern sie als Konsequenz äußerster Hoffnungslosigkeit und Verzweiflung im Rahmen der depressiven Störung betrachten (zur Abklärung von Suizidalität ➤ Fall 1).

FRAGE

Wie viel Prozent der Patienten mit rezidivierender depressiver Störung sterben durch Suizid?

Suizidalität ist eine lebensgefährliche Komplikation der Depression. Etwa 2–8 % der Patienten mit rezidivierender schwerer depressiver Störung, die mindestens einmal stationär behandelt wurde, sterben durch Suizid.

MERKE

Etwa 2–8 % aller Patienten mit rezidivierender schwerer depressiver Störung sterben durch Suizid!

Untersuchung

Die Patientin berichtet, dass sie seit einer Woche durchgehend Suizidgedanken habe. Sie habe seit gestern den festen Plan, von einer bestimmten Brücke zu springen. Ihr Ehemann sei ihr zuvorgekommen, indem er sie hierhergebracht habe. Vor drei Jahren habe sie im Rahmen der letzten depressiven Episode einen Suizidversuch mit Tabletten unternommen.

FRAGE

Welche Konsequenz ergibt sich für Sie aus diesen Äußerungen?

Angesichts des konkreten Suizidplans und des Suizidversuchs in der Vorgeschichte stellen Sie **akute Eigengefährdung** fest. Daher dürfen Sie die Patientin auf keinen Fall nach Hause gehen lassen!

Verlauf

Sie haben die Patientin über die Diagnose einer schweren Depression aufgeklärt und darüber, dass sie wegen der akuten Eigengefährdung in der Klinik bleiben muss. Die Patientin will jedoch nicht stationär aufgenommen werden und besteht auf ihrer Entlassung. Sie äußert, sie sei doch nicht verrückt, sie sei ein freier Mensch und könne tun, was sie wolle. Sie sehe nicht ein, warum sie „in der Klapsmühle eingesperrt" werden solle.

FRAGE

Wie verhalten Sie sich? Welche rechtlichen Möglichkeiten haben Sie, die Patientin zurückzuhalten?

Da akute Suizidalität besteht, dürfen Sie die Patientin nicht nach Hause lassen. Nach dem Psychisch-Kranken-Gesetz haben Sie die Möglichkeit, die Patientin in der Klinik zurückzuhalten (➤ Fall 8).

Nach dem **Psychisch-Kranken-Hilfe-Gesetz (PsychKHG)** berechtigt eine **akute Eigen- oder Fremdgefährdung** aufgrund einer psychischen Erkrankung, den Patienten **fürsorglich zurückzuhalten,** wenn keine andere Möglichkeit existiert, die drohende Gefahr abzuwenden.

Die Dauer und der Modus der Zurückhaltung sind in den Bundesländern unterschiedlich geregelt; meist muss noch am gleichen Tag ein Unterbringungsantrag schriftlich an das örtliche Amtsgericht gestellt werden. Daraufhin kommt ein Richter auf Station, der im Gespräch mit dem Patienten, ggf. dessen Angehörigen und den behandelnden Ärzten den Unterbringungsantrag prüft und ggf. bei Vorliegen einer Eigen- oder Fremdgefährdung die Unterbringung für eine bestimmte Zeitspanne (z. B. zwei oder sechs Wochen) anordnet.

Die Anordnung einer sogenannten fürsorglichen Zurückhaltung bzw. das Stellen eines Unterbringungsantrags sollte durch einen **Facharzt für Psychiatrie** erfolgen. Sie müssen daher diese Entscheidung zusammen mit Ihrem Oberarzt treffen. Unerlässlich ist auch die sorgfältige **Dokumentation,** die neben dem kompletten psychopathologischen Befund und der Verdachtsdiagnose insbesondere die Darlegung der Gründe für die Zurückhaltung bzw. beantragte Unterbringung beinhaltet (➤ Fall 8).

MERKE

Bei akuter Suizidalität kann und muss ein Patient auch gegen seinen Willen fürsorglich zurückgehalten werden. Die Anordnung einer solchen Maßnahme sollte durch einen Facharzt / eine Fachärztin für Psychiatrie erfolgen.

FRAGE

Was würden Sie tun, wenn die Patientin versuchen würde, aus dem Untersuchungszimmer zu entweichen?

In einer solchen Situation sollte es einem Patienten nicht gelingen, die Klinik zu verlassen. Grundsätzlich ist es immer notwendig, psychisch schwer erkrankte Menschen während der Untersuchung nicht aus den Augen zu lassen. Ein Kunstfehler wäre es z. B., die Patientin in einer solchen Situation allein auf die Toilette gehen zu lassen. Sollte die Patientin dennoch aus irgendeinem Grund fliehen können, und gelingt es Ihnen nicht, sie aufzuhalten, müssten Sie sofort die Polizei rufen und eine Fahndung einleiten lassen. In unserem Fall müssten Sie die Polizei dann konkret über Äußerungen der Patientin informieren, z. B. von welcher Brücke sie springen wollte, damit die Polizei möglichst gezielt nach ihr suchen kann.

Verlauf

Sie erläutern der Patientin und ihrem Ehemann, dass es Ihre Pflicht ist, sie aufgrund der schweren Depression und der akuten Suizidgefahr auch gegen ihren Willen auf eine geschlossene Station aufzunehmen. Sie bitten den Ehemann und einen Pfleger, die Patientin auf die Station zu begleiten. Nach einigem Zureden wehrt sich die Patientin auch nicht mehr und geht mit. Auf der Station angekommen, erklärt sich die Patientin unter Tränen bereit, freiwillig dazubleiben. Sie dokumentieren diese Äußerung; eine fürsorgliche Zurückhaltung nach dem Unterbringungsgesetz ist demnach zunächst nicht notwendig.

FRAGE

Was sind die Erstmaßnahmen auf Station? Welche medikamentösen Maßnahmen leiten Sie ein?

Sie ordnen eine vorläufige Ausgangssperre für die Patientin an und bitten das Pflegepersonal, die Patientin auf mitgebrachte Gegenstände, die sie für eine Suizidhandlung benutzen könnte (z. B. Gürtel oder Messer), zu untersuchen. Außerdem weisen Sie das Pflegepersonal an, die Patientin engmaschig zu überwachen (auch auf einer geschlossenen Station kann es zu Suiziden bei ungenügender Überwachung kommen!).

Aufgrund der schweren depressiven Episode empfehlen Sie der Patientin eine **medikamentöse Therapie** mit einem **Antidepressivum.** Zusätzlich empfehlen Sie zur akuten Sedierung und Anxiolyse und wegen der Suizidalität die Gabe eines **Benzodiazepinpräparats** (z. B. Lorazepam).

Da der sedierende Effekt von Antidepressiva in den ersten Tagen häufig nicht ausreicht und einige Präparate, z. B. selektive Serotonin-Wiederaufnahme-Hemmer (SSRI), initial innere Unruhe und Agitiertheit sogar verstärken können, ist gerade in der Anfangsphase die sedierende Therapie sehr wichtig. Die Dosierung des Benzodiazepins sollte so gewählt werden, dass die Patientin eine deutliche Linderung der quälenden Anspannung und Unruhe sowie eine Verbesserung des Schlafs erlebt (z. B. $3 \times 0{,}5$–1 mg Lorazepam / d).

FRAGE

Für welches Antidepressivum würden Sie sich in der gegenwärtigen Situation entscheiden?

Bei der Wahl des Antidepressivums sollten Sie sich an den Vorbehandlungen, der klinischen Symptomatik, etwaigen Kontraindikationen und dem zu erwartenden Nebenwirkungsspektrum orientieren. Da unsere Patientin bereits in der ersten Episode erfolgreich mit Sertralin behandelt worden war, entscheiden Sie sich in der jetzigen Phase erneut für dieses Präparat. Sie behandeln die Patientin daher nach Durchführung eines EKGs zunächst mit 50–0–0 mg Sertralin und verordnen zusätzlich ein Benzodiazepin-Präparat (0,5–0,5–1 mg Lorazepam).

MERKE

Bei schweren depressiven Episoden ist eine pharmakologische Behandlung mit einem Antidepressivum indiziert. Die Wahl des Antidepressivums erfolgt anhand der klinischen Symptomatik und etwaiger körperlicher Erkrankungen des Patienten sowie des erwarteten Nebenwirkungsspektrums. Zusätzlich ist, abhängig vom Schweregrad der Symptomatik, initial eine sedierende, anxiolytische und schlafanstoßende Medikation wichtig.

FRAGE

Wie klären Sie die Patientin über die Wirksamkeit von Sertralin im Vergleich zu anderen Antidepressiva auf? Über welche Nebenwirkungen klären Sie die Patientin auf?

Sertralin weist ein gutes Verhältnis von Wirksamkeit und Verträglichkeit auf und wird daher als Medikament der 1. Wahl bei depressiven Störungen eingesetzt. Durch die selektive Blockade von Serotonin-Wiederaufnahme-Stellen im synaptischen Spalt entfaltet es außer den serotonergen Nebenwirkungen kaum andere Nebenwirkungen. Sie klären die Patientin über häufige Nebenwirkungen wie Übelkeit bis hin zum Erbrechen, Unruhe, Schlafstörungen, sexuelle Funktionsstörungen sowie Störungen des Salzhaushalts auf. Sie weisen sie darauf hin, dass sie individuell sehr unterschiedlich ausgeprägt sein können und daher keine sichere Voraussage möglich ist. Sie sagen der Patientin auch, dass die Nebenwirkungen oft vor Eintritt der antidepressiven Wirkung einsetzen! Mit Letzterer ist frühestens nach 7-14 Tagen zu rechnen.

FRAGE

Wie erklären Sie der Patientin, dass das Medikament zwar zu Nebenwirkungen führt, sich aber zunächst keine antidepressive Wirkung einstellt?

Sie können der Patientin erklären, dass es innerhalb sehr kurzer Zeit (Minuten bis Stunden nach der Einnahme) zu einer Blockade spezifischer Bindungsstellen im Gehirn kommt. Diese Akuteffekte erklären das Auftreten von Nebenwirkungen. Die Nebenwirkungen treten jedoch bevorzugt zu Beginn der Therapie auf (1. bis 2. Woche) und bilden sich dann meist zurück.

Der eigentliche antidepressive Effekt wird erst im Lauf von mehreren Tagen bis Wochen erreicht. Man nimmt heute an, dass Antidepressiva nicht über die Neurotransmitterveränderungen wie die Erhöhung von Serotonin ihre antidepressive Wirkung entfalten, sondern durch die Verstärkung von neuroplastischen Veränderungen, die etwa durch eine verstärkte Bildung von Wachstumsfaktoren, z. B. BDNF, oder durch eine Bindung der Antidepressiva an dessen Rezeptor hervorgerufen werden.

FRAGE
Depressive Syndrome können durch zahlreiche organische Ursachen ausgelöst werden. Woran denken Sie?

Die Diagnose einer depressiven Episode kann erst gestellt werden, wenn körperliche Erkrankungen ausgeschlossen wurden, die die depressive Symptomatik erklären könnten. Läge eine solche körperliche Erkrankung vor, würde man eine organische depressive Störung diagnostizieren. In diesem Fall hätte die Behandlung der Grunderkrankung oberste Priorität.

➢ Tab. 5.3 gibt eine Übersicht über mögliche körperliche Erkrankungen, die mit einem depressiven Syndrom einhergehen.

Tab. 5.3 Beispiele für organische Ursachen depressiver Syndrome.

Zerebrale Erkrankungen	Hirntumor, Morbus Alzheimer, Morbus Parkinson, multiple Sklerose, Epilepsie
Immunologische Erkrankungen	Lupus erythematodes, Polymyalgia rheumatica, Panarteriitis nodosa
Endokrine Erkrankungen	Hypo- und Hyperthyreose, Morbus Addison, Morbus Cushing, Hyper- und Hypoparathyreoidismus
Infektionskrankheiten	Influenza, Mononukleose, Viruspneumonie
Gastrointestinale Erkrankungen	Pankreatitis, entzündliche Darmerkrankungen, Morbus Whipple
Metabolische Störungen	Urämie, Leberinsuffizienz, Vit.-B_{12}- oder Folsäuremangel, Morbus Wilson, Porphyrie
Kardiovaskuläre Erkrankungen	Schlafapnoe-Syndrom, COPD, Herzinsuffizienz, Diabetes mellitus
Medikamente und Drogen	Steroide, orale Kontrazeptiva, Alkohol, Antihypertensiva (Betablocker, Clonidin), Absetzen von Koffein, Nikotin, Benzodiazepinen

FRAGE
Welche Untersuchungen führen Sie bei unserer Patientin durch?

An erster Stelle steht wie immer die **internistische und neurologische Untersuchung** der Patientin inkl. der Erhebung der **Eigen- und Familienanamnese** bezüglich somatischer Erkrankungen und der Medikamentenanamnese. Zusätzlich sollten Sie bei unserer Patientin folgende Untersuchungen durchführen:

- Laboruntersuchung mit großem Blutbild, Leber- und Nierenwerten, Elektrolyten, Blutzucker, CRP / Blutkörperchensenkungsgeschwindigkeit, Urinstatus und Schilddrüsenwerten (Hypo-, Hyperthyreose!)
- EKG und ggf. EEG
- Kernspintomografie des Gehirns (falls während der ersten Erkrankungsphase noch nicht durchgeführt) zum Ausschluss einer **zerebralen Erkrankung** (z. B. Tumor).

Eine erweiterte Diagnostik sollte nach klinischem Verdacht bzw. bei Auffälligkeiten in den o. g. Untersuchungsverfahren erfolgen (z. B. HIV-Test und Lues-Serologie bei entsprechendem Risikoverhalten, Drogen-Screening, erweiterte endokrinologische Diagnostik, Liquorpunktion etc.).

MERKE

Organische Erkrankungen können mit einem depressiven Syndrom einhergehen. Zum Ausschluss einer organischen Ursache müssen die körperliche Anamnese erhoben, eine gründliche internistische und neurologische Untersuchung, eine Routine-Labordiagnostik und ein EKG durchgeführt werden. Bei Ersterkrankungen sollte ein CT/MRT des Schädels veranlasst werden.

Verlauf

Ihre Untersuchungen haben keinen Hinweis auf eine organische Ursache der Depression oder etwaige Kontraindikationen für eine Therapie mit Sertralin ergeben. Sertralin belassen Sie unverändert in einer Dosis von 50 mg am Morgen. Lorazepam halten Sie für 7 Tage in stabiler Dosis von 0,5–0,5–1 mg. Unter der Medikation wird die Patientin innerhalb weniger Tage deutlich ruhiger, sie schläft besser und distanziert sich von Suizidgedanken. Sie erhält jetzt Ausgang gemeinsam mit dem Ehemann und beginnt schrittweise, am stationsinternen Therapie-Basisprogramm, bestehend aus Ergotherapie, Musiktherapie, Sportgruppe und Gesundheitsinformationsgruppe, teilzunehmen. Nach 10 Tagen erfolgt die Verlegung auf eine offene Station mit dem Schwerpunkt affektive Störungen.

FRAGE

Welche Informationen geben Sie der Patientin hinsichtlich der Häufigkeit depressiver Störungen und deren Verlauf?

Depressive Störungen gehören zu den häufigsten Erkrankungen überhaupt: Die Punktprävalenz (leichte, mittelschwere oder schwere depressive Episode) liegt bei ca. 5–6 %, die Lebenszeitprävalenz bei 16–20 %! Bei etwa zwei Drittel der Patienten verläuft die Erkrankung in Phasen, d. h., die depressiven Phasen heilen komplett aus. Bei etwa einem Drittel kommt es nur zu einer partiellen Besserung oder, in seltenen Fällen, zu einem chronisch-depressiven Verlauf. Bei mindestens 50 % der Patienten treten nach der Ersterkrankung Rezidive auf, wobei die Wahrscheinlichkeit bei schweren Depressionen auf 75 % ansteigt. Daraus ergibt sich die besondere Bedeutung der rezidivprophylaktischen Behandlung (s. u.).

FRAGE

Welche Psychotherapieverfahren werden zur Behandlung depressiver Störungen angewandt?

Leichte und mittelschwere depressive Episoden können auch allein psychotherapeutisch behandelt werden. Bei schweren Depressionen ist jedoch – außer der Patient wünscht eine alleinige Psychotherapie und kann ambulant behandelt werden – immer eine pharmakologische Behandlung indiziert! Eine Kombination aus Pharmako- und Psychotherapie erzielt bessere Effekte als alleinige Psycho- oder Pharmakotherapie. Als depressionsspezifische Psychotherapieverfahren haben sich als besonders wirksam die kognitive Verhaltenstherapie (➤ Fall 28) und die interpersonelle Psychotherapie (IPT) erwiesen. In den letzten Jahren etablierten sich allmählich auch therapeutische Online-Angebote, gerade im Bereich der Behandlung leichter und mittelschwerer depressiver Episoden. Wenn Sie ein solches Programm verordnen, sollten Sie unbedingt darauf achten, dass die Wirksamkeit in soliden, randomisierten Studien nachgewiesen wurde. In Deutschland ist das zum Beispiel für das Programm Deprexis® der Fall.

Verlauf

Sie beginnen neben der pharmakologischen Behandlung eine interpersonelle Psychotherapie, die sich in drei Phasen gliedert: Eine erste Phase (1. – 4. Therapiesitzung), in der Sie die Patientin über die Erkrankung ausführlich informieren, sie bei der Symptombewältigung (z. B. Schlafstörungen, Antriebslosigkeit) unterstützen und mit ihr einen Problembereich identifizieren, der unmittelbar mit der Entwicklung der Depression in Zusammenhang gebracht wird (hier die Übernahme der Verantwortung für eine Geschäftsfiliale [Rollenwechsel!]). In der mittleren Phase (5. – 12. Sitzung) bearbeiten Sie mit der Patientin diesen Problembereich, wobei Sie mit ihr klären, ob Schwierigkeiten in der Führung des neuen Personals bei gleichzeitigem Überforderungsgefühl durch die Doppelrolle als Geschäftsfrau und Mutter zentrale Problemfelder darstellen könnten. Unter Zuhilfenahme weiterer Therapieelemente wie Rollenspiele und Paargespräche erarbeiten Sie mit der Patientin u. a. alternative Verhaltensmöglichkeiten im Umgang mit dem Personal und Möglichkeiten der Schaffung von Freiräumen für die Familie. In der letzten Phase (13. – 18. Sitzung) übt die Patientin das Erlernte, indem sie einen Arbeitsversuch (zunächst 1 Woche 2 Stunden täglich, dann 4 Stunden) in einer Metzgerei beginnt, der für die Patientin zufriedenstellend verläuft (Sie wählen eine andere Metzgerei für den Arbeitsversuch aus, um durch den Arbeitsversuch die zukünftige Akzeptanz als Chefin in der eigenen Metzgerei nicht zu gefährden). Außerdem hat sie inzwischen zweimal das Wochenende zu Hause verbracht, was ebenfalls ohne Probleme verlief. Die Patientin ist jetzt in der Lage, die Therapie ambulant fortzusetzen. Sie entlassen sie daher nach 10-wöchiger stationärer Therapie in die ambulante Weiterbehandlung.

FRAGE

Wie lange sollte die Patientin das Antidepressivum einnehmen? Empfehlen Sie ihr, die Psychotherapie ambulant fortzusetzen?

Bei der Fortsetzung der antidepressiven Therapie nach Abklingen der depressiven Symptomatik wird die Phase der **Erhaltungstherapie** von der Rezidivprophylaxe unterschieden. In jedem Fall einer depressiven Episode sollte nach Abklingen des depressiven Syndroms eine Erhaltungstherapie für 6–12 Monate in der vollen Dosis des Antidepressivums durchgeführt werden, da die Gefahr eines Rückfalls mit bis zu 75 % in dieser Zeitspanne sehr hoch ist (man nimmt an, dass trotz Verschwinden der Symptome die „biologische“ Krankheitsphase langsamer remittiert)!

Die Notwendigkeit einer **rezidivprophylaktischen Behandlung** ergibt sich bei rezidivierendem Krankheitsverlauf. Da die Patientin innerhalb der letzten 5 Jahre zwei schwere depressive Phasen mit Suizidalität erlitten hatte, sollte jetzt eine rezidivprophylaktische Therapie begonnen werden. Sie empfehlen daher der Patientin, Sertralin in voller Dosis weiter einzunehmen. Wie lange die prophylaktische Therapie durchgeführt werden sollte, ist aufgrund der Studienlage nur sehr schwer zu beantworten. Da beide Phasen jedoch sehr schwer ausgeprägt waren und jeweils eine hohe

Suizidgefährdung bestand, sollte die prophylaktische Therapie über mehrere Jahre erfolgen. Denkbar wäre auch eine phasenprophylaktische Behandlung mit Lithium (➤ Fall 19), das neben der rezidivprophylaktischen Wirkung auch einen nachgewiesenen antisuizidalen Effekt aufweist.

Sie empfehlen der Patientin auch, die psychotherapeutische Behandlung für mehrere Wochen fortzusetzen, um das Erreichte zu stabilisieren und sie bei der Umsetzung im beruflichen und familiären Umfeld zu unterstützen.

MERKE

Eine **Erhaltungstherapie** („continuation therapy") mit Antidepressiva muss immer für mindestens sechs Monate in der **vollen Dosis** des Antidepressivums durchgeführt werden, das zur Remission führte. Eine **rezidivprophylaktische Behandlung** („maintenance therapy") ist indiziert, wenn innerhalb von 5 Jahren zwei Krankheitsepisoden aufgetreten sind.

Lernziele

Psychopathologischer Befund der depressiven Störung
ICD-10- und ICD-11-Diagnosekriterien der depressiven Episode
Erkennen von Suizidalität und Umgang mit suizidalen Patienten
Organische Ursachen depressiver Störungen
Pharmakologische und nichtpharmakologische Therapieverfahren bei Depressionen
Rezidivprophylaxe mit Antidepressiva

Konsultationsanlässe (NKLM)

Fremd- oder Selbstgefährdung
Verlangsamung

ICD-10

F33.2 Schwere depressive Episode ohne psychotische Symptome bei rezidivierender depressiver Störung

ICD-11

6A71.3 Rezidivierende depressive Störung, gegenwärtig schwere depressive Episode ohne psychotische Symptome

KAPITEL 6 Ohnmächtig

Erstgespräch

Ein junger Mann erscheint in Ihrer Sprechstunde. Er stehe ratlos vor einem Problem, das ihn schon seit seiner Jugend begleite: Er werde fast immer ohnmächtig, wenn er Spritzen bekomme oder Blut sehe, so müsse er sich z. B. zum Impfen immer hinlegen, da er sonst das Bewusstsein verliere. Ärzte würden ihm dies wegen seiner sportlichen Konstitution fast nie glauben, daher sei er schon öfter beim Arztbesuch „dramatisch zusammengebrochen". Kürzlich sei er daheim ohnmächtig geworden, nachdem er sich beim Kochen mit dem Messer in den Finger geschnitten habe. Zu Ihnen komme er nun auch auf Druck seiner Frau – sie sei schwanger und erwarte von ihm seine Anwesenheit im Geburtsvorbereitungskurs und bei der Geburt, ihm werde jedoch schon beim Gedanken an Spritzen, Blut oder den Geruch von Desinfektionsmitteln total schlecht und schwindelig. In Krankenhäuser gehe er nach Möglichkeit überhaupt nicht. Er habe große Angst und könne sich absolut nicht vorstellen, wie er diese Aufgabe bewältigen könne.

FRAGE

Welches sind hier die Leitsymptome?

Der Patient präsentiert ausschließlich **Angstsymptome.** Dazu gehört die Angst vor bestimmten Situationen und den dazugehörigen körperlichen Sensationen wie Übelkeit und Schwindel. Weiterhin vermeidet er die angstbesetzten Situationen.

FRAGE

Mit welchen Fragen grenzen Sie die Angststörung näher ein?

Zunächst klären Sie, ob sich die Ängste auf die vom Patienten geschilderten **Situationen** beschränken oder ob auch in anderen Situationen Angst besteht. Außerdem explorieren Sie das **Vermeidungsverhalten** sowie den **Inhalt der Ängste** näher.

Gesprächsverlauf

Der Patient berichtet, dass er vor Arzt- und Krankenhausbesuchen aller Art Angst habe und diese nach Möglichkeit vermeide. Dabei befürchte er vor allem, Blut oder Spritzen zu sehen oder gar selbst Spritzen zu bekommen. Aber auch der Anblick der Materialwägen von Krankenschwestern führe bereits zu massiven Ängsten. Seine Befürchtungen bezögen sich ausschließlich darauf, ohnmächtig zu werden, da ihm dies schon so häufig passiert sei. Die Angst vor Arztbesuchen hänge dagegen nicht mit der Angst vor Krankheiten zusammen. Sein Vater habe bei insgesamt guter Gesundheit einen niedrigen Blutdruck und werde auch gelegentlich ohnmächtig, daher sehe er die Ohnmachten auch nicht als Zeichen einer ernsthaften Krankheit. In anderen Situationen habe er keine Angst, er vermeide auch keine anderen Situationen.

FRAGE

Welche weiteren Fragen zur Psychopathologie stellen Sie? Welche psychischen Störungen müssen Sie ausschließen?

Da sich gelegentlich hinter der Schilderung körperlicher Symptome auch eine depressive Störung verbergen kann, fragen Sie nach der **Stimmungslage** des Patienten (➤ Fall 5). Weiterhin erfragen Sie das **Vorliegen anderer körperlicher Symptome,** um eine Somatisierungsstörung auszuschließen (➤ Fall 25).

Gesprächsverlauf

Der Patient verneint eine affektive Verstimmung und das Vorliegen weiterer somatischer Symptome. Im Gegenteil sei er sehr gesund und fit, treibe auch viel Sport, trainiere gerade auf einen Marathon und habe bereits erfolgreich an einem Triathlon teilgenommen.

FRAGE

Welche Diagnose stellen Sie?

Sie stellen die Diagnose einer **spezifischen Phobie** (ICD-10 F40.2; ICD-11 6B03), da eine deutliche Furcht vor und Vermeidung von bestimmten Situationen vorliegt und der Patient mehrere Angstsymptome erwähnt (➤ Tab. 6.1). Zusätzlich ist die Angst eindeutig auf die gefürchteten Situationen beschränkt.

6

Tab. 6.1 Diagnostische Kriterien der spezifischen Phobie nach ICD-10 (F 40.2).
Die Angstsymptome werden ausschließlich durch spezifische, eigentlich nicht gefährliche Situationen hervorgerufen.
Die Situationen werden typischerweise vermieden oder unter großer Angst ertragen.
Schon die Vorstellung von der Situation erzeugt meist Erwartungsangst.
Bei spezifischen Phobien wird die Angst durch **sehr genau definierte Situationen,** z. B. Höhen, räumliche Enge, die Anwesenheit bestimmter Tiere oder den Anblick von Blut, ausgelöst. Eine häufige spezifische Phobie ist z. B. die Flugangst, bei der die Vorstellung und Durchführung von Flugreisen die Ängste auslöst.

FRAGE

Wie grenzen Sie die spezifische Phobie von den Differenzialdiagnosen Panikstörung und Hypochondrie ab?

Bei der **Panikstörung** (➤ Fall 9) tritt die Angst in Form plötzlicher und unerwarteter Attacken auf und ist nicht an bestimmte Situationstypen gebunden. Beides ist bei dem Patienten nicht gegeben. **Hypochondrische Ängste** (➤ Fall 47) beziehen sich zwar auf medizinische Themen, im Vordergrund steht hier allerdings die Furcht, an einer schweren, bisher unentdeckten Krankheit zu leiden, für die keine objektiven Anhaltspunkte gefunden werden. Der Patient verneint solche Ängste ausdrücklich, seine Angst bezieht sich ausschließlich auf das Auftreten einer Ohnmacht, was er auch schon mehrfach erlebt hat.

Wie bei jeder Angststörung müssen natürlich auch in diesem Fall mögliche körperliche Ursachen ausgeschlossen werden (➤ Fall 9).

FRAGE

Welche Informationen geben Sie Ihrem Patienten über diese Störung?

Sie erläutern, dass **spezifische Phobien häufig** sind, ca. 5–10 % der Bevölkerung leiden im Laufe des Lebens mindestens einmal daran. Die phobische Angst kann sich auf verschiedene Situationen oder Objekte beziehen, typisch sind bestimmte Tiere (z. B. Spinnen, Hunde), Höhen, enge Räume u. a.

Etwa **50 %** aller spezifischen Phobien **verlaufen chronisch.** Viele Betroffene begeben sich jedoch gar nicht in Behandlung, da die Krankheit durchaus nicht immer zu Beeinträchtigungen führt, wie Probleme in Beruf und Familie oder einer ernsten Verschlechterung der Lebensqualität. So können die meisten Menschen z. B. Höhen oder Aufzüge relativ leicht vermeiden, ohne deshalb gravierende Nachteile in Kauf nehmen zu müssen.

In unserem Fall ist es sinnvoll, dass der Patient sich in Behandlung begeben hat, v. a. weil er wegen der Phobie den Wunsch seiner Frau, bei der Geburt ihres Kindes dabei zu sein, nicht erfüllen kann. Mit einer expositionsorientierten Behandlung ist die Prognose jedoch sehr gut, wobei die Behandlungsdauer sehr kurz sein kann, u. U. reicht sogar eine Sitzung aus.

Wichtig ist weiterhin, dem Patienten das Rational der **Expositionsbehandlung** (➤ Fall 9, ➤ Fall 17) zu erläutern. Das zentrale Element besteht darin, dass der Patient sich der gefürchteten Situation über eine längere Zeit stellt, um einen Abfall der Angst zu erleben und sich an die Situation zu gewöhnen **(„Habituation“).**

FRAGE

Wie planen Sie die Expositionsbehandlung in diesem Fall?

Sie planen eine **gestufte Konfrontation** mit den vom Patienten gefürchteten Reizen („angstauslösende Stimuli“). Dazu sammeln Sie zunächst gemeinsam mit dem Patienten die für ihn schwierigen Situationen. Diese Liste hierarchisieren Sie, d. h., Sie sortieren sie nach der Stärke der Angst, die durch sie ausgelöst wird. In diesem Fall erarbeiten Sie folgende Liste:

- Anblick von medizinischem Material wie Pflaster, Einmalhandschuhe, Flaschen mit Desinfektionsmitteln, Spritzen ohne Nadel
- Anblick von Spritzen mit Nadel und Blut
- Andere Person bekommt Blut abgenommen
- Spritzennadel berührt die Haut des Patienten
- Der Patient bekommt Blut abgenommen.

In der Konfrontationsbehandlung konfrontiert sich der Patient in aufsteigender Reihenfolge mit den aufgelisteten Stimuli. Sobald er den Anblick eines Stimulus mit deutlich verringerter Angst erträgt, wird zum nächstschwierigeren Stimulus übergegangen. Die gestufte Konfrontation ähnelt im Vorgehen der systematischen Desensibilisierung und stellt eines der ältesten Verfahren der Verhaltenstherapie dar.

FRAGE

Bei dem Patienten ist zu erwarten, dass er bei reiner Reizkonfrontation das Bewusstsein verliert. Mit welcher Technik verhindern Sie dies?

Die Blutphobie stellt innerhalb der spezifischen Phobien einen Sonderfall dar, da es nach anfänglicher sympathischer Erregungssteigerung zu einer **vasovagalen Umkehrreaktion** kommt, die in etwa 60 % der Fälle zum Kollaps führt. Da dies auch bei unserem Patienten der Fall ist, können Sie die Expositionsbehandlung nicht unmodifiziert anwenden. Die notwendige Modifikation besteht in der Technik der „**Applied Tension**“. Dazu muss der Patient lernen, die vasovagale Umkehrreaktion durch Anspannen der Oberschenkelmuskulatur zu verhindern. Unter dieser Zusatzbedingung kann die Exposition ganz normal durchgeführt werden und ist in den meisten Fällen sehr rasch erfolgreich.

MERKE

Die spezifische Phobie wird mit gestufter Reizkonfrontation behandelt. Dabei konfrontiert sich der Patient in aufsteigender Reihenfolge mit immer schwierigeren Stimuli, bis jeweils ein deutlicher Abfall der Angst berichtet wird. Wenn eine Ohnmacht des Patienten während der Reizkonfrontation zu befürchten ist, wird die Technik der „Applied Tension" angewendet.

Therapieverlauf

Sie erläutern dem Patienten das Behandlungsprozedere und geben ihm einen weiteren Termin für die Expositionssitzung. In dieser Stunde üben Sie mit ihm zunächst, beide Oberschenkel willkürlich über einige Zeit kräftig anzuspannen. Im Folgenden instruieren Sie ihn, diese Muskelspannung für 10–20 s beizubehalten, und konfrontieren ihn währenddessen in der Reihenfolge der Stimulushierarchie mit medizinischem Material (zunächst Einmalhandschuhe, Spritze ohne Nadel, Geruch von Desinfektionsmitteln). Der Patient berichtet über typische Angstsymptome unter der Exposition (Schwitzen, Übelkeit), die jedoch rasch zurückgehen; er wird nicht ohnmächtig. Daher steigern Sie die Exposition nach einer kurzen Pause. Nun zeigen Sie ihm zunächst eine Spritze mit Nadel, mit der Sie im Folgenden über Ihren eigenen Arm streichen. Nachdem der Patient auch dies mit sinkender Angst erträgt, streichen Sie dem Patienten – weiter unter der Bedingung der angespannten Oberschenkelmuskulatur – mit einer Nadel über den Unterarm und nehmen ihm als Letztes Blut ab. Der Patient erlebt große Angst, ist jedoch rasch sehr erleichtert, da er die Ohnmacht vermeiden kann. Sie entlassen ihn daher mit der Empfehlung, mit passendem Material wie medizinischen Abbildungen oder Besuchen in Krankenhäusern weiterzuüben, um den Erfolg zu konsolidieren. Anderenfalls solle er sich wieder vorstellen.

Der Patient sucht Sie in einem anderen Zusammenhang ein Dreivierteljahr später wieder auf und berichtet, dass er seit der Expositionsbehandlung nicht mehr in Ohnmacht gefallen sei. Bei der Geburt seines Sohnes sei er dabei gewesen. Darüber sei er sehr glücklich, denn es sei ein wunderbares Erlebnis gewesen. Nach einigem Üben könne er mittlerweile auch darauf verzichten, beim Auftreten der entsprechenden Stimuli die Oberschenkelmuskulatur anzuspannen.

Lernziele

Diagnostik der spezifischen Phobie
Technik der gestuften Reizkonfrontation bei der spezifischen Phobie
Technik der „Applied Tension“ bei der Blut-, Spritzen- und Injektionsphobie

Konsultationsanlässe (NKLM)

Angst und Ängstlichkeit

ICD-10

F40.2 Spezifische Phobie

ICD-11

6B03 Spezifische Phobie

KAPITEL

7 Meine Mutter holt mich gleich ab

Notfallsituation

Sie werden im Nachtdienst auf Station 2 der Herz-Thorax-Chirurgie zu einer 77-jährigen Patientin gerufen, bei der am Tag zuvor aufgrund einer symptomatischen koronaren Herzerkrankung eine Bypass-Operation am offenen Herzen durchgeführt wurde. Dem Pflegepersonal war nach der Intervention aufgefallen, dass die Patientin zunehmend verwirrt und unruhig wirkte.

FRAGE
Was überprüfen Sie zuerst?

Verwirrtheit und Unruhe können Zeichen eines unzureichenden zerebralen Energieangebots sein. Zum Ausschluss einer akuten kardiovaskulären Komplikation (z. B. Myokardinfarkt mit Linksherzinsuffizienz, Herzrhythmusstörung mit mangelnder Auswurfleistung, respiratorische Insuffizienz bei Lungenembolie) überprüfen Sie zunächst die Vitalparameter und auskultieren Herz und Lunge.

Körperliche Untersuchung

Der Puls ist rhythmisch um 100 / min, am Monitor sehen Sie einen Sinusrhythmus. Der Blutdruck beträgt 140 / 90 mmHg. Die Patientin zeigt weder Dyspnoe noch Zyanose, die Sauerstoffsättigung liegt im Normbereich. Herz und Lunge sind auskultatorisch unauffällig.

FRAGE
Welche weiteren Vitalparameter sollten Sie überprüfen?

Die Körpertemperatur beträgt 37,6 °C, eine schwere Infektion ist daher unwahrscheinlich. Es gibt keinen Hinweis auf eine organische Erkrankung. Die Patientin hat keine neu aufgetretenen Schmerzen.

Informationen aus der Krankenakte

Das Krankenblatt zählt folgende Diagnosen auf:

- Hinterwandinfarkt vor zwei Monaten, echokardiografisch noch gute linksventrikuläre Funktion, koronare Dreigefäßerkrankung, Hypertonus, Typ-2-Diabetes, Hyperlipidämie, Adipositas.
- Im Aufnahmebogen steht unter der Rubrik „Psyche“: „Allseits orientiert, o. B.“
- Sie finden auch keine Hinweise für Alkoholkonsum (Blutbild, Gamma-GT) oder eine regelmäßige Einnahme von Benzodiazepinen. **Cave:** verzögertes Entzugssyndrom noch in den ersten Wochen nach dem Absetzen möglich.
- Das präoperative Labor einschließlich der Schilddrüsenwerte war bis auf die Lipide im Normbereich.

Die Patientin ist bei der Untersuchung bewusstseinsklar, aber psychomotorisch unruhig und ängstlich. Sie wiederholt ständig Sätze wie: „Was soll denn das? Ich muss nach Hause. Meine Mutter holt mich gleich ab.“

Es wird vermutet, dass eine intraoperative Hypoxie, Zirkulationsstörungen, perioperative Elektrolytverschiebungen, ein infektiöses Geschehen oder intraoperativer Blutverlust eine ursächliche Rolle spielen.

FRAGE
Wie werden die organischen psychischen Störungen nach ICD-10 klassifiziert?

Die organischen psychischen Störungen werden klassifiziert:

- **primär:** durch intrazerebrale Erkrankungen oder Verletzungen verursacht
- **sekundär:** durch extrazerebrale Erkrankungen hervorgerufen, die zu Hirnfunktionsstörungen führen.

Organische psychische Störungen können nahezu jedes psychiatrische Krankheitsbild vortäuschen. Die spezifische Symptomatik hilft bei der Ursachenforschung nicht weiter.

Der beschreibende Ansatz des ICD-10 unterscheidet nach den vorherrschenden Symptomen:

Organische Syndrome 1. Ranges: Die Verdachtsdiagnose kann aufgrund klinischer Symptome gestellt werden:

- Demenzielles Syndrom
- Organisches amnestisches Syndrom
- Delir / Verwirrtheitszustand

Organische Syndrome 2. Ranges: Die Symptomatik kann nicht vom Bild anderer, „nichtorganischer" psychischer Erkrankungen unterschieden werden:

- Organische Halluzinose
- Organische katatone Störung
- Organische wahnhafte Störung / symptomatische Schizophrenie
- Organische affektive Störung
- Organische Angststörung
- Organische dissoziative Störung
- Organische asthenische Störung
- Leichte kognitive Störung
- Organische Persönlichkeitsstörung.

MERKE
Organische Syndrome 1. Ranges (Demenz, organisches amnestisches Syndrom, Delir) lassen in der Regel anhand der klinischen Symptomatik auf eine organische Ursache der Störung schließen. Syndrome 2. Ranges können nahezu jedes „nichtorganische" psychiatrische Krankheitsbild vortäuschen.

FRAGE
Sind die Diagnose-Kriterien für ein Delir nach ICD-10 und ICD-11 erfüllt?

Die Aufmerksamkeits- und die kognitiven Störungen (Orientierung, Neugedächtnis) der Patientin, ihre psychomotorische Unruhe und Ängstlichkeit sowie der abrupte Beginn sind typische Kriterien eines Delirs nach ICD-10 (➤ Tab. 7.1). In der ICD-11 ist der Begriff Delir noch weiter gefasst. So fallen die Kriterien der Störungen von Psychomotorik und des Schlaf-Wach-Rhythmus weg. Betont wird das Auftreten einer vom Ausgangsniveau des Individuums deutlich abweichenden plötzlichen Störung der Aufmerksamkeit, Orientierung und Wahrnehmung und einer typischerweise erheblichen Verwirrung oder globalen neurokognitiven Beeinträchtigung, je nach zugrunde liegender Ursache oder Ätiologie. Auch nach der ICD-11 würde man also die Diagnose eines Delirs vergeben.

Diagnostik

Inzwischen sind die Laborwerte eingetroffen: kein pathologischer Befund.

Tab. 7.1 Diagnosekriterien des Delirs nach ICD-10.

Delir (ICD-10: F05)
Bewusstseins- und Aufmerksamkeitsstörung
Kognitive Störung (des Neugedächtnisses und der Orientierung)
Psychomotorische Störung
Störung des Schlaf-Wach-Rhythmus
Plötzlicher Beginn und Fluktuation im Tagesverlauf
Anamnestischer oder objektiver Nachweis einer zugrunde liegenden zerebralen oder systemischen Krankheit

FRAGE
Ist damit die Diagnose „Delir" gesichert?

Nein. Diese Diagnose ist, zumindest in der ICD-10 (➤ Tab. 7.1), immer eine **Ausschlussdiagnose** und eine Arbeitshypothese, die mehrfach überprüft werden muss und erst nach vollständigem Abklingen der Symptomatik als bestätigt angesehen werden kann. In der ICD-11 wird allerdings nicht mehr gefordert, dass eine Ursache gefunden wurde.

Sie konnten bisher keine andere organische Ursache für die psychische Symptomatik feststellen. Da die Patientin kurz zuvor operiert wurde, ist es wahrscheinlich, dass sie an einem postoperativen Delir leidet.

Aktuell ist keine akute vitale Bedrohung für die Patientin zu erkennen. Eine **symptomatische Behandlung** unter engmaschiger Kontrolle der klinischen Befunde und der Vitalparameter ist deshalb zunächst gerechtfertigt.

FRAGE
Warum sollten Sie jetzt symptomatisch behandeln?

Die Patientin ist durch psychomotorische Unruhe und ängstliche Anspannung gequält. Es besteht auch die Gefahr, dass sie versucht aufzustehen, um z. B. ihre vermeintlich anwesende Mutter zu suchen, und dabei stürzt.

FRAGE
Wie würden Sie medikamentös vorgehen?

Eine zu starke Sedierung, z. B. mit hoch dosierten Benzodiazepinen, könnte zur Folge haben, dass die Vigilanz im weiteren Verlauf kaum zu überprüfen ist. Sinnvoll wäre stattdessen der Einsatz eines **sedierenden Antipsychotikums ohne anticholinerge Eigenschaften** (**cave:** herzkranke Patientin und Gefahr des anticholinergen Delirs) mit einer **relativ kurzen Halbwertszeit** von einigen Stunden.

Bei psychomotorischen Erregungszuständen, auch bei multimorbiden geriatrischen Patienten, haben sich z. B. **Pipamperon** und **Melperon** bewährt. Bei schwerer psychotischer Symptomatik kann auch Risperidon zum Einsatz kommen, wobei meist schon eine geringe Dosis von 2 × 0,5–1 mg / d ausreichend ist.

FRAGE

Was ist für die Übergabe an das Pflegepersonal auf Station wichtig?

Die **Patientenübergabe** ist einer der zentralen Prozesse im Bereich medizinischer Behandlungsabläufe, an dem nicht nur Ärzte, sondern auch nicht-ärztliche Mitarbeiter, z. B. Gesundheitspfleger, medizinisch-technische Assistenten, Physiotherapeuten, Hebammen und Mitarbeiter des Krankentransportes und des Rettungsdienstes, beteiligt sind. Da Probleme bei der Übergabe mit unerwünschten Ereignissen und einer erhöhten Sterblichkeit in Zusammenhang gebracht werden und häufige Ursachen von Behandlungsfehlern und Komplikationen sind, sind strukturierte und vollständige Übergaben essenziell für die Qualität der Behandlung und die Behandlungs- und Patientensicherheit. Um Fehler zu minimieren, wurden Werkzeuge zur Unterstützung der Patientenübergabe, sogenannte Hand-over-Performance tools, entwickelt. Eine in vielen Kliniken etablierte Übergabehilfe ist die sogenannte **SBAR-Checkliste** (SBAR steht für „Situation", „Background", „Assessment", „Recommendation"; ➤ Tab. 7.2).

7

Tab. 7.2 Übergabe nach SBAR an das Pflegepersonal der Station.

S (Situation)	Mein Name ist XX, ich bin als psychiatrischer Konsilarzt hier. Es geht um die 77-jährige Frau M. auf der HTG-Station 2a. Ich habe die Patientin gerade gesehen. Frau M. ist postoperativ verwirrt aufgefallen. Die Patientin ist nur zur Person orientiert, ansonsten desorientiert, zeigt Gedächtnisstörungen, optische Halluzinationen und ist psychomotorisch unruhig.
B (Background – Hintergrund)	Die Patientin ist wegen einer Bypass-Operation seit 3 Tagen im Haus und wurde gestern Vormittag operiert.
A (Assessment – Einschätzung)	Es handelt sich um ein postoperatives Delir.
R (Recommendation – Empfehlung)	Mein Wunsch ist, dass: • Sie die Patientin engmaschig bzgl. Blutdruck, Puls, Fieber und Vigilanz überwachen, • ihr jetzt 40 mg Pipamperon und 1 mg Risperidon geben und anschließend 3 × 40 mg bzw. 2 × 1 mg / d, • sich bei Verschlechterung und vor der Entlassung zur Abstimmung der Weiterbehandlung wieder bei mir melden.

Verlauf

Nach einer initialen Dosis von 40 mg Pipamperon und 1 mg Risperidon wird die Patientin deutlich ruhiger und kann nach einer halben Stunde einschlafen. Unter der weiteren Behandlung mit Pipamperon und Risperidon bilden sich die psychischen Symptome im Laufe der nächsten Tage vollständig zurück. Zunächst verschwinden die ängstliche Unruhe und die Wahrnehmungsstörungen bzw. die wahnhaften Verkennungen. Es kommt zu einer vollständigen Reorientierung. Die Gedächtnisfunktionen sind nicht mehr beeinträchtigt. Die regelmäßige Kontrolle der Vital- und Laborparameter hat keine pathologischen Befunde ergeben. Die Antipsychotika können ohne Wiederauftreten der Symptomatik nach sechs Tagen schrittweise abgesetzt werden. Der Verlauf und die vollständige Erholung haben daher die Verdachtsdiagnose eines postoperativen Delirs bestätigt.

MERKE

Das Therapieprinzip bei organischen psychischen Störungen besteht nach Möglichkeit darin, die Ursache zu behandeln. Ist dies primär nicht möglich, sollte in jedem Fall symptomatisch behandelt werden.

Lernziele

Somatische Diagnostik bei organischen psychischen Störungen
Symptomatik des „postoperativen Delirs"
Klassifikation der organischen psychischen Störungen
Ursachen von organischen psychischen Störungen
Therapie der organischen psychischen Störungen

Konsultationsanlässe (NKLM)

Bewusstseinsverlust oder-störung
Verwirrung und psychische Dekompensation
Vigilanzstörung

ICD-10

F05.0 Delir ohne Demenz

ICD-11

6D70 Delir

KAPITEL

8 Gegen meinen Willen

Aufnahmesituation

Ein 42-jähriger Ingenieur leidet seit seinem 30. Lebensjahr an einer rezidivierenden depressiven Erkrankung. Vor ca. zwei Wochen hatte sich erneut innerhalb von drei Tagen eine schwere depressive Episode mit schwerer Niedergeschlagenheit, Hoffnungslosigkeit, Grübeln, Schlafstörungen, Antriebslosigkeit und Suizidgedanken eingestellt. Am Tag der Klinikeinweisung war der Patient zu einer nahe gelegenen 100 m hohen Brücke gefahren, wo er sich durch einen Sprung in die Tiefe suizidieren wollte. Die Ehefrau des Patienten, die er durch einen Abschiedsbrief in Kenntnis gesetzt hatte, hatte die Polizei verständigt. Die Polizisten konnten ihren Mann gerade noch rechtzeitig von seinem Vorhaben abhalten und brachten ihn in die Klinik.

Bei Aufnahme in der Klinik bietet der Patient ein schwer depressives Zustandsbild mit akuter Suizidalität. Er ist mit seinem Aufenthalt in der Klinik nicht einverstanden, will entlassen werden bzw. andernfalls mit seinem Rechtsanwalt sprechen.

FRAGE
Wie gehen Sie in dieser Situation vor?

Wegen der bei unserem Patienten bestehenden **akuten Eigengefährdung** (Suizidalität) bei psychischer Erkrankung (schwere Depression bei rezidivierender depressiver Störung) und der dringend gegebenen Behandlungsnotwendigkeit dürfen Sie den Patienten nicht gehen lassen, sondern müssen ihn auch gegen seinen Willen in der Klinik zurückhalten (Unterbringung).

FRAGE
Welche gesetzlichen Möglichkeiten bestehen, einen psychisch kranken Patienten auch gegen seinen Willen in einem psychiatrischen Krankenhaus zu behandeln? Welche Voraussetzungen müssen dafür gegeben sein?

Die gesetzlichen Grundlagen für einen solchen Freiheitsentzug, wie er in unserem Fall vorliegt, sind in den sog. **Unterbringungsgesetzen** bzw. **Psychisch-Kranken-Hilfe-Gesetzen (PsychKHG) der Länder** geregelt, bei denen der Richter des zuständigen Amtsgerichts über Zulässigkeit und Dauer der Unterbringung entscheidet. Die Gesetze kommen zur Anwendung, wenn bei einem psychisch kranken Menschen akute Eigen- oder Fremdgefährdung besteht. Psychisch erkrankte Personen im Sinne dieses Gesetzes sind Personen, bei denen eine psychische Krankheit, Störung oder Behinderung vorliegt, einschließlich einer mit dem Verlust der Selbstkontrolle einhergehende Abhängigkeit von Suchtstoffen.

Weitere gesetzliche Möglichkeiten der Unterbringung eines psychisch kranken Menschen gegen seinen Willen stellen dar:

§ 1906 BGB als Unterbringung eines Betreuten durch seinen Betreuer. Eine Unterbringung nach dem Betreuungsgesetz ist nur bei Vorliegen einer Selbstgefährdung zulässig, nicht jedoch bei Fremdgefährdung. Diese Form der Unterbringung wäre in unserem Fall möglich, wenn für den Patienten im Vorfeld schon eine Betreuung eingerichtet worden wäre.

§ 63 StGB als Maßregel zur Besserung und Sicherung, nachdem eine dem Täter nicht zurechenbare Straftat im Zustand einer seelischen Störung verübt wurde.

MERKE

Eine Unterbringung gemäß Psychisch-Kranken-Hilfe-Gesetz der Länder kann erfolgen, wenn eine **akute** Eigen- oder Fremdgefährdung aufgrund einer psychischen Störung vorliegt und die Gefahr nicht anders abgewendet werden kann. Die Unterbringung kann dabei erfolgen:
- Über die Verwaltungsbehörde (langer Weg)
- Über die Polizei (schnell, im Notfall)
- Durch fürsorgliches Zurückhalten in der Klinik (z. B. nach ambulanter Vorstellung).

FRAGE

Welche sind die nächsten Schritte bei der Unterbringung des Patienten?

Eine einstweilige Unterbringung kann nur auf **schriftlichen Antrag** beim zuständigen Amtsgericht hin angeordnet werden. Diesem muss ein **fachärztliches Zeugnis** beigelegt werden. Antrag und Zeugnis müssen innerhalb einer auf Länderebene unterschiedlich geregelten Frist beim Amtsgericht eingegangen sein. Der Patient wird dann von einem Richter des Amtsgerichts angehört, der auf der Basis der Anhörung und des ärztlichen Zeugnisses über die Rechtmäßigkeit der Unterbringung und deren Dauer entscheidet.

Ein einheitliches Bundesgesetz gibt es nicht. Vielmehr sind die Unterbringungsgesetze auf Länderebene geregelt und unterscheiden sich verfahrensrechtlich in einzelnen Punkten.

FRAGE

Welche Inhalte muss das ärztliche Zeugnis zur Unterbringung haben?

Das ärztliche Zeugnis muss die Art der psychischen Störung und die Eigen- und / oder Fremdgefährdung beschreiben und begründen, warum die bestehende Gefahr nicht anders als durch die Unterbringung in der Klinik abgewendet werden kann. Es muss auch eine Zeitangabe beinhalten, wie lange die Unterbringung voraussichtlich notwendig sein wird.

Sie senden über das elektronische Behördenpostfach folgenden Brief (➤ Abb. 8.1) an das Amtsgericht, dem Sie das unten stehende ärztliche Zeugnis (➤ Abb. 8.2) beilegen.

Verlauf

Die Behandlung des Patienten erfolgt mit dem Antidepressivum Venlafaxin, das dem Patienten bereits während vorhergehender Episoden gut geholfen und das er drei Monate vor Beginn der jetzigen Episode abrupt abgesetzt hatte. Zusätzlich erfolgt eine Gabe von Lorazepam zur Sedierung und Anxiolyse.

Das Zeugnis wird direkt an das Amtsgericht übermittelt. Eine Anhörung durch den zuständigen Amtsrichter erfolgt am darauffolgenden Tag. Der Richter ordnet bei schwerer depressiver Störung und weiter bestehender Suizidalität eine Unterbringung für zunächst sechs Wochen an. Unter der Behandlung bessert sich inner-

Brief an das Amtsgericht XX

Unterbringung von Herrn X.X.; geb. am xx.xx.xxxx
wh.: X-Str., XXXX
stationär seit dem xx.xx.xxxx auf der Aufnahmestation der Klinik für Psychiatrie und Psychotherapie
Hiermit beantrage ich die richterliche Unterbringung des o.g. Patienten, der z.Zt. fürsorglich zurückgehalten wird.
Herr X hat sich mit dem weiteren Aufenthalt und der Behandlung in unserer Klinik nicht einverstanden erklärt. Im beigefügten ärztlichen Zeugnis vom xx.xx.xxxx sind die Voraussetzungen zur Unterbringung erläutert. Die Unterbringung wird gemäß § 3 des Unterbringungsgesetzes für einen Zeitraum von sechs Wochen beantragt.

X.X.
Fachärztin für Psychiatrie und Psychotherapie

Abb. 8.1 Brief an das Amtsgericht. [V492]

Fachärztliches Zeugnis

Herr X leidet ca. seit seinem 30. Lebensjahr an einer rezidivierenden depressiven Störung. Vor 2 Wochen kam es zu einer erneuten schweren depressiven Episode. Daraufhin wollte sich Herr X. am Tag der Aufnahme in suizidaler Absicht von einer Brücke stürzen. Dies konnte durch die Polizei gerade noch rechtzeitig verhindert werden. Die Ehefrau berichtete, dass der Patient in der Depression nur noch von Suizidgedanken gesprochen und sich einer freiwilligen Behandlung immer widersetzt habe.
In der Klinik bietet Herr X. weiter ein schwer depressives Zustandsbild mit akuter Suizidalität. Herr X. ist mit seinem Aufenthalt in der Klinik nicht einverstanden und möchte mit einem Richter sprechen.
Bei Herrn X. besteht in Folge seiner Erkrankung zurzeit erhebliche Eigengefährdung, die nur durch Unterbringung auf einer geschützten psychiatrischen Station und entsprechende medikamentöse Behandlung abzuwenden ist. Wir beantragen daher die richterliche Unterbringung für die Dauer von sechs Wochen. Eine Anhörung des Patienten ist jederzeit möglich.

X.X.	*X.X.*
Fachärztin für Psychiatrie und Psychotherapie	*Assistenzarzt*

Abb. 8.2 Fachärztliches Zeugnis. [V492]

halb von vier Wochen das Zustandsbild deutlich. Der Patient ist nun mit einem weiteren Aufenthalt in der Klink einverstanden, sodass die Unterbringung nach vier Wochen durch das Gericht aufgehoben wird und der Patient auf eine offene Station verlegt werden kann. Der Antrag auf Aufhebung der Unterbringung wird ebenfalls schriftlich beim Amtsgericht gestellt, nachdem die Voraussetzungen für die Unterbringung (akute Suizidalität) nicht mehr vorliegen.

Lernziele

Voraussetzungen für die Anwendung der Unterbringungsgesetze

Praktischer Ablauf einer Unterbringung und Behandlung eines Patienten gegen seinen Willen

Konsultationsanlässe (NKLM)

Stimmungsschwankung

Fremd- oder Selbstgefährdung

ICD-10

F33.2 Schwere depressive Episode ohne psychotische Symptome bei rezidivierender depressiver Störung

ICD-11

6A71.3 Rezidivierende depressive Störung, gegenwärtig schwere depressive Episode ohne psychotische Symptome

KAPITEL

9 Im Kaufhaus

Erstgespräch

Eine 25-jährige Arzthelferin stellt sich erstmals in Ihrer Sprechstunde vor. Sie berichtet, sie habe gestern bereits zum vierten Mal einen „Nervenzusammenbruch" gehabt. Plötzlich habe sie furchtbare Angst verspürt, umzufallen und zu sterben. Dabei habe ihr Herz wie wild geschlagen, sie habe gezittert, geschwitzt, eine starke Atemnot verspürt und sich wie benommen oder kurz vor einem Ohnmachtsanfall gefühlt. Sie könne sich diese Angst im Nachhinein gar nicht richtig erklären.

Alle vier Attacken hätten jeweils nur 15–20 Minuten gedauert; bis die Angst ganz abgeklungen sei, seien jedoch bis zu drei Stunden vergangen. Bei den ersten beiden Malen in einem überfüllten Kaufhaus und im Kino sei ja noch alles gut gegangen, weil ihr Freund dabei gewesen sei und sie beruhigt habe. Beim dritten Mal sei sie aber alleine beim Einkauf im Supermarkt gewesen, wo es sehr heiß und stickig gewesen sei. Plötzlich seien wieder „ganz furchtbar" diese Symptome aufgetreten. Sie sei dann völlig aufgelöst aus dem Supermarkt zu ihrem Freund „gerannt", der im Auto auf sie wartete. Dort hätten die Beschwerden schnell nachgelassen.

Seither traue sie sich kaum mehr aus dem Haus. Ohne Begleitung könne sie nicht mehr einkaufen gehen, da sie befürchte, von erneuten Anfällen überwältigt zu werden. Sie habe große Angst, ihr Herz könne während einer solchen Attacke versagen. Eine vor Kurzem gebuchte Flugreise habe sie wieder abgesagt. Ihr Hausarzt habe sie krankgeschrieben und ihr ein Beruhigungsmittel verordnet, das sie jetzt immer bei sich trage.

Die vierte Attacke sei nun gestern aufgetreten, als sie für zwei Stunden alleine zu Hause gewesen sei. Seither könne sie keinen Moment mehr alleine sein. Ihr Freund habe sie jetzt hierher begleitet; er warte draußen im Wartezimmer auf sie. Seit der ersten Attacke seien drei Monate vergangen. Sie glaube, dass mit ihrem Herzen etwas nicht in Ordnung sei, ein Kardiologe habe sie aber untersucht, ohne dass er etwas Krankhaftes habe finden können.

Zur weiteren Anamnese berichtet die Patientin, sie sei ansonsten immer gesund gewesen. Seit zwei Monaten leide sie unter Schlafstörungen. Sie rauche täglich 15 Zigaretten, sei immer etwas nervös und habe auch recht häufig einen schnellen Puls.

FRAGE
Unter welchen Leitsymptomen leidet die Patientin?

Die Leitsymptome sind **Angst** und das daraus resultierende **Vermeidungsverhalten.** Die Angst ist charakterisiert durch ein attackenartiges Auftreten mit vegetativen Symptomen wie Tachykardie, Tremor, Schweißausbruch, Palpitationen und Atemnot sowie der ausgeprägten Angst zu sterben. Aus Angst, eine erneute Attacke zu erleiden, kann die Patientin das Haus nicht mehr unbegleitet verlassen und musste krankgeschrieben werden. Diese „Angst vor der Angst" wird als **Erwartungsangst** bezeichnet.

FRAGE

Von welchen weiteren Symptomen hat die Patientin berichtet? Welchen psychopathologischen Befund können Sie bisher erheben?

Bis auf eine genaue Schilderung der Angstattacken haben wir bislang wenig über weitere psychische Symptome erfahren. Die Patientin berichtete lediglich von einer gewissen Nervosität und einer Neigung zu Tachykardie und Schlafstörungen. Eine detaillierte, vollständige Erhebung des weiteren psychopathologischen Befunds ist notwendig.

FRAGE

Angst ist ein häufiges psychopathologisches Symptom, das im Rahmen verschiedener psychischer Erkrankungen auftreten kann. An welche Störungen denken Sie und welche Fragen stellen Sie, um Ihren psychopathologischen Befund zu vervollständigen?

Patienten mit Angststörungen zeigen gehäuft auch andere psychische Störungen:
- Ca. 60 % weisen die Lebenszeitdiagnose einer Depression auf.
- Bei 25–40 % ist die Lebenszeitdiagnose einer Suchterkrankung zu stellen, vor allem einer Alkohol- oder Medikamentenabhängigkeit.

Diese Erkrankungen sollten Sie daher ausführlich explorieren (zum psychopathologischen Befund bei Depression ➤ Fall 5).

Die von der Patientin erwähnten Schlafstörungen könnten auf eine **Depression** hinweisen. Sie fragen daher nach:
- Schlafstörungen: Kann die Patientin noch ein- und durchschlafen? Wacht sie frühmorgens auf?
- Stimmung: Kann die Patientin noch Freude empfinden? Hat sie noch Interesse an den Dingen, die ihr wichtig sind?
- Antrieb: Schafft die Patientin es, morgens aufzustehen oder bleibt sie lange liegen?
- Zukunftsgedanken: Hat die Patientin positive Zukunftspläne oder pessimistische Zukunftsgedanken?
- Suizidgedanken
- Veränderungen von Konzentrationsvermögen, Appetit oder Libido.

Hinsichtlich der **Suchtanamnese** sollten Sie in Erfahrung bringen, ob die Patientin psychotrop wirksame Substanzen einnimmt. Fragen Sie gezielt nach Alkohol, Drogen (auch Stimulanzien wie Ecstasy, Amphetamine) und Medikamenten, z. B. Benzodiazepine, Aufputschmittel oder Appetitzügler.

Um den psychopathologischen Befund zu vervollständigen, fragen Sie auch nach Wahrnehmungsstörungen, Ich-Störungen und Wahnsymptomen, obwohl aus der bisherigen Anamnese keine Hinweise auf eine psychotische Störung vorliegen. Wichtig ist weiterhin zu klären, welches Medikament die Patientin von ihrem Hausarzt verschrieben bekommen hat.

Untersuchung

Ihre Exploration ergibt keinen Hinweis für eine depressive Störung. Die Schlafstörungen treten nur gelegentlich als Einschlafstörungen auf. Die Patientin kann bis morgens durchschlafen. Auch die Suchtanamnese ist unauffällig. Außer dem vom Hausarzt verschriebenen Benzodiazepinpräparat (Diazepam), das sie bisher nur zweimal genommen hat und jetzt immer „zur Sicherheit" bei sich trägt, hat die Patientin in den vergangenen sechs Monaten keine Medikamente eingenommen.

FRAGE

Welche Verdachtsdiagnose können Sie jetzt aufgrund der Beschwerdeschilderung und des psychopathologischen Befunds stellen?

Sie stellen die Verdachtsdiagnose einer **Panikstörung mit sekundärer Entwicklung einer Agoraphobie.**

FRAGE

Wie sind Agoraphobie und Panikattacken in ICD-10 und ICD-11 operationalisiert?

Mit dem Begriff **Agoraphobie** (= Platzangst) werden Ängste in öffentlichen Situationen außerhalb des eigenen Hauses beschrieben, wobei der Begriff nicht auf weite Plätze beschränkt ist. Diese Situationen werden von den Patienten vermieden, z. B. aus Angst, in dieser Situation eine Panikattacke zu erleiden.

Agoraphobisch vermiedene Situationen sind oft Menschenmengen, Kaufhäuser, Spaziergänge ohne Begleitung, die Benutzung öffentlicher Verkehrsmittel, Autofahren, Wartesituationen, Kino-, Theater- oder Restaurantbesuche. Nach ICD-10 müssen mindestens 2 der Bereiche (Menschenmengen, öffentliche Plätze, Alleinreisen, Reisen mit weiter Entfernung von zu Hause) vermieden werden und mindestens 4 von 14 Angstsymptomen (s. Panikattacke) auftreten. Die ICD-11 betont als charakteristisch für die Agoraphobie die Erwartungsangst, die Angst vor negativen Folgen wie Panikattacken und das aktive Vermeiden der Situationen.
Die ICD-10 Kriterien der Panikattacke sind in ➤ Tab. 9.1. aufgeführt.

Tab. 9.1 Charakteristika einer Panikattacke nach ICD-10.

1.	Einzelne Episode von intensiver Angst oder Unbehagen
2.	Abrupter Beginn der Attacke
3.	Attacke erreicht innerhalb weniger Minuten ein Maximum und dauert mindestens einige Minuten
4.	**Mindestens vier Symptome** der folgenden Liste müssen während der Attacke vorhanden sein, davon mindestens ein vegetatives Symptom (a–d): a) Palpitationen, Herzklopfen oder erhöhte Herzfrequenz b) Schweißausbrüche c) Tremor d) Mundtrockenheit e) Atembeschwerden f) Beklemmungsgefühl g) Thoraxschmerzen oder Missempfindungen h) Übelkeit i) Schwindel- und Benommenheitsgefühl j) Derealisations- oder Depersonalisationserleben k) Angst vor Kontrollverlust, verrückt zu werden oder „auszuflippen" l) Angst zu sterben m) Hitzegefühl oder Kälteschauer n) Gefühllosigkeit oder Kribbelgefühle

MERKE

Die Panikstörung ist durch ein wiederholtes Auftreten von Panikattacken gekennzeichnet, die nicht auf eine spezifische Situation oder ein spezifisches Objekt bezogen sind (im Gegensatz zu den Phobien) und oft spontan auftreten. Sie dauern durchschnittlich 30 Minuten und gehen mit vegetativen Symptomen einher. Oft sind sie gefolgt von einer ausgeprägten Erwartungsangst sowie einem phobischen Vermeidungsverhalten (Agoraphobie).

Die ICD-11-Kriterien der **Panikstörung** unterscheiden sich nicht wesentlich von denen der ICD-10. Es fallen allerdings die kategorialen Anforderungen (mindestens 4 Symptome) weg und es wird betont, dass sie nicht mit besonderer Anstrengung oder gefährlichen/lebensbedrohlichen Situationen verbunden sind und zumindest einzelne Panikattacken unerwartet, wie „aus heiterem Himmel" zu kommen scheinen. Auch werden die Befürchtung vor dem Wiederauftreten (Erwartungsangst) und Verhaltensweisen, die ein Wiederauftreten von Panikattacken vermeiden sollen (hier: Freund mitnehmen, Diazepam dabei), diagnostisch betont.

FRAGE

Nennen Sie weitere Angststörungen in der ICD-10 und ICD-11, die differenzialdiagnostisch gegenüber einer Panikstörung abgegrenzt werden müssen. Wie unterscheiden sie sich klinisch von der Panikstörung?

Die ICD-10 und die ICD-11 unterscheiden:
- Panikstörung
- Generalisierte Angststörung
- Phobische Störungen mit den wichtigsten Formen:
  - Agoraphobie
  - Soziale Phobie (ICD-11: Soziale Angststörung)
  - Spezifische / isolierte Phobien.
- In die ICD-11 wurde zusätzlich die Trennungsangst-Störung im Erwachsenenalter aufgenommen.

Die **generalisierte Angststörung** (➤ Fall 16) ist charakterisiert durch ein starkes und anhaltendes Erleben von Angst und Sorgen, das nicht an spezifische Objekte oder Situationen gebunden ist und nicht, wie bei der Panikstörung, in Form attackenartiger Angstanfälle auftritt. Die Welt erscheint den Patienten als bedrohlich und voller Risiken, die Ängste beziehen sich somit auf alltägliche Ereignisse und Probleme. Die Angst geht mit motorischer Anspannung, erhöhter Vigilanz und vegetativer Übererregtheit einher.

Phobische Ängste sind durch folgende gemeinsame Merkmale gekennzeichnet:
- Intensive und anhaltende Angst vor einem umschriebenen Objekt (z. B. Spinnen) oder einer umschriebenen Situation (z. B. Menschenmengen, Fahrstühle, Höhe).
- Die Begegnung mit dem Objekt ruft eine Angstreaktion hervor.
- Die Situation wird entweder unter intensivem Angsterleben ertragen oder völlig vermieden.

Im Rahmen der **Agoraphobie** werden, wie oben beschrieben, öffentliche Situationen außerhalb des eigenen Hauses vermieden.

Bei der **sozialen Phobie** (➤ Fall 34) besteht eine übermäßige Angst in zwischenmenschlichen Situationen, in denen sich der Patient im Mittelpunkt der Aufmerksamkeit und Bewertung durch andere erlebt. Die Patienten befürchten, sich zu blamieren und, wenn man ihre Angst bemerkt, als unsicher, schwach oder minderwertig angesehen zu werden.

Spezifische Phobien (➤ Fall 6) beinhalten Ängste vor einem umschriebenen Objekt, z. B. einem Tier, einer spezifischen Situation der natürlichen Umwelt (Gewitter, Sturm, Höhe) oder vor Blut, Injektionen, unter denen der Betroffene in erheblichem Maße leidet oder durch die er in seiner Alltagsbewältigung beeinträchtigt ist.

Kernsymptom der **Trennungsangst-Störung** ist eine dem Alter bzw. Entwicklungsstand nicht angemessene massive Angst vor der Trennung von wichtigen Bezugspersonen und kommt im Erwachsenenalter häufiger vor als bisher gedacht.

FRAGE

Verschiedene körperliche Erkrankungen können mit Symptomen einer Panikattacke einhergehen. An welche Erkrankungen denken Sie und welche Verfahren setzen Sie ein, um eine körperliche Erkrankung bei unserer Patientin auszuschließen?

Folgende Untersuchungen sollten als Basisdiagnostik durchgeführt werden:

- Internistische und neurologische Untersuchung
- Routinelabor inkl. Blutzucker
- Bestimmung der Schilddrüsenfunktion (Hyperthyreose!)
- Ggf. Bestimmung von Vanillin-Mandelsäure und Hydroxyindolessigsäure zum Ausschluss eines Phäochromozytoms bzw. Karzinoidsyndroms
- Zerebrale Bildgebung (Ausschluss einer Raumforderung)
- Ruhe-EKG als kardiologische Basisdiagnostik; ggf. Langzeit- und Belastungs-EKG sowie fachärztliche Abklärung beim Kardiologen.

Durch diese Maßnahmen lässt sich eine mögliche körperliche Ursache der Symptomatik mit größter Wahrscheinlichkeit ausschließen.

Ein häufiges Problem ist die Tatsache, dass viele Patienten in der Überzeugung, an einer organischen Erkrankung zu leiden, nach weiteren diagnostischen Maßnahmen verlangen (bis hin zum Herzkatheter). Hier sollten Sie sich an den Grundsatz halten, dass eine weitergehende Diagnostik nur bei konkretem klinischen Verdacht unter Würdigung der Gesamtsituation zu veranlassen ist, d. h. nicht bei klinisch eindeutiger Panikstörung bei einem gesunden jungen Menschen. Geben Sie nicht leichtfertig dem Drängen des Patienten nach „medizinischer" Beruhigung und Rückversicherung nach! ➤ Tab. 9.2 nennt einige wichtige Differenzialdiagnosen bei Angsterkrankungen.

Tab. 9.2 Wichtige Differenzialdiagnosen bei Angststörungen.

Endokrine Angstsyndrome	Hyperthyreose, Hypothyreose, Hyperparathyreoidismus, Phäochromozytom, Karzinoidsyndrom, Cushing-Syndrom
Metabolische Angstsyndrome	Hypoglykämie, Hypokaliämie
Kardiale Angstsyndrome	Koronare Herzkrankheit, Herzinsuffizienz, Herzrhythmusstörungen, Myokardinfarkt
Zerebrale Angstsyndrome	Zerebrale Anfallsleiden, Encephalomyelitis disseminata, zerebrale Vaskulitiden, demenzielle Erkrankungen, Morbus Parkinson, Chorea Huntington
Pulmonale Angstsyndrome	Asthma bronchiale, chronisch-obstruktive Lungenerkrankung

Diagnostik

Die körperliche Untersuchung und die erweiterte organische Diagnostik ergeben keinen Hinweis für eine körperliche Ursache der Angstattacken.

FRAGE

Welche Informationen geben Sie der Patientin hinsichtlich Häufigkeit, Erkrankungsalter, Verlauf sowie Behandlungsmöglichkeiten und Prognose einer Panikstörung mit Agoraphobie?

Mit einer Lebenszeitprävalenz von 15 % und einer Punktprävalenz von 7 % gehören Angststörungen zu den **häufigsten psychischen Erkrankungen** überhaupt. Die Agoraphobie hat eine Häufigkeit von 5 %, die Panikstörung tritt bei etwa 2 % der Normalbevölkerung auf.

Die Panikstörung mit Agoraphobie manifestiert sich zumeist zwischen dem 20. und 30. Lebensjahr. Der Spontanverlauf ist ausgesprochen ungünstig; ohne Behandlung kommt es lediglich in etwa 20 % der Fälle zu einer Rückbildung der Symptomatik, meistens kommt es unbehandelt zu einem chronischen Verlauf.

Angsterkrankungen sind sehr **gut zu behandeln.** Verfahren der Wahl bei der Panikstörung und Agoraphobie ist die Verhaltenstherapie, die eine 60–80-prozentige Erfolgsrate aufweist. Aber auch die Pharmakotherapie mit selektiven Serotonin-Wiederaufnahme-Hemmern, z. B. Sertralin, ist in bis zu 80 % der Fälle von Panikstörungen wirksam. Benzodiazepine (z. B. Lorazepam oder Diazepam) dürfen wegen der Gefahr der Entwicklung einer Abhängigkeit nur kurzfristig gegeben werden.

MERKE

Angsterkrankungen sind sehr häufige psychische Erkrankungen. Der Spontanverlauf ist ausgesprochen ungünstig; es existieren jedoch mit der Verhaltens- und der Pharmakotherapie effektive Behandlungsmöglichkeiten.

FRAGE

Wie schätzen Sie die Prognose bei unserer Patientin ein?

Bei unserer Patientin sprechen folgende Charakteristika des Krankheitsbilds für einen günstigen Verlauf: Die Störung ist akut aufgetreten. Es besteht bisher keine chronifizierte Erkrankung! Das Krankheitsbild ist nicht durch weitere psychische Erkrankungen kompliziert. Eine Vollremission der Symptomatik durch die Therapie ist daher zu erwarten.

FRAGE

Empfehlen Sie der Patientin eine Verhaltens- oder eine Pharmakotherapie?

Mehrere Argumente sprechen dafür, der Patientin eine **Verhaltenstherapie** zu empfehlen:

- Der noch kurze, d. h. nicht chronifizierte Verlauf lässt eine Remission durch eine Kurzzeittherapie erwarten.
- Verhaltenstherapie ist mindestens ebenso gut wirksam wie die Pharmakotherapie, hat gleichzeitig aber keine somatischen Nebenwirkungen und wirkt durch Lernprozesse auch im Langzeitverlauf prophylaktisch.

Verlauf

Die Patientin entscheidet sich für eine Verhaltenstherapie. Sie führen die Therapie ambulant durch und vereinbaren einen neuen Termin 3 Tage später.

FRAGE
Basis jeder Verhaltenstherapie ist die Verhaltensanalyse, d.h. die Analyse der Panikattacke. Beschreiben Sie die dritte Panikattacke der Patientin anhand des sogenannten SORK-Schemas.

Die Verhaltensanalyse auf Symptomebene wird nach dem sogenannten SORK-Schema erstellt. Dabei stehen die Buchstaben für:

S = **Stimulus:** der Auslösereiz, der das Problemverhalten hervorruft. Hier trat die Panikattacke im Supermarkt auf, in dem es eng und stickig war.

O = **Organismusvariable:** organische Faktoren (Schlafmangel, Alkohol, Drogen etc.), aber auch Erwartungen und Normvorstellungen (Vorstellungen über gesellschaftliche Normen, was „normal", „richtig", „passend" ist), die das Auftreten des Problemverhaltens begünstigen. Bei unserer Patientin besteht z.B. eine Neigung zu Tachykardien bei Nikotinkonsum, Schlafstörungen und eine hohe Erwartungsangst.

R = **Reaktion:** das auf den Stimulus folgende problematische Verhalten, wobei man folgende Ebenen unterscheidet:

- **kognitive Reaktion:** Gedanken, die während des Problemverhaltens oft automatisch ablaufen. Hier z.B. Gedanken, tot umzufallen, hilflos zu sein, ein Herzversagen zu erleiden oder verrückt zu werden.
- **emotionale Reaktion:** Gefühle, die das Problemverhalten begleiten. Hier die bestehende Angst; häufig auch Hilflosigkeit, Anspannung.
- **motorische Reaktion:** die beobachtbare Reaktion. Hier das Verlassen des Supermarkts und das anschließende Vermeidungsverhalten, nämlich ohne Begleitung nicht mehr aus dem Haus zu gehen oder eine Flugreise abzusagen.
- **physiologische Reaktion:** somatische Begleiterscheinungen. In unserem Fall alle vegetativen Symptome wie Tachykardie, Tremor, Schweißausbruch usw.

K = **Konsequenzen des Verhaltens:** Hier werden als positiv oder negativ erlebte kurz- und langfristige Konsequenzen unterschieden. Eine für die Patientin kurzfristig positive Konsequenz ist die Reduktion der Angst durch das Verlassen des Supermarkts. Die langfristige Konsequenz dieses Vermeidungsverhaltens ist jedoch negativ, da die Patientin nicht mehr die Erfahrung machen kann, dass die Angst beim Verweilen in der auslösenden Situation nach Erreichen eines Maximums nachlässt und sie dabei *kein* Herzversagen erleidet. Dies wiederum bedeutet mittel- und langfristig eine Aufrechterhaltung (und meist auch Verstärkung) der Angstsymptomatik.

Verlauf

Die Patientin hat durch ein psychoedukatives Vorgehen und die Verhaltensanalyse jetzt eine erste Vorstellung von der Entstehung ihrer Panikattacken. Der nächste Schritt besteht darin, einfache Maßnahmen zum Umgang mit auftretenden Panikattacken zu entwickeln. Besonders nützlich ist dabei das sog. **Teufelskreismodell,** mit dessen Hilfe sowohl die Wechselwirkung zwischen den o.g. Faktoren einer Panikattacke verdeutlicht als auch Maßnahmen zum Umgang mit der Angst abgeleitet werden können (➤ Abb. 9.1). Die Angst, die bei einer Panikattacke auftritt, kann als sich aufschaukelndes Ergebnis eines „Teufelskreises" aus körperlichen Symptomen, Wahrnehmung der Symptome, Kognitionen und Verhaltensweisen verstanden werden.

FRAGE
Versuchen Sie, mit eigenen Worten zu beschreiben, wie der Teufelskreis bei unserer Patientin im Supermarkt abgelaufen sein könnte.

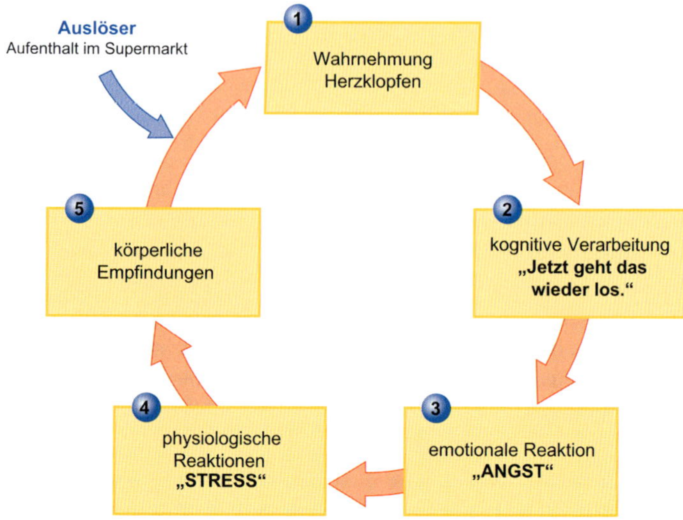

Abb. 9.1 Teufelskreismodell der Panikattacke. [G001]

Im Supermarkt bückt sich die Patientin, um unten aus dem Kühlfach eine Milchpackung zu holen. Beim raschen Aufrichten beschleunigt sich ihr Herzschlag etwas. Die Patientin denkt: „Mein Herz klopft schneller als vorher! Ich habe Herzklopfen!" Sie fühlt am Handgelenk den Puls. Sie interpretiert den schnellen Herzschlag als bedrohlich: „Um Himmels willen, jetzt geht das schon wieder los! Mein Herz hält das nicht aus!" Körperlich kommt es zu einer Stressreaktion mit vermehrtem Herzklopfen und weiteren Angstsymptomen wie Zittern, Schwitzen etc. Sie denkt: „Oje, jetzt fange ich auch noch an zu zittern!" usw.

FRAGE

Welche therapeutischen Prinzipien lassen sich aus dem Teufelskreismodell ableiten und begründen?

Verschiedene therapeutische Techniken werden mit dem Ziel eingesetzt, den Teufelskreis an unterschiedlichen Stellen zu durchbrechen. Dazu zählen:

- **Kognitive Techniken** wie das Infragestellen automatischer Gedanken. Typisch sind Katastrophisierungsgedanken: Herzrasen ist der sichere Vorbote für ein unmittelbar bevorstehendes Herzversagen
- **Formen der körperlichen Erregungskontrolle** wie Entspannungs- und Atemübungen
- **Abbau einer verstärkten Selbstbeobachtung,** die sonst durch sog. checking behavior wie z. B. Puls fühlen zur Verstärkung der Symptome führen kann
- Richtung der Aufmerksamkeit nach außen.

FRAGE

Für die Therapie der agoraphobischen Angstkomponente ist eine Expositionsbehandlung (= Reizkonfrontation) Mittel der Wahl. Nennen Sie das Grundprinzip, auf dem die Expositionstherapie basiert.

Bei den Expositionsverfahren setzt sich die Patientin nach vorbereitenden Sitzungen der angstauslösenden Situation aus (z. B. in einen Supermarkt gehen).

Sie wird dazu angeleitet, trotz der dabei auftretenden unangenehmen Gefühle und Körperempfindungen in der Situation zu verbleiben. Beim wiederholten „Üben" (zunächst in Begleitung des Therapeuten, dann in Eigenregie) kommt es im Verlauf der Therapie zu einer Angstreduktion, d. h., die Intensität und Dauer der Angstgefühle und Körperempfindungen nehmen ab. Dieser Prozess wird auch als **Habituation** bezeichnet (Expositionsbehandlung, ➤ Fall 6, ➤ Fall 17, ➤ Fall 34).

Verlauf

Während der ambulanten verhaltenstherapeutischen Behandlung erlebt die Patientin innerhalb von acht wöchentlichen Therapiesitzungen eine komplette Remission der Agoraphobie und der Panikattacken. Sie kann wieder alleine das Haus verlassen und ihrer Arbeit nachgehen. Gelegentlich tritt noch eine leichte Erwartungsangst beim Betreten gut besuchter Kaufhäuser auf. An die Akutbehandlung schließen Sie eine **niederfrequente Verlaufsbeobachtung** an (Therapiesitzungen alle 2–4 Wochen), welche der Einübung der Techniken im Alltag dient und die Remission stabilisiert: Sie empfehlen der Patientin daher, das „Üben" fortzusetzen und diese und andere noch „heikle" Situationen immer wieder aufzusuchen. Gemeinsam gehen Sie die in der bisherigen Therapie erworbenen Strategien der Patientin durch und besprechen Probleme, die möglicherweise im weiteren Verlauf auftreten könnten (fluktuierender Verlauf, „Rückfälle" in psychischen oder körperlichen Belastungssituationen). Die dabei gewonnenen Erkenntnisse hält die Patientin in Form eines schriftlichen „Krisenplans" fest, den sie zu Hause aufhängt.

Lernziele

Symptomatik einer Panikattacke
Komorbidität bei Angststörungen
Definition von Panikattacke und Agoraphobie
Differenzialdiagnostische Abklärung bei Panikattacken
Unterscheidung verschiedener Angstformen
Prinzipien der verhaltenstherapeutischen Behandlung

Konsultationsanlässe (NKLM)

Angst und Ängstlichkeit
Herzklopfen

ICD-10

F40.01 Agoraphobie mit Panikstörung

ICD-11

6B01 Panikstörung
6B02 Agoraphobie

Typische depressive Gedanken (z. B. Pessimismus), Schuldgefühle und Insuffizienzerleben oder Todeswunsch bzw. Suizidgedanken könnten dann die Diagnose einer Depression erhärten.

FRAGE

Ist eine depressive Erkrankung überhaupt von kardiologischer Relevanz?

Die Studienlage zeigt konsistent, dass ungefähr **jeder fünfte Patient nach einem Herzinfarkt** die Kriterien für eine depressive Episode erfüllt. Unabhängig von kardialen Parametern (z. B. LV-Funktion, höhergradige Rhythmusstörungen etc.) haben Patienten mit einer Depression ein deutlich höheres Risiko, an einem erneuten kardialen Ereignis zu versterben, als Patienten ohne Depression.

Aber auch für die Entwicklung einer KHK stellen depressive Erkrankungen einen unabhängigen Risikofaktor dar. Menschen mit einer depressiven Erkrankung leiden im späteren Verlauf häufiger an einer KHK als Menschen ohne Depression.

MERKE

Das Vorliegen einer Depression ist ein unabhängiger Risiko- und Prognosefaktor für die koronare Herzerkrankung.

FRAGE

Welche Antidepressiva stehen für eine Therapie zur Wahl?

Sedierende trizyklische Antidepressiva können kardiale Erregungsbildungs- und -leitungsstörungen verursachen. Weiterhin erhöhen sie das Risiko für orthostatische Komplikationen, z. B. Schenkelhalsfrakturen, besonders bei Herzinsuffizienz deutlich. Noradrenerg wirksame Antidepressiva und Monoaminooxidase-Hemmer können den Blutdruck erhöhen. Antidepressiva mit anderem Wirkmechanismus (z. B. Mirtazapin) können zu deutlichen Gewichtssteigerungen führen, was bei KHK ungünstig wäre.

Bei kardialen Erkrankungen ist die Datenlage zum gegenwärtigen Zeitpunkt für den **Serotonin-Wiederaufnahmehemmer (SSRI) Sertralin** am günstigsten. Seine kardiale Sicherheit war in einer großen doppelblinden Studie bei Patienten mit Depression nach Myokardinfarkt mit Placebo vergleichbar.

MERKE

Hinsichtlich der kardialen Sicherheit ist zum gegenwärtigen Zeitpunkt die Datenlage für eine antidepressive Medikation am günstigsten für den SSRI Sertralin.

FRAGE

Welche internistischen Komplikationen können unter antidepressiver Medikation mit SSRI auftreten?

SSRI sind auch Thrombozyten-Aggregationshemmer und können daher eine **Blutungsneigung** verstärken. Bei vorbekannter Gastritis oder einer Ulkuskrankheit ist daher z. B. das Risiko für gastrointestinale Blutungen deutlich erhöht.

Besonders in der Kombination mit Diuretika ist eine **Hyponatriämie** bei Behandlung mit SSRI nicht selten. Bei einem unklaren Psychosyndrom oder Bewusstseinsstörung während der Behandlung mit einem SSRI sollte immer sofort eine Hyponatriämie ausgeschlossen werden.

Einige ältere SSRI (z. B. Fluoxetin, Fluvoxamin oder Paroxetin) können z. T. erhebliche **medikamentöse Interaktionen** mit internistischen Medikamenten auslösen und deren Plasmakonzentrationen deutlich erhöhen (z. B. von Betablockern, Gerinnungshemmern, Theophyllin etc.). Hinsichtlich medikamentöser Interaktionen sind die SSRI Sertralin und Citalopram günstiger zu bewerten.

MERKE

SSRI können z. B. Blutungen und eine Hyponatriämie verursachen. Das Interaktionspotenzial der älteren SSRI mit anderen Medikamenten ist z. T. erheblich.

Verlauf

Nach Aufdosierung von Sertralin (ein Tag 25 mg, dann 50 mg am Morgen) kommt es nach zwei Wochen zu einer Besserung der Symptomatik. Der Patient beginnt noch in der Anschlussheilbehandlung mit einer Psychotherapie. Nach Entlassung aus der Anschlussheilbehandlung kommt es unter Fortführung der antidepressiven Medikation und Psychotherapie schließlich zu einer vollständigen Remission der depressiven Symptomatik.

Lernziele

Depression als Risiko- und Prognosefaktor für die koronare Herzerkrankung
Therapieoptionen bei Depression und KHK

Konsultationsanlässe (NKLM)

Stimmungsschwankungen

ICD-10

F33.2 Schwere depressive Episode ohne psychotische Symptome bei rezidivierender depressiver Störung

ICD-11

6A71.3 Rezidivierende depressive Störung, gegenwärtig schwere depressive Episode ohne psychotische Symptome

KAPITEL

11 Der verlegte Autoschlüssel

Erstgespräch

Ein 63-jähriger Gärtner stellt sich in Begleitung seiner Ehefrau in Ihrer Sprechstunde vor. Dem Patienten ist die Vorstellung bei Ihnen sichtlich unangenehm, sodass er dankbar das Angebot seiner Frau annimmt, stellvertretend für ihn über den Krankheitsverlauf zu berichten. Die Ehefrau schildert, der Zustand ihres Mannes habe sich seit ca. zwei Jahren zunächst schleichend und dann immer mehr verschlechtert. Zuerst habe sie bemerkt, dass ihr Mann Einzelheiten, die man gerade besprochen hatte, vergaß, dann habe er immer häufiger seinen Autoschlüssel verlegt und nicht wieder gefunden. Seit einigen Monaten frage er immer wieder nach dem Datum und könne abgesprochene Termine nicht einhalten. Auch sein Namensgedächtnis habe deutlich nachgelassen. Zu Hause habe er von sich aus nicht mehr das Telefon benutzt; und erst kürzlich habe er sich von einem Vertreter sechs Bettdecken verkaufen lassen, wo sie doch kurz zuvor zwei bestellt habe.

Im Sommerurlaub vor drei Wochen habe er mehrmals nicht mehr ins Hotel zurückgefunden. Einmal, als er sich allein auf einen Spaziergang aufmachte, habe man ihn sogar suchen müssen und ihn dann in einem anderen Hotel sitzen sehen. Bis vor drei Monaten sei er seiner Arbeit als Gärtner mehr schlecht als recht nachgegangen; er habe zuletzt mehr und mehr Fehler gemacht, sodass er seit drei Monaten krankgeschrieben sei. Sie glaube, dass ihr Mann an einer „Hirnverkalkung" leide. Auch der Hausarzt habe dies gemeint und ihm ein Ginkgo-biloba-Präparat (ein Nootropikum) verschrieben, was jedoch „nichts gebracht habe". Da ihr Mann seit mehreren Wochen auch unter Schlafstörungen leide, habe er Trimipramin (ein Antidepressivum) zur Nacht erhalten.

Ihr Mann sei früher eigentlich nie ernstlich krank gewesen. Auch aktuell habe er körperlich keine Beschwerden. Beim letzten körperlichen Check-up beim Hausarzt vor einem Jahr seien sein Blutdruck und das Labor unauffällig gewesen. Aggressiv oder laut sei er auch nie gewesen.

FRAGE
Welche Verdachtsdiagnose stellen Sie aufgrund der Schilderungen?

Aufgrund der im Vordergrund der Symptomatik stehenden Gedächtnisstörung stellen Sie die Verdachtsdiagnose eines **demenziellen Syndroms.**

FRAGE
Wie ist ein demenzielles Syndrom nach der ICD-10 definiert?

Ein demenzielles Syndrom ist nach der ICD-10 durch folgende Kriterien definiert:

- **Fortschreitende Störung kognitiver Funktionen** (mindestens zwei gemäß Forschungskriterien, z. B. Gedächtnis, Denken, Orientierung, Auffassung,

Rechnen, Lernfähigkeit, Sprache, Sprechen und Urteilsvermögen im Sinne der Fähigkeit zur Entscheidung)
- **Keine Störung des Bewusstseins** (in Abgrenzung zum Delir) oder der **Wahrnehmung / Sinnesorgane**
- Verminderung der **Affektkontrolle** und des Antriebs oder eine Veränderung des **Sozialverhaltens**.

Damit die Diagnose eines demenziellen Syndroms gestellt werden kann, muss die Symptomatik für **mindestens 6 Monate** bestehen (im vorliegenden Fall besteht sie wahrscheinlich bereits seit zwei Jahren). Gemäß Forschungskriterien ist zur Diagnose einer Demenz zudem die **Beeinträchtigung des Alltags** durch die kognitiven und begleitenden Verhaltensstörungen gefordert.

MERKE

Ein demenzielles Syndrom ist definiert durch eine Störung mindestens zweier kognitiver Funktionsbereiche und eine damit verbundene alltagsrelevante Einschränkung der Lebensführung, ohne dass zugleich eine Beeinträchtigung des Bewusstseins oder der Sinnesorgane vorliegt. Die Symptomatik muss für mindestens 6 Monate bestehen.

FRAGE

Wie unterscheidet sich die Definition eines demenziellen Syndroms in der ICD-11?

Die Kriterien unterscheiden sich nicht wesentlich. Auch in der ICD-11 ist eine erworbene Beeinträchtigung in zwei oder mehr kognitiven Bereichen erforderlich, wobei diese durch standardisierte neuropsychologische/kognitive Tests nachgewiesen werden muss. Diagnostisch werden insbesondere der Rückgang gegenüber dem vorherigen Funktionsniveau der Person und die Beeinträchtigungen in wichtigen Funktionsbereichen des Lebens als relevant hervorgehoben. Das Zeitkriterium entfällt. Auch nach der ICD-11 würde man in unserem Fall die Diagnose eines demenziellen Syndroms stellen.

FRAGE

Welchen einfachen Test können Sie anwenden, um sich einen Eindruck von der Schwere des demenziellen Syndroms zu machen?

Sie können einen **Mini-Mental-Status-Test (MMST)** nach Folstein (1975) durchführen. Dieser Test ist trotz testpsychologischer Vorbehalte immer noch der einfachste und praktikabelste Test, der insbesondere auch für die Verlaufsbeurteilung sehr gut geeignet ist. Im MMST werden in 10 Kategorien (maximale Punktzahl: 30) folgende kognitive Domänen geprüft: Orientierung, Immediatgedächtnis, Aufmerksamkeit und Rechnen, Kurzzeitgedächtnis, Benennen, Nachsprechen, Sprachverständnis, Lesen, Schreiben und Zeichnen. Alternative einfache Tests sind der Uhrenzeichentest und der Dementia Screening Test (DemTect).

Diagnostik

Unser Patient kann u. a. den Monat, den Wochentag und das Datum nicht korrekt angeben; er weiß nicht, dass er sich in der Ambulanz der Universitätsklinik für Psychiatrie befindet. Außerdem kann er die genannten drei Begriffe nicht erinnern und die Fünfecke nicht abzeichnen. Er erreicht 19 Punkte im MMST. Dies erhärtet die

Verdachtsdiagnose eines demenziellen Syndroms. Ein pathologischer Test liegt bei Punktwerten < 27 vor.
Orientierende Demenz-Schweregradeinteilung anhand des MMST:
- leicht: 20 bis 26 Punkte
- mittelschwer: 10 bis 19 Punkte
- schwer: 0 bis 9 Punkte.

Untersuchung

Den psychopathologischen Befund vervollständigen Sie im weiteren Gespräch: Der Patient ist bewusstseinsklar; er ist antriebsgemindert. Es besteht ein Verlust früherer Interessen. Sein Appetit ist reduziert. Es ergibt sich kein Anhalt für akute Eigen- oder Fremdgefährdung.

Die neurologische und internistische Untersuchung sind unauffällig. Insbesondere findet sich kein Hinweis für eine Parkinson-Symptomatik.

FRAGE

Welche Demenzformen kennen Sie, und wie lassen sie sich hinsichtlich Symptomatik und Anamnese unterscheiden? Welche Demenzform liegt wahrscheinlich bei unserem Patienten vor?

➢ Abb. 11.1 zeigt die wichtigsten Demenzformen und deren prozentuale Häufigkeit.
- **Demenz bei Alzheimer-Krankheit:** Hier finden sich meist keine wesentlichen körperlichen und psychischen (Vor-)Erkrankungen, der Verlauf ist schleichend und langsam progredient. Überdies sind die kognitiven Defizite (Gedächtnisstörung, Orientierungsstörung, Störung der Urteilsfähigkeit) relativ gleichmäßig verteilt.
- **Vaskuläre Demenz:** Hier finden sich typischerweise vaskuläre Risikofaktoren wie z. B. Blutdruckerhöhung, Nikotinabusus, Hypercholesterinämie, Adipositas oder Diabetes mellitus, eine Vorgeschichte zerebraler Infarkte und eine im Verlauf oft stufenweise Verschlechterung. Bei der Untersuchung fallen in der Regel fokale neurologische Defizite sowie eine ungleiche Verteilung kognitiver Defizite auf, z. B. ein umschriebenes neuropsychologisches Symptom entsprechend der

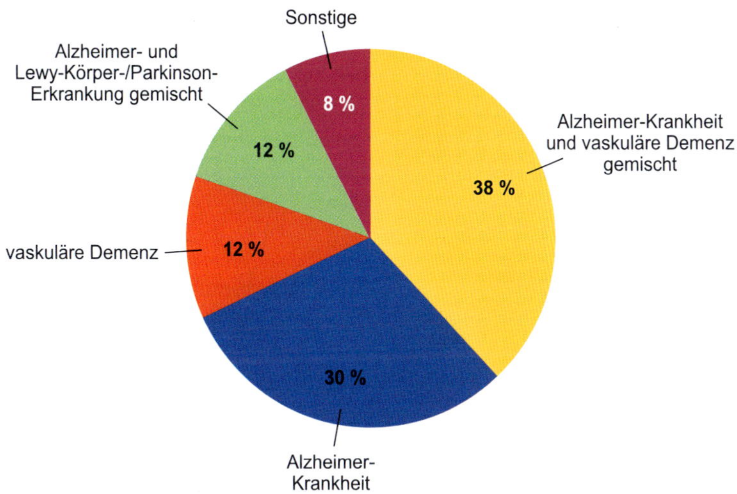

Abb. 11.1 Prozentuale Häufigkeit verschiedener Demenzursachen. [M515]

11

vaskulären Läsionsstelle. Sowohl bei der vaskulären Demenz als auch bei der Demenz bei Alzheimer-Krankheit bleibt die Primärpersönlichkeit relativ lange erhalten.

- **Frontotemporale Demenz („Pick-Komplex"):** Verhaltensstörungen und Persönlichkeitsveränderungen gehen typischerweise den Gedächtnisstörungen voran. Klinisch zeigt sich bei den frontalen Demenzen entweder eine Apathie bis zur völligen Antriebslosigkeit oder eine Desinhibition mit ausgeprägter Störung der Urteilsfindung, Witzelsucht, Äußerung sexueller Anzüglichkeiten und / oder einer Vergröberung der Essenssitten (mit der Hand essen, aus dem Glas fremder Personen trinken, o. Ä.).
- **Demenz bei Lewy-Körperchen-Erkrankung:** Hier finden sich eine demenzielle Entwicklung innerhalb eines Jahres im Zusammenhang mit der Ausbildung von Parkinson-Symptomen sowie eine typische Klinik mit fluktuierenden kognitiven Defiziten, optischen Halluzinationen, wiederholten Stürzen und einer Überempfindlichkeit gegenüber Antipsychotika.
- **Demenz im Rahmen anderer neurologischer Erkrankungen:** Hier finden sich spezifische Hinweise für eine neurologische Erkrankung in der Anamnese bzw. der neurologischen Untersuchung. Beispiele sind die Chorea Huntington (positive Familienanamnese, früh optische Halluzinationen, choreatische Bewegungsstörungen), die Creutzfeldt-Jakob-Erkrankung (schneller Verlauf, Kleinhirnsymptome, Krampfanfälle, Myoklonien) und Normaldruck-Hydrozephalus (Trias aus Demenz, ataktischem Gangbild und Dranginkontinenz).
- **Demenzielle Syndrome bei internistischen Erkrankungen:** z. B. chronische zerebrale Hypoxie bei Herzinsuffizienz oder Anämie, paraneoplastische Syndrome (z. B. limbische Enzephalitis), Autoimmunerkrankungen, Leber- und Nierenversagen, Endokrinopathien (z. B. Schilddrüsenerkrankungen), Hypovitaminosen und progressive Paralyse (Lues).

Aufgrund des klinischen Bildes und der typischen Anamnese liegt bei unserem Patienten am ehesten eine Demenz bei Alzheimer-Krankheit vor.

FRAGE

Ist damit die Diagnose einer Demenz bei Alzheimer-Krankheit gesichert?

Nein. Eine Demenz bei Alzheimer-Krankheit ist immer eine **Ausschlussdiagnose.** Die definitive Diagnose kann nur durch eine neuropathologische Beurteilung nach dem Tod gestellt werden. Neben den oben genannten Demenzformen müssen unbedingt die sogenannten reversiblen Demenzformen durch laborchemische und apparative Untersuchungen ausgeschlossen werden.

MERKE

Die Demenz bei Alzheimer-Krankheit ist immer eine Ausschlussdiagnose. Wesentlicher Bestandteil der Diagnostik ist daher der Ausschluss anderer Demenzursachen.

FRAGE

➤ Tab. 11.1 listet verschiedene diagnostische Maßnahmen auf. Kreuzen Sie an, welche Sie bei unserem Patienten durchführen würden, und begründen Sie Ihre Entscheidung. Diskutieren Sie, unter welchen Umständen Sie bestimmte diagnostische Maßnahmen durchführen würden, für die Sie sich primär nicht entschieden haben.

Tab. 11.1 Diagnostische Verfahren bei demenziellen Syndromen.

Diagnostisches Verfahren	Untersuchung	Kreuzen Sie mit einem X das gewählte Verfahren an
Labordiagnostik	Routinelabor (Blutbild, Blutsenkungsgeschwindigkeit oder CRP, Elektrolyte [Na, K, Ca], Nüchternblutzucker, TSH, GOT, γ-GT, Kreatinin, Harnstoff, Vitamin B_{12}) Kupfer- und Coeruloplasmin ANA, ANCA und Phospholipidantikörper Lues-Serologie HIV-Test Liquorpunktion mit Basisdiagnostik	
Bildgebende Verfahren	Computertomografie des Schädels Kernspintomografie des Schädels	
Erweiterte apparative Diagnostik	Doppler-Untersuchung der hirnzuführenden Gefäße EEG EKG Herzecho Erweiterte Liquordiagnostik (ß-Amyloid, TAU etc.) FDG-Positronen-Emissions-Tomografie (PET) des Gehirns	
Neuropsychologie	Ausführliche neuropsychologische Testung	

Neben einer internistischen, neurologischen und psychiatrischen Untersuchung inkl. der Objektivierung und Quantifizierung kognitiver Defizite (z. B. MMST, s. o.) und der Erfassung von Verhaltensstörungen ist es sinnvoll, durch weitere Verfahren die Demenzursache genauer einzugrenzen und insbesondere **reversible Demenzformen** zu **identifizieren,** da diese ggf. einer spezifischen Therapie zugänglich sind. Zur Routinediagnostik gehört bei unserem Patienten nach den aktuellen Leitlinien die Bestimmung von:

- Routinelabor
- Computertomografie oder Kernspintomografie des Schädels zum Nachweis Demenz-typischer Befunde wie einer Hippocampus-Atrophie bei Demenz bei Alzheimer-Krankheit oder vaskulärer Läsionen bei vaskulärer Demenz bzw. zum Ausschluss eines **Normaldruck-Hydrozephalus** (erweiterte Seitenventrikel!) oder einer **Raumforderung**
- EKG (ggf. Langzeit-EKG, Belastungs-EKG, Herzecho) zum Ausschluss **kardialer Erkrankungen** wie Herzinsuffizienz, Kardiomyopathie, absolute Arrhythmie mit Vorhofflimmern
- Liquorpunktion mit Basisdiagnostik, z. B. zum Ausschluss eines entzündlichen Geschehens

EEG, eine erweiterte Liquordiagnostik (z. B. Bestimmung von Neurodegenerationsmarkern) und eine ausführliche neuropsychologische Testung gehören nicht zum Routineprogramm bei der Abklärung von Demenzen. Ausführlichere Laboruntersuchungen und eine erweiterte apparative Zusatzdiagnostik werden je nach klinischem Verdacht bzw. in Spezialambulanzen durchgeführt.

Die Bestimmung von Kupfer und Coeruloplasmin wäre bei der Verdachtsdiagnose eines **Morbus Wilson** indiziert, was aber angesichts des fortgeschrittenen Alters des Patienten und fehlender neurologischer Symptome unwahrscheinlich ist. Ein **HIV-Test** sollte bei jüngeren Patienten bzw. entsprechendem Risikoverhalten durchgeführt werden.

Parameter wie ANA, ANCA und Phospholipidantikörper sollten bei klinischem Verdacht auf eine **immunologische Erkrankung** bestimmt werden. Die folgenden Symptome können z. B. auf eine Autoimmunerkrankung hinweisen: „rheumatische Beschwerden", z. B. Polymyalgie und Polyarthralgie, rezidivierende Kopfschmerzen, Krampfanfälle, periphere Neuropathien, rezidivierende Thrombosen, Sicca-Symptomatik, erythematöse Veränderungen der Haut, Raynaud-Syndrom und erhöhte Fotosensibilität.

Eine Positronenemissionstomografie (PET) kann die Diagnose einer Demenz bei Alzheimer-Krankheit stützen, aber nicht beweisen. Sie wird nur in Spezialzentren bei diagnostischer Unsicherheit durchgeführt. Typischer Befund ist eine seitengleiche temporoparietale Minderutilisation von Glukose im ^{18}F-Deoxyglukose-PET (FDG-PET).

Bei auffälligem CT-Befund (z. B. alte Infarkte) würden Sie eine erweiterte Diagnostik zur Suche einer Emboliequelle mittels Doppler-Sonografie der extrakraniellen arteriellen Gefäße (Makroangiopathie? Stenosen?) und eines Herzechos (Vorhofthrombus?) anschließen.

Einige wenige Demenzformen zeigen spezifische EEG-Befunde, z. B. die Creutzfeldt-Jakob-Erkrankung.

FRAGE

Vor allem im Frühstadium einer demenziellen Erkrankung kann die Abgrenzung einer Demenz von einer schweren depressiven Störung mit ausgeprägten kognitiven Defiziten schwierig sein. Anhand welcher klinischen Merkmale lässt sich eine „echte Demenz" von einer depressiven „Pseudodemenz" unterscheiden?

In ➤ Tab. 11.2 sind einfache klinische Merkmale aufgeführt, anhand derer sich Demenzerkrankungen von einer depressiven Pseudodemenz unterscheiden lassen.

Verlauf

Ihre erweiterten Untersuchungen haben keine pathologischen Befunde ergeben, und eine depressive Pseudodemenz hat sich als unwahrscheinlich herausgestellt. Sie stellen damit die Verdachtsdiagnose einer Demenz bei Alzheimer-Krankheit.

Tab. 11.2 Abgrenzung demenzielle Erkrankung versus depressive Pseudodemenz.

	Demenzielle Erkrankung	Depressive Pseudodemenz
Ärztliches Gespräch	Patienten versuchen zu dissimulieren	Patienten beklagen die „Vergesslichkeit"
Standardisierter Test	Testleistung und Alltagsleistung entsprechen sich	Alltagsleistung besser als Testleistung
Depressive Symptome	nicht vorhanden	vorhanden
Ansprechen auf antidepressive Therapie	keine Verbesserung der kognitiven Leistung	Verbesserung der kognitiven Symptome

FRAGE

Wie klären Sie den Patienten bzw. die Ehefrau nach der Durchführung aller Untersuchungen über die Erkrankung, den Verlauf und die Effektivität von Behandlungsverfahren auf? Gibt es weitere Inhalte, über die Sie Patient und Ehefrau informieren würden?

Patienten und Angehörige über eine Demenz aufzuklären, ist keine einfache Aufgabe. Grundsätzlich sollte man bei der Information des Patienten dessen individuelles „Verlangen“ nach Information berücksichtigen, d. h. wann und wie viel oder wenig er über seine Diagnose erfahren möchte. Die Angehörigen werden in der Regel umfassender über die Erkrankung ins Bild gesetzt.

Im Aufklärungsgespräch erklären Sie, dass Sie die Verdachtsdiagnose einer Demenz bei Alzheimer-Krankheit gestellt haben und dass diese Erkrankung immer weiter fortschreiten wird. Sie machen aber auch deutlich, dass die Progression individuell sehr unterschiedlich sein kann: So ist der Zustand vieler Patienten über einige Jahre stabil, andere verschlechtern sich innerhalb eines Jahres und werden schnell schwer pflegebedürftig. Die Krankheit verläuft durchschnittlich über 6–7 Jahre, wobei die letzten zwei Jahre meist mit schwerer Pflegebedürftigkeit einhergehen. Diese ergibt sich weniger aus den kognitiven Defiziten, als aus der Unfähigkeit des Patienten, alleine zur Toilette zu gehen, Essen zu sich zu nehmen oder sich zu waschen. Auch nächtliche Unruhezustände, teilweise mit Verwirrtheit und Fremdaggressivität, können Gründe für einen Umzug ins Pflegeheim sein.

Sie sollten beide darüber aufklären, dass ca. 20 % der Patienten von einer medikamentösen Behandlung profitieren und dass dadurch der Befund oft sogar über wenige Jahre stabil gehalten werden kann. Sie machen aber auch deutlich, dass es kein Medikament gibt, das das Fortschreiten der Erkrankung verhindern kann. Teilen Sie dem Patienten und seiner Ehefrau unbedingt mit, dass der Patient nicht mehr Auto fahren darf, und dokumentieren Sie dies in der Krankenakte.

Alle genannten Inhalte werden Sie selbstverständlich nicht im Erstgespräch ansprechen, sondern im Verlauf der Behandlung sukzessive besprechen. Sie sollten auch nicht vergessen, darauf hinzuweisen, dass Angehörige von Patienten mit Demenzen ein erhöhtes Risiko haben, depressiv zu werden. Sie empfehlen also der Ehefrau, sich frühzeitig Unterstützung zu holen, z. B. in Form einer Angehörigengruppe der Deutschen Alzheimer Gesellschaft und einer Beratung bei einem Pflegestützpunkt.

FRAGE

Welche medikamentösen Verfahren kennen Sie zur Behandlung der Demenz bei Alzheimer-Krankheit? Mit welchen Nebenwirkungen ist zu rechnen?

Eine Evidenz für die Wirksamkeit besteht für Acetylcholinesterasehemmer, die den Acetylcholinabbau hemmen und so die Konzentration dieses Neurotransmitters im synaptischen Spalt erhöhen, und Memantin, ein NMDA-Rezeptor-Antagonist. Bei den Acetylcholinesterasehemmern stehen mehrere Medikamente zur Verfügung, Donepezil, Rivastigmin oder Galantamin, die sich nicht in ihrer Wirksamkeit unterscheiden. An wesentlichen Nebenwirkungen treten initial oft Durchfall und Erbrechen auf. Selten kommt es zu Überleitungsstörungen des Herzens (Stürze durch Synkopen!), weshalb vor und im Verlauf der Behandlung EKG-Kontrollen erfolgen sollten.

KAPITEL

12 Mutterglück?

Überweisung von der Gynäkologin

In der Ambulanz einer Klinik für Psychiatrie und Psychotherapie stellt sich eine 32-jährige Lehrerin vor, die 10 Wochen zuvor entbunden hatte. Ihr Sohn – ein Wunschkind – entwickelt sich gut. Ihre behandelnde Gynäkologin habe sie bereits vor 2 Wochen in die Psychiatrie überwiesen, jedoch habe sie lange mit sich gehadert, ob sie wirklich herkommen solle. Sie habe noch nie zuvor psychische Probleme gehabt, aber seit der Geburt ihres Babys gehe es ihr schlecht. Anfangs habe sie geglaubt, dies sei der „Babyblues“, von dem ihr schon viele Freundinnen berichtet hätten, aber es werde eher schlimmer als besser. Sie habe, obwohl ihr Sohn eigentlich ein zufriedenes und „pflegeleichtes“ Baby sei, immer noch keine Muttergefühle entwickelt. Sie fühle sich unfähig, das Kind richtig zu versorgen, und habe Schuldgefühle, da sie es nicht genug lieben könne. Sie schäme sich, dass alle anderen Mütter in ihrer Krabbelgruppe so glücklich seien und keinerlei Probleme hätten und nur sie selbst „es nicht hinbekomme“. Aus Scham habe sie nicht einmal mit ihrem Partner darüber gesprochen. Sie sei die ganze Zeit traurig, habe keine Energie, morgens aufzustehen und sich um das Kind zu kümmern. Auch wenn ihr Sohn nachts schlafe, komme sie nicht zur Ruhe. Sie selbst hat für alles eine Erklärung („Nachts kann ich nicht schlafen, weil ich ja das Kind hören muss; morgens komme ich nicht aus dem Bett, weil ich noch müde bin …“). Ihre Mutter helfe ihr sehr viel, es falle ihr jedoch schwer, diese Hilfe anzunehmen, da sie die Aufgabe, das Kind zu versorgen, als ihre ureigene Pflicht ansehe.

FRAGE

Unter welchen Bedingungen wird die Diagnose „**postpartale Depression**“ gestellt? Wie wird sie vom sogenannten Babyblues abgegrenzt?

Anders als postpartale psychische Störungen sind der sogenannte Babyblues bzw. die „Heultage“ vorübergehender Natur. Die Veränderungen in Stimmung und Antrieb, die in den ersten Tagen nach Entbindung auftreten, dauern nur wenige Stunden bis Tage an. Es bestehen ausgeprägte Stimmungsschwankungen: Wechsel von Euphorie und Glücksgefühlen auf der einen und Weinen, Reizbarkeit und Insuffizienzgefühlen auf der anderen Seite sind üblich. Behandlungsbedürftige postpartale Depressionen hingegen zeigen das gesamte Spektrum depressiver Symptomatik mit gedrückter Stimmung, Antriebsverminderung und Interessenverlust, verminderter Genuss- und Freudfähigkeit, Angstsymptomen, Grübeln mit Auftreten von Suizidgedanken sowie psychomotorische und kognitive Beeinträchtigungen, wie sie zu jedem anderen Zeitpunkt im Rahmen einer depressiven Episode auftreten können.

MERKE

Das klinische Bild einer postpartalen Depression ist von einer depressiven Episode nicht zu unterscheiden, allerdings kommen thematisch Symptome mit Bezug zur Mutterschaft (z. B. **Insuffizienz- und Schuldgefühle** als Mutter) hinzu.

FRAGE

Welche postpartalen psychischen Störungen kennen Sie? Welche Symptome sind jeweils damit verbunden?

Tab. 12.1 Überblick über die wichtigsten postpartalen psychischen Störungen.

Störungsbild	Symptomatik
„Babyblues" / „Heultage"	• Affektive Labilität, erhöhte Empfindlichkeit, rascher Wechsel zwischen Euphorie und Weinen • Beginn / Dauer: etwa 3.–5. postpartaler Tag
Depression	• Gesamtes Spektrum depressiver Symptome • Nicht selten Zwangssymptome und Panikattacken • Verschiedenartige körperliche Symptome • Lebensmüde Gedanken bis hin zu manifester Suizidalität, ggf. erweiterte Suizidgedanken (das Kind mit in den Tod zu nehmen) • Über mindestens 2 Wochen andauernd
Psychosen	• Meist akute Psychosen mit buntem klinischem Bild
Posttraumatische Belastungsstörung	• Geburtssituation wurde als traumatisch erlebt • Wiedererleben in Intrusionen, „Flashbacks", Albträumen; Folge nicht selten Vermeidungsverhalten, sozialer Rückzug, Gefühl innerer Stumpfheit, Gereiztheit, erhöhte Schreckhaftigkeit
Angststörung	• Oft Panikstörung, manchmal auch Exazerbation vorbestehender generalisierter Angststörung • Panikattacken können auch Teil einer postpartalen Depression sein
Zwangsstörung	• Zwangssymptome, häufig mit dem Inhalt, dem eigenen Kind etwas anzutun, Kontaminationsängsten mit Wasch- und Putzzwängen oder der Angst, das Kind nicht ausreichend ernähren zu können (insbesondere bei Problemen mit dem Stillen). • Zwangssymptome können auch Teil einer postpartalen Depression sein

FRAGE

Wie häufig treten postpartale psychische Störungen auf?

Am häufigsten ist der sogenannte Babyblues: Etwa 50–70 % aller Mütter sind um den 3.–5. Tag nach der Entbindung davon betroffen. Rund 10–15 % der Mütter entwickeln in den ersten Monaten nach der Geburt eine länger anhaltende **postpartale Depression (PPD)**. Die postpartale Psychose tritt sehr selten auf und betrifft ca. 1–2 von 1.000 Frauen. Symptome einer (meist vorübergehenden) posttraumatischen Belastungsstörung treten bei 10 % der Frauen nach der Geburt auf. Zwangsstörungen treten selten auf, jedoch leiden ca. 25 % der Frauen mit einer postpartalen Depression an Zwangssymptomen.

MERKE

In keiner anderen Zeit im Leben einer Frau besteht ein vergleichbar hohes Risiko, psychisch zu erkranken, wie in der Postpartalzeit.

FRAGE

Nach welchen Symptomen sollten Sie die Patientin außerdem fragen?

Etwa 25 % der Patientinnen mit einer postpartalen Depression leiden zugleich unter **Zwangssymptomen,** die sich zumeist darauf beziehen, dem Kind etwas anzutun. Diese Gedanken verursachen bei den betroffenen Frauen große Ängste. Die Folge sind ausgeprägte Scham- und Schuldgefühle. Bei der Exploration sollten Sie daher ganz gezielt nach solchen Gedanken fragen („Ich habe schon häufiger Mütter gesehen, die nach der Entbindung die Angst hatten, dass sie ihrem Kind etwas antun könnten; kennen Sie das auch?"). Frauen in dieser Situation hilft die Aufklärung über die Art der Symptome und den Charakter von Zwangsgedanken, denn die Erkenntnis, dass die Zwangsgedanken nicht umgesetzt werden, entlastet die Frauen sehr. Oft sind schon die Thematisierung und die Information darüber, dass diese Phänomene nach einer Entbindung sogar recht häufig sind, hilfreich.

Zudem besteht bei postpartaler Depression eine erhöhte Suizidgefahr, bis hin zum erweiterten Suizid. Daher ist dieser Aspekt genau zu explorieren (➤ Fall 5).

Die Patientin berichtet, keine Zwangsgedanken zu kennen, und kann sich auch klar von akuter Suizidalität distanzieren. Sie erklärt aber, dass sie sich schon überlegt habe, dass es vielleicht besser wäre, Mann und Kind zu verlassen, da sie keinerlei Muttergefühle aufbauen könne („Wenn ich die Familie verlasse, kann mein Mann neu heiraten, und dann bekommt mein Kind wenigstens eine richtige Mutter").

FRAGE
Welche Auswirkungen können postpartale psychische Störungen auf das Kind haben?

Postpartale Depressionen erschweren die Entwicklung einer stabilen Beziehung zwischen Mutter und Kind. Lang anhaltende und schwere Depressionen können sich negativ auf die Entwicklung des Kindes auswirken. So konnten bei Kindern von Müttern, die an einer postpartalen Depression erkrankt waren, emotionale Auffälligkeiten und Verhaltensstörungen sowie kognitive Entwicklungsverzögerungen festgestellt werden. Die Behandlung der psychischen Störung der Mutter dient somit ganz wesentlich auch der Prävention psychischer Störungen des Kindes.

Im Extremfall kann eine unbehandelte postpartale Depression und vor allem eine postpartale Psychose zur Kindstötung führen. Der **Infantizid** stellt ein seltenes, aber schwerwiegendes Ereignis dar. Tötungen von Säuglingen werden mit 8 / 1.000.000 Einwohner angegeben.

FRAGE
Nennen Sie Risikofaktoren für eine Kindesgefährdung.

➤ Tab. 12.2

Gesprächsverlauf

Im ersten Schritt klären Sie die Mutter über Ihre Verdachtsdiagnose einer postpartalen Depression auf. Die von der Patientin geschilderten erheblichen Zweifel an ihrer Fähigkeit als Mutter – üblicherweise abgeleitet aus dem Gefühl, keine „richtigen" Muttergefühle gegenüber dem Neugeborenen empfinden oder das Baby nicht lieben zu können – sind typisch für die postpartale Depression. Sie sind zu interpretieren als das für eine Depression typische Symptom „*Gefühl der Gefühllosigkeit*".

FRAGE
Wie ist die Prognose der Erkrankung?

Tab. 12.2 Risikoeinschätzung bei postpartalen psychischen Störungen.

Hohe Gefährdung für das Kind	
Wahnsymptome	Häufig Inhalte wie: das Kind ist das „Böse" oder der Teufel, die Mutter glaubt, sie müsse es töten, um die Welt zu beschützen
Capgras-Syndrom	Mutter ist überzeugt, ihr Kind sei vertauscht worden
Suizidalität der Mutter	Mutter ist depressiv, hoffnungslos, suizidal; möchte ihr Kind nicht allein auf der Welt lassen, tötet zunächst das Kind und dann sich selbst **(erweiterter Suizid)**
Akustische Halluzinationen mit imperativen Stimmen	Stimmen, die die Mutter zu Handlungen auffordern (z. B. „Wirf das Kind aus dem Fenster, es ist böse / es ist das Kind böser Eltern")
Keine Gefährdung für das Kind	
Zwangsgedanken	Gedanken, die sich unwillkürlich aufdrängen, z. B. das Kind beim Baden zu ertränken oder absichtlich beim Wickeln fallen zu lassen. Diese sind häufig mit starken Schuld- und Schamgefühlen und einem sehr hohen Leidensdruck der Mutter verbunden. Die Mutter ist selbst entsetzt über ihre Gedanken, weil sie weiß, dass sie so etwas niemals tun würde. In der Folge meidet sie ggf. bestimmte Situationen mit dem Kind.

Insbesondere wenn es sich um die Erstmanifestation einer depressiven Störung nach der Entbindung handelt, ist diese in der Regel gut behandelbar. Es ist meist ein rascher Therapieeffekt zu erzielen – unabhängig davon, ob rein psychotherapeutische oder medikamentöse Strategien oder eine Kombination von beidem eingesetzt werden. Eine möglichst frühe und effiziente Behandlung ist nicht nur für das subjektive Befinden der Mutter und die Stabilität der Familie von Bedeutung, sondern auch für die Entwicklung des Kindes.

FRAGE
Wie gehen Sie therapeutisch vor?

Die Therapie einer postpartalen Depression erfolgt analog den Leitlinien einer „normalen" antidepressiven Behandlung (➤ Fall 5, ➤ Fall 28). Sie sollten dabei der Patientin eine **multimodale Therapie** empfehlen, die medikamentöse, psycho- und soziotherapeutische Ansätze vereint. Neben der Schwere der Episode und Berücksichtigung der im Vordergrund stehenden Symptomatik spielt auch die Frage, ob die betroffene Mutter stillt bzw. weiterstillen möchte, eine wegweisende Rolle bei der Therapieentscheidung.

Verlauf

Die Patientin erklärt Ihnen, dass sie gerne weiterstillen möchte („Stillen ist doch das einzig Gute, was ich für mein Kind noch tun kann"). Sie empfehlen ihr daher nach einer Nutzen-Risiko-Abwägung eine antidepressive Medikation und die Einnahme eines SSRI, da hierzu umfangreiche Informationen zur Stillzeit vorliegen. Informationen über Medikamente in der Schwangerschaft finden Sie und die Patientin auf der Webseite des Pharmakovigilanz- und Beratungszentrums für Embryonaltoxikologie in Berlin (www.embryotox.de). Zusätzlich beginnen Sie eine supportive Psychotherapie. Sie erklären dabei der Patientin, dass es erst nach Entaktualisierung der Symptomatik möglich sein wird zu klären, ob eine weitere Psychotherapie sinnvoll ist.

Ein weiterer essenzieller Bestandteil der Therapie ist die Förderung des Interaktionsverhaltens zwischen Mutter und Kind.

Einen wichtigen Baustein stellt auch die Unterstützung der Patientin in ihrer sozialen Situation dar, z. B. durch Verlängerung der Hebammenbetreuung in der Nachsorge, die Beantragung einer Familienhebamme über das Gesundheits- oder Jugendamt, die Finanzierung einer Haushaltshilfe durch die Krankenkasse und die Einbindung von Angehörigen und des Partners (z. B. durch Elternzeit / Vätermonate).

MERKE

Bei den meisten Antidepressiva ist bei Monotherapie unter Nutzen-Risiko-Abwägung das Stillen möglich. Weiterführende Informationen finden sich auf www.embryotox.de.

FRAGE

Empfehlen Sie der Patientin eine ambulante oder stationäre psychiatrisch-psychotherapeutische Behandlung?

Die Ressourcen der Patientin bestehen in ihren intakten familiären Beziehungen, außerdem konnten Sie in der Exploration keine Gefährdung für Mutter oder Kind feststellen. Sie empfehlen daher eine ambulante Behandlung unter Einbezug der Familie. Wenn diese Behandlung im Verlauf nicht ausreicht, kann auch eine tagesklinische oder stationäre Behandlung erwogen werden. Diese sollte dann vorzugsweise in einer spezialisierten Mutter-Kind-Einheit erfolgen. Die tagesklinische Mutter-Kind-Behandlung wird in diesem Fall von vielen Müttern gegenüber einer vollstationären Behandlung bevorzugt. Häufig besteht der Wunsch, abends und am Wochenende zu Hause bei der Familie zu sein.

Eine Indikation zur vollstationären Therapie ergibt sich aus der Schwere der akuten psychischen Dekompensation der Mutter: Eine Gefährdung der Mutter kann unmittelbar aus der psychischen Störung resultieren. Bei einer schweren Depression kann es infolge der oft erheblichen Antriebsverminderung zu einer Vernachlässigung der persönlichen Bedürfnisse kommen, dies kann bis hin zu Verminderung der Nahrungsaufnahme und Vernachlässigung der persönlichen Hygiene reichen. Ebenso kann eine Vernachlässigung des Kindes resultieren, falls dies nicht durch weitere Angehörige aufgefangen werden kann. Insbesondere bei schwerer Depression besteht das Risiko der Suizidalität bis hin zur tatsächlichen Umsetzung mit gegebenenfalls erweitertem Suizid.

Therapieverlauf

Die Patientin ist damit einverstanden, zum nächsten Termin der ambulanten Behandlung den Ehemann mitzubringen, um ihn in die Behandlung einzubeziehen. Sie beginnen eine Pharmakotherapie mit einem SSRI (25 mg Sertralin, nach 3 Tagen 50 mg), unter der die Patientin bereits nach 14 Tagen eine deutliche Verbesserung von Antrieb und Stimmung bemerkt. In der supportiven Psychotherapie wird bereits die Psychoedukation mit Informationen über die Erkrankung und deren Häufigkeit von der Patientin als sehr hilfreich erlebt. Bald entwickelt die Patientin eine intensive Beziehung zu ihrem Sohn und kann nach 12-wöchiger ambulanter Behandlung wieder uneingeschränkt am Leben teilnehmen.

Lernziele	Diagnose „postpartale Depression“ Überblick über die postpartalen psychischen Störungen Therapie der postpartalen Depression	
Konsultationsanlässe (NKLM)	Schwangerschaftsprobleme Stimmungsschwankungen	
ICD-10	F53.0	Schwere depressive Episode im Wochenbett
ICD-11	6E20	Psychische Störung im Zusammenhang mit Schwangerschaft, Geburt oder Wochenbett ohne psychotische Symptome

KAPITEL

13 Nobelpreis und dann eine eigene Insel

Fremdanamnese

Die Ehefrau eines 51-jährigen Mannes ruft bei Ihnen in der psychiatrischen Ambulanz an. Sie berichtet aufgeregt, dass ihr Mann in den letzten Tagen zunehmend aggressiv geworden sei. Aggressivität sei sonst kein Wesenszug ihres Mannes gewesen. Er schlafe kaum noch und sei nächtelang außer Haus. Er habe das Konto überzogen und sei nicht davon abzubringen, ein Auto nach dem anderen zu kaufen. Mit nicht zu bremsendem Rededrang erzähle er begeistert von seinen Unternehmungen, er wolle ein ganz neues Leben beginnen.

Gerade habe sie nochmals versucht, ihn zu einer Vorstellung bei seinem Psychiater, bei dem er in Behandlung sei, zu bewegen. Daraufhin habe er einen „Tobsuchtsanfall" bekommen, sie angebrüllt, Geschirr und Möbel zertrümmert und ihr mit Scheidung gedroht. Jetzt sei er wieder in der Garage und bastle an dem dritten Oldtimer, den er gekauft habe. Er habe ihr angekündigt, wenn sie nicht in einer Stunde ihre Sachen gepackt habe, werde er sie „eigenhändig rauswerfen". Sie habe besonders deshalb große Angst, weil ihr Mann Jäger sei und ihr aufgefallen sei, dass der Schlüssel zum Waffenschrank verschwunden sei. Offensichtlich habe er den Schlüssel vor ihr versteckt.

FRAGE

Die Ehefrau hat eine psychiatrische Vorbehandlung erwähnt. Welche wichtigen Informationen können Ihnen jetzt rasch weiterhelfen?

Sie fragen nach früheren Krankheitsphasen und einer eventuellen medikamentösen Vorbehandlung.

Weitere Fremdanamnese

Die Ehefrau schildert, dass ihr Mann früher zwischen dem 20. und 35. Lebensjahr mehrfach wegen ähnlicher Episoden stationär behandelt worden sei. Er habe über 15 Jahre Lithium eingenommen und sei unter diesem Medikament stimmungsstabil gewesen. Wegen „Veränderungen der Nierenfunktion" sei Lithium dann vor drei Monaten vom behandelnden Psychiater abgesetzt worden. Ihr Mann habe es daraufhin nach so langer Zeit der Stabilität ohne ein Medikament versuchen wollen.

FRAGE

Welche psychopathologischen Symptome und welche Verdachtsdiagnose können Sie aus den bisherigen Angaben ableiten?

Die Ehefrau hat von Schlafstörungen, Logorrhö (Rededrang), Aggressivität und fehlender Krankheitseinsicht bei ihrem Mann berichtet. Ungebremste finanzielle Unternehmungen trotz Schulden weisen auf Größenideen (inhaltliche Denkstörung) hin. Ähnliche Phasen in der Vorgeschichte waren während einer Prophylaxe mit Lithium nicht mehr aufgetreten, und das Absetzen von Lithium hatte ein Rezidiv zur Folge.

Befund und Verlauf sprechen daher für eine **erneute manische Episode.**

FRAGE
Was ist jetzt dringend geboten?

Der vermutlich manisch erregte Patient hat in der Wohnung Gegenstände zertrümmert und gedroht, seine Frau aus dem Haus zu werfen. Dies ist eine **psychiatrische Notfallsituation,** in der Sie weiteres fremdaggressives Verhalten befürchten (Waffen im Haus) und verhindern müssen!

FRAGE
Wie können Sie vorgehen?

Um eine weitere Eskalation zu stoppen, schicken Sie **Notarzt und Polizei** zum Haus des Patienten und bitten diese, ihn wegen des dringenden Verdachts auf eine **akute Fremdgefährdung** in der Ambulanz vorzustellen. Die Polizeibeamten fordern Sie zum Schutz der Ehefrau, des Notarztes und der Sanitäter an. Notarzt und Polizei müssen von Ihnen zuvor unbedingt darüber informiert werden, dass Waffen im Haus vorhanden sind.

Der Transport eines Patienten gegen seinen Willen erfordert aus juristischen Gründen eine Polizeibegleitung, weil Rettungssanitäter keine Patienten gegen deren Willen zurückhalten dürfen.

Verlauf

Der Patient wird in Handschellen und Polizeibegleitung vom Notarzt vorgestellt. Der Notarzt berichtet, dass ihm der Patient zunächst völlig geordnet erschienen sei und seiner Ehefrau „hysterisches" Verhalten im Rahmen eines „banalen Ehestreits" vorgehalten habe. Nach einigen Minuten habe er aber immer mehr die Beherrschung verloren und den Anwesenden laut schreiend mitgeteilt, dass er „es überhaupt nicht nötig" habe, sich vor „diesen Weicheiern und Warmduschern" zu rechtfertigen. Als er sich auf den Weg zum Waffenschrank gemacht habe, um „von seinem Hausrecht Gebrauch zu machen", habe das Eingreifen der Polizei Schlimmeres verhüten können.

Der Patient wirkt auf Sie währenddessen psychomotorisch angespannt, scheint aber im Moment noch darum bemüht, die Fassung zu bewahren.

FRAGE
Welche Symptome sollten Sie jetzt überprüfen, um Ihre Verdachtsdiagnose einer Manie nach ICD-10 abzusichern?

Die Symptome einer manischen Episode **nach ICD-10** sind:

Euphorische (gehobene) oder **dysphorische** (reizbare) **Stimmung** und **mindestens drei** der folgenden Merkmale:

- Antriebssteigerung oder motorische Ruhelosigkeit (z. B. sozial, beruflich, sexuell)
- Rededrang/Logorrhö
- Ideenflucht oder subjektives Gefühl von Gedankenrasen
- Ablenkbarkeit oder andauernder Wechsel von Aktivitäten oder Plänen
- Reduziertes Schlafbedürfnis
- Gesteigerte Libido
- Gesteigerte Selbsteinschätzung oder maßloser Optimismus

- Verlust üblicher sozialer Hemmungen
- Tollkühnes oder leichtsinniges Verhalten, ohne Rücksicht auf die damit verbundenen Risiken (z. B. vermehrte Geldausgaben)

Bei schwerer Ausprägung der Symptome und deutlicher Einschränkung der Lebensführung wird die Diagnose einer **Manie** gestellt. Leichtere Verlaufsformen werden als **Hypomanie** bezeichnet. Dazu muss die Symptomatik mindestens für mehrere (mindestens 4) Tage anhalten. Die Symptomatik ist dabei gegenüber dem normalen Verhalten der Person deutlich abgrenzbar, sie ist aber nicht so stark ausgeprägt, dass eine deutliche Funktionseinschränkung vorliegt. In unserem Fall liegt eine Manie vor.

FRAGE
Welches Zeitkriterium gibt die ICD-10 bei der Manie vor und inwiefern weichen die Diagnosekriterien in der ICD-11 von denen in der ICD-10 ab?

Die Symptomatik muss über einen Zeitraum von **einer Woche** bestehen. Die z. T. dramatischen Verläufe bei manischen Episoden führen aber oft innerhalb weniger Tage zur stationären Aufnahme.

In der ICD-11 wird die Diagnose vergleichbar gestellt, es wird allerdings auf die Unterscheidung von Haupt- und Zusatzsymptomen und die Mindestanzahl bestimmter Symptome verzichtet.

FRAGE
Welche unterschiedlichen Typen der Manie gibt es?

Klinisch kann man **euphorische Manien** mit vorherrschenden Glücksgefühlen und Fröhlichkeit von **dysphorischen Manien** mit vorherrschender Gereiztheit und Aggressivität unterscheiden. ICD-10 und ICD-11 kennen aber nur die folgenden Formen:

- Manie **ohne psychotische Symptome**
- Manie **mit psychotischen Symptomen**
  Die ohnehin überhöhte Selbsteinschätzung mit Größenideen (Distanzierung noch möglich) ist bis zum Größenwahn (unverrückbare Überzeugung von der eigenen Grandiosität) gesteigert. Auch das Auftreten eines Verfolgungswahns ist möglich („Die anderen gönnen mir meine Macht nicht und wollen mich vernichten"). Vorübergehend können die Betroffenen auch akustische Halluzinationen (z. B. Hören der Stimme Gottes, die das Sendungsbewusstsein bekräftigt) und andere Wahrnehmungsanomalien (z. B. intensivere Wahrnehmung von Farben oder Geräuschen) entwickeln. Der beschleunigte Gedankengang (formale Denkstörung) kann sich bis zur Zerfahrenheit steigern.
- **Gemischte Episoden,** bei denen **depressive** und **manische** Symptome gleichzeitig oder im raschen Wechsel auftreten.

FRAGE
Welche Gefahren sind mit einer schweren Manie verbunden?

Neben der möglichen **Fremdgefährdung** durch aggressive Verhaltensweisen kann eine Eigengefährdung darin bestehen, dass sich die Betroffenen hoffnungslos überschulden und schließlich vor dem finanziellen Ruin stehen.

MERKE

Ein wesentliches Behandlungsprinzip bei manischen Syndromen ist, für eine ausreichende Schlafdauer zu sorgen. Schlafentzug ist ein aufrechterhaltender Faktor für manische Erregtheit.

FRAGE

Was sind Ihre nächsten Schritte?

Zum **Ausschluss** einer möglicherweise **vital bedrohlichen somatischen Ursache** des manischen Syndroms sind folgende erste Schritte notwendig: Sie untersuchen den medikamentös sedierten Patienten soweit möglich internistisch und neurologisch.

Anschließend nehmen Sie ihm Blut ab für Blutbild, Blutzucker, CRP, Leber- und Nierenwerte, Elektrolyte, Kreatinkinase (als Ausgangswerte bei geplanter Medikation mit Antipsychotika, ➤ Fall 14), Schilddrüsenparameter und Drogenscreening. Außerdem leiten Sie ein EKG ab.

Eine Zwangsmedikation, aber auch eine Blutentnahme ohne die Einwilligung des Patienten würde formal den Tatbestand einer Körperverletzung erfüllen, die nur dadurch gerechtfertigt wird, dass akut Gefahr im Verzug ist (so muss z. B. rasch eine Stoffwechselentgleisung als Ursache der psychischen Symptomatik ausgeschlossen werden).

Danach stellen Sie umgehend einen **Antrag auf richterliche Unterbringung** beim zuständigen Amtsgericht, da nicht zu erwarten ist, dass der Patient bald in die freiwillige Behandlung einwilligen wird.

FRAGE

Sie haben den Patienten zunächst notfallmäßig behandelt. Wie sieht die Akuttherapie bei manischen Episoden grundsätzlich aus?

Bei schweren manischen Syndromen werden, analog zur Behandlung bei Schizophrenien initial **Antipsychotika** eingesetzt. Die Dosierung muss entsprechend dem Schweregrad der Erregung ausreichend hoch gewählt werden.

Um eine ausreichende Sedierung und schlaffördernde Wirkung zu gewährleisten, werden zusätzlich **Benzodiazepine** verordnet.

FRAGE

Behandeln Sie nach der akuten Gabe von Haloperidol mit diesem Medikament weiter oder stellen Sie die Medikation um?

Haloperidol hat bei akuten Manien nicht nur eine hohe Sicherheit, sondern auch ein gute und mit anderen Antipsychotika vergleichbare Wirkung. Der Wirkeintritt soll sogar etwas schneller sein als bei anderen Antipsychotika. Der Einsatz von Haloperidol in der Akutphase der Manie war daher sinnvoll. Da der Patient bereits früher mehrere manische Episoden durchlebt hatte, ist die Einleitung einer rezidivprophylaktischen Medikation indiziert. Haloperidol ist dazu jedoch wegen der schlechteren Verträglichkeit und der Gefahr von Spätdyskinesien nicht geeignet, weshalb Sie die Medikation frühzeitig umstellen.

Prinzipiell gibt es nun zwei Optionen: Zum einen können Sie zusätzlich ein **Phasenprophylaktikum** („mood stabilizer“) eindosieren, das der Patient nach

Abklingen der Manie und dem Ausschleichen von Haloperidol und der sedierenden Medikamente in Monotherapie weiter einnimmt. Hierfür kommt in unserem Fall als 2. Wahl Valproinsäure infrage, da Lithium wegen Nierenfunktionsstörungen in der Anamnese nicht erneut eingesetzt werden kann (wegen seiner guten Wirkung bei unserem Patienten wäre Lithium die optimale Therapie gewesen). Zum anderen können Sie den Patienten initial gleich mit einem für die Maniebehandlung zugelassenen Antipsychotikum, z. B. Olanzapin, Aripiprazol, Risperidon oder Quetiapin, behandeln und diese Medikation zur Phasenprophylaxe beibehalten.

Verlauf und Diagnostik

Am Tag nach der stationären Aufnahme erfolgte die richterliche Unterbringung zunächst für die Dauer von vier Wochen.

Ihr Patient wird jetzt mit Haloperidol 5–0–5mg und Diazepam 10–10–10 mg behandelt. Hierunter ist er kooperativer, nimmt die ihm nachdrücklich angebotenen Medikamente oral ein und zeigt keine aggressiven Verhaltensweisen mehr. Er hat aber immer noch Größenideen, eine Antriebssteigerung und Ideenflucht.

Die körperliche Untersuchung des Patienten war unauffällig, das Labor bis auf ein gering erhöhtes Kreatinin ebenso. Das EKG zeigt einen AV-Block Grad I und einen Rechtsschenkelblock.

FRAGE

Für welche Medikation entscheiden Sie sich in diesem Fall?

Sowohl Lithium als auch einige Antipsychotika können Erregungsbildungs- und Erregungsleitungsstörungen verursachen. Lithium sollten sie wie gesagt nach Empfehlung des Nephrologen bei erhöhtem Kreatinin nicht wieder verabreichen. Als Phasenprophylaktikum könnten Sie in diesem Fall **Aripiprazol** einsetzen, da es kaum kardiale Nebenwirkungen hat und bei vorherrschenden manischen Episoden zu empfehlen ist, wenn die akute manische Episode auf Aripiprazol angesprochen hat. Daher sollten sie den Patienten jetzt auf Aripiprazol umstellen, um die Wirksamkeit in der manischen Episode beurteilen zu können.

FRAGE

Wie würden Sie Aripiprazol aufdosieren?

Beim akuten manischen Syndrom kann Aripiprazol in einer Dosis von 15 mg/Tag ab dem ersten Tag gegeben werden. Ein langsames Aufdosieren hat in der Behandlung der Manie keine Vorteile gezeigt. Das Haloperidol sollte parallel ausgeschlichen werden.

FRAGE

Mit welchen Nebenwirkungen rechnen Sie bei einer Behandlung mit Aripiprazol?

Am häufigsten kommt es zu Akathisie und Übelkeit. Es können aber auch Kopfschmerzen, Schwindel, Ruhelosigkeit, Schlaflosigkeit und Angstgefühle auftreten. Gastrointestinale **Nebenwirkungen** treten meist nur initial auf und bestehen aus Dyspepsie, Erbrechen, Übelkeit, Hypersalivation und Obstipation.

Positiv zu bemerken ist, dass eine Gewichtszunahme im Gegensatz zu den meisten anderen Antipsychotika der 2. Generation nicht häufiger ist als unter Placebo. Es kommt auch nicht oder nur extrem selten zu einer Sedierung, die in unserem Fall zu Beginn der Behandlung zwar erwünscht wäre, aber akut auch durch Benzodiazepine erreicht werden kann.

Verlauf

Nach einer Woche schläft der Patient erstmals bis zum Morgen durch und das manische Syndrom bildet sich zurück. Nach zwei Wochen wird begonnen, das das Benzodiazepin langsam auszuschleichen. Nach Ablauf der Unterbringung ist er ohne Einschränkung krankheits- und behandlungseinsichtig und einverstanden, die stationäre Behandlung freiwillig zu verlängern. Nach einem stationären Aufenthalt von insgesamt sechs Wochen wird er in die ambulante Weiterbehandlung entlassen.

FRAGE

Wie lange sollte der Patient Aripiprazol als Phasenprophylaxe weiter einnehmen?

Bei guter Verträglichkeit und Wirkung empfehlen Sie dem Patienten, Aripiprazol dauerhaft einzunehmen. Sie begründen Ihre Empfehlung damit, dass mit einem anderen Phasenprophylaktikum (Lithium) über 15 Jahre eine affektive Stabilisierung erreicht worden war und das Absetzen nach kurzer Zeit zu einem schweren Rezidiv mit einschneidenden Konsequenzen geführt hatte.

Lernziele

Symptome der Manie
Unterschiedliche Formen der Manie
Umgang mit fremdaggressiven Patienten
Therapieprinzipien der Manie

Konsultationsanlässe (NKLM)

Denk- und Wahrnehmungsstörung
Fremd- oder Selbstgefährdung
Störungen der sexuellen Funktion und des sexuellen Erlebens

ICD-10

F31.2 Bipolare affektive Störung, gegenwärtig manische Episode mit psychotischen Symptomen

ICD-11

6A60.1 Bipolare Störung, gegenwärtig manische Episode mit psychotischen Symptomen

KAPITEL

14 Hohes Fieber

Ausgangssituation

Ein 20-jähriger Auszubildender mit einer paranoiden Schizophrenie wird seit zwei Wochen stationär mit dem Antipsychotikum Haloperidol behandelt. Unter einer sehr hohen Dosis von 20 mg/Tag kam es bereits zu einer deutlichen Besserung der psychotischen Symptomatik. Innerhalb von 24 Stunden entwickelte sich jedoch ein **akutes Krankheitsbild** mit Rigor und Akinese, fluktuierender Bewusstseinsstörung sowie einer autonomen Funktionsstörung mit Fieber, Tachykardie, Tachypnoe, Hypertonie und starkem Schwitzen.

FRAGE
Welche Verdachtsdiagnose stellen Sie? Nennen Sie die vorhandenen Leitsymptome.

Aufgrund des charakteristischen klinischen Bilds und des zeitlichen Zusammenhangs mit der Behandlung mit Haloperidol stellen Sie die Verdachtsdiagnose eines malignen neuroleptischen Syndroms.

Das maligne neuroleptische Syndrom ist die schwerste extrapyramidalmotorische Nebenwirkung der Antipsychotika der 1. Generation (auch „klassische Neuroleptika" genannt) (➤ Fall 3). Es ist gekennzeichnet durch folgende **Leitsymptome,** die sich innerhalb von 1–3 Tagen entwickeln:

- Extrapyramidale Störungen, v. a. **schwerer Rigor**
- Vegetative Störungen, v. a. **hohes Fieber,** aber auch Tachykardien, Blutdruckveränderungen, vermehrtes Schwitzen und Exsikkose
- **Fluktuierende Bewusstseinsveränderungen** bis hin zum Koma.

MERKE
Das maligne neuroleptische Syndrom ist gekennzeichnet durch die Trias aus extrapyramidalmotorischen Symptomen (v. a. starker Rigor), vegetativer Entgleisung und fluktuierenden Bewusstseinsstörungen.

FRAGE
Welche Konstellation erwarten Sie bei den Laborwerten?

In 40–50 % der Fälle findet sich eine Erhöhung der Kreatinkinase (CK), seltener eine Leukozytose und ein Anstieg der Leberenzyme. Eine Rhabdomyolyse kann zu einer Myoglobinurie mit akutem Nierenversagen führen.

FRAGE
Was wissen Sie über die Häufigkeit und den Verlauf eines malignen neuroleptischen Syndroms? Bei welchen Medikamenten kann es auftreten?

Ein lebensbedrohliches malignes neuroleptisches Syndrom tritt bei bis zu 1 % der mit Antipsychotika behandelten Patienten auf, wobei häufiger junge Männer betroffen sind. Es kann, v. a. unbehandelt, tödlich verlaufen, wobei sich die Lebensgefahr aus den Komplikationen der Rhabdomyolyse (Nierenversagen), der Immobilisierung (Thrombose, Embolie, Pneumonie etc.) und der vegetativen Dysregulation (Exsikkose) ergibt. Es tritt mit höherer Wahrscheinlichkeit bei Antipsychotika der 1. Generation, z. B. Haloperidol, Benperidol, Perphenazin oder Flupentixol, bei hohen Dosen oder schneller Dosissteigerung auf. Aber auch unter Behandlung mit Antipsychotika der 2. Generation wurden in seltenen Fällen maligne neuroleptische Syndrome beschrieben.

MERKE

Ein malignes neuroleptisches Syndrom ist immer ein Notfall. Es kann, v. a. unbehandelt, tödlich verlaufen!

FRAGE

Welche wichtige Differenzialdiagnose ist abzugrenzen?

Differenzialdiagnostisch kann es schwer sein, eine perniziöse, febrile Katatonie (schwere Form einer katatonen Schizophrenie) abzugrenzen. Dies führt zu einem therapeutischen Dilemma, denn bei der perniziösen Katatonie müssen die Antipsychotika tendenziell eher beibehalten werden (auch wenn hier die Therapie mit Benzodiazepinen im Vordergrund steht), wohingegen sie beim malignen neuroleptischen Syndrom unbedingt abgesetzt werden müssen.

Als Richtschnur für die Unterscheidung kann gelten, dass sich die perniziöse Katatonie eher rasch nach Behandlungsbeginn noch **vor** einer deutlichen Besserung des klinischen Zustandsbilds einstellt, während ein malignes neuroleptisches Syndrom eher wie in unserem Fall bei Patienten auftritt, denen es bereits besser geht und die Antipsychotika in hoher Dosierung (z. B. 20 mg Haloperidol) erhalten.

Das klinische Bild des malignen neuroleptischen Syndroms ähnelt auch dem einer malignen Hyperthermie, die aber nur selten bei Narkosen auftritt.

FRAGE

Welche Therapiemaßnahmen ergreifen Sie?

Zunächst muss das **Antipsychotikum sofort abgesetzt** werden. Dies ist oft problematisch, da dadurch die psychotische Symptomatik erneut exazerbieren kann. Meist ist es daher erforderlich, den Patienten mit einem Benzodiazepin (z. B. Diazepam) ausreichend zu sedieren. Bei unbeherrschbarer psychotischer Symptomatik kann evtl. eine Elektrokonvulsionstherapie (➤ Fall 33) durchgeführt werden, um die psychotische Symptomatik zu bessern. Zusätzlich muss eine **intensivmedizinische Überwachung** mit kardiovaskulärem Monitoring, ausreichender Flüssigkeitszufuhr (**cave:** renale Komplikationen!) und Thromboseprophylaxe erfolgen. In eher seltenen Fällen ist die Gabe des Dopaminagonisten Bromocriptin erforderlich, um die dopaminerge Neurotransmission zu fördern und damit dem Dopaminrezeptor-Antagonismus der Antipsychotika entgegenzuwirken. Bei starkem Fieber und starkem Rigor kann auch Dantrolen, ein direkt wirkendes Muskelrelaxans, gegeben werden.

Es hemmt die Kalzium-Freisetzung aus dem endoplasmatischen Retikulum und reduziert dadurch die Muskelzerstörung und Hyperthermie.

Verlauf

Die Labordiagnostik in unserem Fall zeigt eine deutliche Erhöhung der Kreatinkinase und der Transaminasen sowie eine leichte Leukozytose. Der Patient wird auf eine Intensivstation verlegt, wo das Antipsychotikum abgesetzt wird, eine Überwachung der Vitalparameter erfolgt sowie eine parenterale Flüssigkeitszufuhr und Thromboseprophylaxe. Da der Patient weiterhin sehr agitiert ist, erfolgt eine sedierende Therapie mit dem Benzodiazepin Lorazepam bis 5 mg / d. Innerhalb von fünf Tagen bildet sich das akute Krankheitsbild komplett zurück. Anschließend erfolgt eine vorsichtige Umstellung auf das Antipsychotikum Olanzapin.

Lernziele

Symptomatik des malignen neuroleptischen Syndroms
Differenzialdiagnostische Abgrenzung
Therapie des malignen neuroleptischen Syndroms

Konsultationsanlässe (NKLM)

Steifheit und erschwerte Bewegungen

ICD-10

F 20.0 Paranoide Schizophrenie
G 21.0 Malignes neuroleptisches Syndrom

ICD-11

6A20 Schizophrenie
8A0Y Malignes neuroleptisches Syndrom

KAPITEL

15 Endlich schlafen

Erstgespräch

In der Ambulanz stellt sich eine 52-jährige Patientin vor. Sie berichtet, dass sie vor drei Jahren wegen Schlafstörungen von ihrem Arzt Bromazepam (ein Benzodiazepinpräparat) verschrieben bekommen habe. Dieses Medikament habe ihr damals sehr schnell geholfen, die positive Wirkung habe jedoch nur wenige Wochen angehalten. Dann habe sie die Dosis immer weiter steigern müssen, sodass sie zurzeit vier Tabletten (entspr. 24 mg Bromazepam) zur Nacht einnehme. Der Schlaf sei trotzdem unruhig, sie wache häufig auf und fühle sich morgens nicht erholt. Sie sei außerdem vergesslicher und unkonzentrierter geworden, was zu vielen Streitereien in der Familie geführt habe, die ihr „Schussligkeit" vorwerfe.

Sie habe mehrfach versucht, von den Tabletten loszukommen, was ihr jedoch nie gelungen sei. Wenn sie die Dosis reduziere, nähmen die Schlafstörungen zu und sie fühle sich so unruhig, angespannt und ängstlich, dass sie schnell wieder „auf der alten Dosis sei". Sie empfinde es wie einen Zwang, die Tabletten einzunehmen. Jetzt sei für sie der Punkt gekommen, an dem sie einsehe, dass es so nicht mehr weitergehen könne. Auch ihr Mann und ihre älteste Tochter hätten sie sehr gedrängt, eine Therapie zu beginnen. Seit sechs Wochen sei sie zudem krankgeschrieben. Da sie unbedingt wieder arbeiten wolle, brauche sie jetzt dringend Hilfe, um von den Medikamenten wegzukommen.

FRAGE
Wie lautet Ihre diagnostische Einschätzung?

Bei psychischen Störungen im Zusammenhang mit Suchtmitteln muss grundsätzlich zwischen **schädlichem Gebrauch** und einer **Abhängigkeit** unterschieden werden. Die ICD-10 gibt genaue Kriterien für das Vorliegen eines schädlichen Gebrauchs bzw. einer Abhängigkeit von Suchtmitteln an.

In unserem Fall liegt eine **Abhängigkeit von Benzodiazepinen** vor, da bei der Patientin mindestens drei von sechs Kriterien einer Abhängigkeit erfüllt sind (➤ Tab. 15.1; zu den Diagnosekriterien für eine Substanzabhängigkeit nach ICD-11 ➤ Kap. 2): Es bestehen

- ein suchtartiges Verlangen, die Medikamente einzunehmen,
- eine Toleranzentwicklung, d. h., das Medikament hatte mit der Zeit seine schlafanstoßende, beruhigende Wirkung verloren, sodass die Patientin die Dosis des Medikaments steigern musste, um die gleiche Wirkung zu erreichen,
- Entzugssymptome in Form von vermehrten Schlafstörungen, Unruhe und Ängstlichkeit beim Versuch, das Medikament abzusetzen.
- Dazu kommen soziale Probleme der Abhängigkeit: Die Familie leidet darunter und die Patientin muss krankgeschrieben werden.

Ein Medikamentenmissbrauch läge vor, wenn die Abhängigkeitskriterien nicht erfüllt wären, es aber z. B. zu einer Schädigung der psychischen Gesundheit (z. B. Depression) oder sozialen Situation (z. B. Arbeitsplatzverlust) des Konsumenten kommt.

Tab. 15.1 ICD-10-Diagnosekriterien für das Vorliegen einer Abhängigkeit von psychotropen Substanzen.

Es müssen irgendwann innerhalb des letzten Jahres mindestens drei der folgenden Kriterien gleichzeitig vorhanden gewesen sein:	
1.	Ein starker Wunsch oder eine Art Zwang, psychotrope Substanzen zu konsumieren
2.	Verminderte Kontrollfähigkeit bezüglich des Beginns, der Beendigung und der Menge des Konsums
3.	Ein körperliches Entzugssyndrom bei Beendigung oder Reduktion des Konsums
4.	Nachweis einer Toleranz (um die ursprünglich durch niedrigere Dosen erreichten Wirkungen hervorzurufen, sind zunehmend höhere Dosen erforderlich)
5.	Fortschreitende Vernachlässigung anderer Vergnügungen oder Interessen zugunsten des Substanzkonsums oder erhöhter Zeitaufwand zur Substanzbeschaffung oder um sich von den Folgen zu erholen
6.	Anhaltender Substanzkonsum trotz Nachweises eindeutiger schädlicher Folgen

MERKE

Ein Abhängigkeitssyndrom ist durch ein starkes Verlangen nach einer psychotrop wirksamen Substanz, Kontrollverlust, körperliche Entzugssymptome, Toleranzentwicklung, Einengung auf den Substanzgebrauch und Fortsetzung des Konsums trotz schädlicher Konsequenzen gekennzeichnet. Ein schädlicher Gebrauch einer Substanz besteht, wenn deren Einnahme zu körperlichen, psychischen oder sozialen Problemen führt.

FRAGE

Die Patientin berichtet über Entzugssymptome in Form von Unruhe, Anspannung und Ängstlichkeit. Nach welchen weiteren Entzugssymptomen fragen Sie? Welche können lebensbedrohlich sein?

Benzodiazepine können zu psychischen und körperlichen Entzugssymptomen führen, die individuell sehr unterschiedlich stark ausgeprägt sein können.

- **psychische Entzugssymptome:** Angstzustände, Unruhe, Reizbarkeit, Schlaflosigkeit und depressive Verstimmung. Bei schweren Entzugssymptomen kann es auch zu einem deliranten Syndrom mit Verwirrtheit und psychotischem Erleben (z. B. Wahnerleben und Halluzinationen) kommen (➤ Fall 30).
- **körperliche Symptome:** Blutdruck- und Pulserhöhung, Zittern und Schweißausbrüche, Kopf- und Muskelschmerzen und gastrointestinale Symptome (Übelkeit, Erbrechen, Durchfall). Bei schweren Entzugssyndromen können auch epileptische Anfälle auftreten.

Zu den **schweren,** potenziell lebensgefährlichen **Entzugssymptomen,** die bei bis zu **20 %** der Patienten auftreten, gehören ein **Entzugsdelir** und **epileptische Anfälle.**

MERKE

Ein Benzodiazepinentzug äußert sich psychisch häufig in Form von Angstzuständen, innerer/motorischer Unruhe, depressiver Verstimmung, Reizbarkeit und Schlafstörungen. Körperlich können Tremor, Tachykardie, Blutdruckerhöhung, Schweißausbrüche, Schmerzen und gastrointestinale Beschwerden auftreten. Schwere, potenziell lebensbedrohliche Entzugssymptome sind ein Delir und epileptische Anfälle.

Untersuchung

Die Patientin berichtet, dass sie neben den quälenden Unruhezuständen beim Reduzieren der Medikamente vor allem unter Zittern, Herzrasen und Schweißausbrüchen gelitten habe. Vor einem Jahr habe sie einmal das Medikament komplett abgesetzt. Nach einigen Tagen sei es zu einem epileptischen Anfall gekommen, weshalb sie einen Tag stationär in einer neurologischen Klinik behandelt worden sei. Man habe ihr damals einen Entzug des Medikaments empfohlen. Da sie Angst gehabt habe, dass sich die Schlafstörungen wieder einstellen, habe sie das aber nicht geschafft.

FRAGE

Offenbar waren Schlafstörungen der Auslöser für die Abhängigkeitsentwicklung. Auf welche psychischen Erkrankungen können schwere Schlafstörungen hinweisen? Bei welchen anderen Erkrankungen sieht man häufig eine Benzodiazepinabhängigkeit?

Leichte, gelegentlich oder bei Belastung auftretende Schlafstörungen sind physiologisch. Schwere, andauernde Schlafstörungen können praktisch bei allen psychischen Erkrankungen auftreten. Am wichtigsten ist die Klärung der Frage, ob ein **depressives Syndrom** oder eine **Angststörung** vorliegt. Sie fragen die Patientin daher nach Kernsymptomen der Depression (➤ Fall 5) sowie nach Angstsymptomen (➤ Fall 9, ➤ Fall 16, ➤ Fall 34).

Besonders abhängigkeitsgefährdet sind außerdem Patienten mit einer chronischen körperlichen Erkrankung (vor allem, wenn diese mit einem Schmerzsyndrom einhergeht), einer Persönlichkeitsstörung (z. B. Borderline-Störung, ➤ Fall 43) oder einer Suchtanamnese (Patienten, die von Suchtstoffen, z. B. Alkohol, abhängig sind oder waren, haben ein erhöhtes Risiko, bei erneuter Einnahme von Suchtstoffen wieder abhängig zu werden).

MERKE

Erkrankungen, im Rahmen derer häufig eine Benzodiazepinabhängigkeit auftritt, sind neben den hier bestehenden Schlafstörungen depressive Syndrome, Angststörungen, Persönlichkeitsstörungen, chronische Schmerzsyndrome und eine bereits vorbestehende Suchterkrankung.

FRAGE

Hinweise für eine entsprechende komorbide psychische Erkrankung (außer der Schlafstörung) finden sich nicht. Sie planen daher die weitere Entzugstherapie. Entsprechend der Schilderung bei Aufnahme ist die Patientin offensichtlich für eine Entzugsbehandlung motiviert. Raten Sie der Patientin zu einer ambulanten oder stationären Entzugsbehandlung?

Eine ambulante Entzugsbehandlung ist prinzipiell möglich; folgende Argumente sprechen jedoch für eine stationäre Therapie:

- Die Patientin hat bereits mehrfach erfolglos versucht, ambulant die Medikamente zu reduzieren.
- Weiterhin kam es einmalig zu schweren Entzugssymptomen mit einem Krampfanfall.

Sie raten der Patientin aus diesen Gründen zu einer stationären Aufnahme.

FRAGE

Die nächste Aufnahmemöglichkeit für eine stationäre Entzugsbehandlung steht erst in 14 Tagen zur Verfügung. Was empfehlen Sie der Patientin bzgl. der Einnahme von Bromazepam bis zum Aufnahmetermin?

Dazu gehören zum einen die **Aufklärung über „normales Schlafen"** und zum anderen **konkrete Tipps für das Einschlafen:**

- Die Patientin soll sich z. B. nur dann ins Bett legen, wenn sie sich wirklich müde fühlt, und das Bett auch nur zum Schlafen benutzen (nicht zum Arbeiten oder Essen).
- Wenn sie dann nicht innerhalb einer Viertelstunde einschlafen kann, soll sie aufstehen und den Raum wechseln.
- Erst wenn sie sich wieder müde / einschlafbereit fühlt, soll sie ins Bett zurückkehren.
- Sinnvoll ist auch, ein **Schlaftagebuch** zu führen, wodurch der Patientin z. B. verdeutlicht werden kann, dass sie nach der Arbeit auf dem Sofa längere Zeit schläft, was zur Nacht zu einem erniedrigten „Schlafdruck" führt (➢ Fall 37).

Bei einer **medikamentösen Behandlung** sollten Sie alle Substanzen mit Suchtpotenzial vermeiden. Es empfiehlt sich, wenn pflanzliche Produkte nicht zum Ziel führen, z. B. die Gabe **sedierender Antidepressiva** wie Trimipramin in einer Dosis von 50–150 mg zur Nacht oder Doxepin in einer Dosis von 25–100 mg pro Nacht.

Auch die **Gabe neuerer Hypnotika** (Z-Substanzen), z. B. 7,5 mg Zopiclon oder 10 mg Zolpidem, sollte vermieden werden, da sie ebenfalls zu einer Abhängigkeitsentwicklung führen können, auch wenn das Suchtpotenzial wahrscheinlich geringer ist als bei den Benzodiazepinen.

Neben den schlafhygienischen und pharmakologischen Maßnahmen zur Behandlung der nichtorganischen Insomnie zeigen insbesondere auch **psychotherapeutische Verfahren** eine hohe Evidenz. Therapiebausteine solcher Verfahren sind:

- Körperliche und gedankliche Entspannungsverfahren
- Vermittlung günstiger Schlafregeln (s. o.)
- Strukturierung des Schlaf-wach-Rhythmus
- Analyse und Veränderung ungünstiger Gedanken und Erwartungen bezüglich des Schlafs
- Informationen über den Umgang mit akuter Schlaflosigkeit
- Analyse und Bearbeitung individueller Belastungs- und Stressfaktoren, die mit der Schlaflosigkeit in Zusammenhang gebracht werden.

FRAGE

Nennen Sie die entscheidenden diagnostischen Kriterien einer primären Insomnie nach ICD-10 bzw. einer insomnischen Störung nach ICD-11.

Typisch sind Schwierigkeiten bei der Einleitung, Dauer, Vertiefung oder Qualität des Schlafs, die zu Beeinträchtigungen wie Tagesmüdigkeit oder Leistungseinbußen führen. Typisch sind damit die von der Patientin beklagten Ein- und Durchschlafstörungen mit Früherwachen und Klagen über einen nicht erholsamen Schlaf mit entsprechender Tagesschläfrigkeit und kognitiven Einbußen. Während die ICD-10 fordert, dass die Schlafstörungen mindestens dreimal pro Woche während mindestens eines Monats aufgetreten sein müssen, unterscheidet die ICD-11 eine chronische insomnische Störung, wie sie bei unserer Patientin vorliegt, bei der die Symptome mindestens mehrmals pro Woche für mindestens 3 Monate aufgetreten sein müssen, und eine kurzzeitige Form, bei der die Symptome weniger als 3 Monate andauern.

Verlauf

Die Schlaflaboruntersuchung hat keine organischen Ursachen für die Schlafstörung ergeben. Auch finden sich keine psychischen Erkrankungen, die die Schlafstörungen erklären könnten. Sie stellen daher die Diagnose einer **primären oder nichtorganischen Insomnie** bzw. einer **chronischen insomnischen Störung.**

Die Patientin nahm über acht Wochen an einer verhaltenstherapeutischen Gruppenbehandlung teil und wurde symptomatisch mit Trimipramin 75 mg zur Nacht behandelt. Die Schlafstörungen gingen im Laufe von drei Monaten deutlich zurück. Bereits vier Wochen nach Entlassung konnte die Patientin ihre Arbeit wieder aufnehmen.

Lernziele

Unterscheidung zwischen Abhängigkeit und Missbrauch von psychotropen Substanzen
Auslöser für die Entwicklung von Abhängigkeiten
Indikationsstellung zur stationären Aufnahme bei Benzodiazepinabhängigkeit
Durchführung des Benzodiazepinentzugs
Maßnahmen zur Rückfallprophylaxe
Diagnostik der Insomnie bzw. insomnischen Störung nach ICD-10 bzw. ICD-11

Konsultationsanlässe (NKLM)

Schlafstörungen
Suchtverhalten
Abhängigkeit, Gebrauch und Missbrauch von Genussgiften und Medikamenten

ICD-10

F13.2	Benzodiazepinabhängigkeit
F51.0	Nichtorganische Insomnie

ICD-11

6C4E.2	Benzodiazepinabhängigkeit
7A00	Chronische insomnische Störung

KAPITEL

16 Ungewisse Zukunft

Erstgespräch beim Psychotherapeuten

In Ihrer Psychotherapiepraxis stellt sich eine 25-jährige unauffällige und recht stille junge Frau vor, die von ihrem Hausarzt an Sie überwiesen wurde. Sie habe immer wieder Sorgen, dass sie oder ihr Partner ernsthaft krank werden könnten. Sie sei auch nicht sicher, ob sie wie geplant heiraten solle, da sie ja nicht wisse, wie die Ehe laufen würde. Insgesamt falle es ihr schwer, Entscheidungen zu treffen, und sie bereue diese hinterher häufig. So sei sie auch nicht sicher, ob es nicht ein Fehler gewesen sei, vor einem halben Jahr von ihrem 80 km entfernten Heimatort hierherzuziehen, da sie hier so wenige Leute kenne. Allerdings sei ihr Partner hier beruflich gebunden. Ein Verbleib an ihrem alten Wohnort hätte ein Weiterführen der bereits mehrere Jahre bestehenden Wochenendbeziehung bedeutet.

Auf die Frage nach ihrer beruflichen Situation gibt sie an, hier in ihrem Ausbildungsberuf als Bürokauffrau eine Stelle gefunden zu haben. Allerdings habe sie oft das Gefühl, dass sie von ihren neuen Kolleginnen nicht recht akzeptiert werde, sie finde immer wieder, dass die Kollegen sich ihr gegenüber komisch benähmen.

Zum Hausarzt sei sie gegangen, weil sie den Eindruck gehabt habe, dass ihr Herz manchmal unrhythmisch schlage. Dies habe ihr Sorgen bereitet, der Hausarzt habe aber alles ausführlich abgeklärt und nichts gefunden. Dennoch werde sie ihre immer wiederkehrenden Sorgen, krank zu sein, nicht los. Ihr Hausarzt habe jedoch gemeint, dass dies wahrscheinlich psychisch bedingt sei, und sie zu Ihnen geschickt.

FRAGE

Welche Symptome präsentiert die Patientin? An welche Erkrankungen denken Sie, und welche weiteren Fragen stellen Sie?

Auf den ersten Blick kommen verschiedene Störungen in Betracht:

- Sorgen und Grübeln treten häufig im Rahmen von **Depressionen** auf. Sie erfragen daher die typischen Symptome der Depression wie depressive Stimmung, Interessensverlust, Antriebsprobleme, somatische Symptome und Suizidalität (➤ Fall 5, ➤ Fall 19, ➤ Fall 28, ➤ Fall 33).
- Die berichteten Ängste und Sorgen könnten auch auf eine **Angststörung** hinweisen. Dazu klären Sie ab, ob die Angst im Vordergrund der Symptomatik steht.
- Da die Patientin trotz ausführlicher Abklärung große Angst vor schweren Erkrankungen zu haben scheint, könnte auch eine **hypochondrische Störung** vorliegen. Sie erfragen daher, wie stark die Patientin von der Existenz einer Erkrankung überzeugt ist und welche Anstrengungen zur Abklärung sie bisher unternommen hat (➤ Fall 47).
- Hinter der Bemerkung, dass ihre Kollegen sich ihr gegenüber komisch benähmen, könnten **wahnhafte Befürchtungen** stecken. Daher erfragen Sie genauer, was die Patientin unter dem „komischen Verhalten" versteht.

Untersuchung

Befragt nach depressiven Symptomen, gibt die Patientin an, dass ihre Stimmung schlecht werde, wenn die Sorgen aufträten, dann träten auch andere Interessen in den Hintergrund. Insgesamt fühle sie sich jedoch nicht depressiv und sie habe im Prinzip Freude an ihrem Beruf und gemeinsamen Unternehmungen mit dem Partner. Antriebsprobleme und Suizidalität werden verneint. Wenn die Ängste besonders stark seien, leide sie gelegentlich unter Einschlafstörungen. Appetit und Libido seien normal.

Auf ihre Ängste angesprochen, berichtet die Patientin, dass diese ihr Hauptproblem seien. Auch ihr Partner meine, dass sie sich viel zu viele unnötige Sorgen mache, aber sie könne nun mal nicht anders. Es gebe keinen Tag ohne Angst, dabei sei sie früher nie so gewesen, auch wenn sie eher ein stiller und schüchterner Mensch sei, der sich nicht viel traue.

Nach ihren genaueren Vorstellungen über eine mögliche körperliche Erkrankung befragt, äußert die Patientin eher vage Sorgen. Möglicherweise habe sie gar nichts und es sei nur ihre Nervosität. Sie mache sich auch nicht nur über Krankheiten Sorgen, sondern auch über ihre Zukunft, ob ihr Partner der richtige Mann für sie sei und ob alles gut gehe, wenn sie schwanger werden wolle.

Zum „komischen Verhalten" der Kollegen gibt sie an, dass diese sie meist nur kurz grüßen würden und wenig Interesse an ihr zeigten, untereinander jedoch teilweise regen Kontakt unterhielten. Paranoide Befürchtungen können Sie nicht erkennen.

FRAGE

Welche diagnostische Einordnung können Sie nun vornehmen?

Offensichtlich liegen weder eine Depression noch eine Hypochondrie, noch eine wahnhafte Symptomatik vor. Am ehesten ist an eine Angststörung zu denken, da **Angst** das **Leitsymptom** darstellt.

FRAGE

Welche Fragen stellen Sie, um die Angstsymptome diagnostisch genauer einzuordnen?

Zur genauen Diagnose der Angstsymptomatik erfragen Sie **Auftretensform, Verlauf** und **situative Gebundenheit** sowie den **Inhalt** der Ängste (➤ Tab. 16.1). Bezüglich der Auftretensform klären Sie, ob die Angst attackenartig und relativ unvorhersehbar auftritt (→ Abklärung Panikstörung) oder nicht. Bezüglich der situativen Gebundenheit erfragen Sie, ob die Angst in umschriebenen Situationen auftritt (z. B. nur in Situationen mit Bezug zur Arbeit) oder unabhängig von der Situation nahezu dauernd präsent ist (→ Abklärung generalisierte Angststörung). Zur Abklärung einer sozialen Phobie fragen Sie zudem, ob die Angst in erster Linie in sozialen Situationen auftritt und sich vor allem in der Befürchtung manifestiert, anderen Personen gegenüber einen schlechten Eindruck zu machen.

Gesprächsverlauf

Die Patientin beschreibt den Verlauf der Angst nicht als attackenartig. Stattdessen trete sie immer wieder über längere Zeit auf, sie sei auch nicht an bestimmte Situationen gebunden. Inhaltlich spielten neben der Angst vor Erkrankungen andere Ängste bezüglich der Zukunft eine Rolle. Außer der Angst vor Ehe und Schwangerschaft befürchte sie auch manchmal, wirtschaftlich in eine schwierige Lage zu kommen, obwohl aktuell nichts dafür spräche. In sozialen Situationen fühle sie sich häufig etwas befangen, sie sei schon immer schüchtern gewesen. Allerdings habe dies mit der Angst nicht viel zu tun, sie trete in sozialen Situationen nicht stärker auf als sonst und richte sich nicht vor allem auf die Befürchtung, vor anderen einen schlechten Eindruck zu machen.

Tab. 16.1 Angststörungen und deren Kardinalsymptome nach der ICD-10.

F40.1 Soziale Phobie	Die Angst bezieht sich v. a. auf die prüfende Betrachtung durch andere Menschen und äußert sich in Zittern, Herzklopfen, Erröten u. a.; soziale Situationen werden vermieden oder nur mit großer Angst ertragen (➤ Fall 34)
F40.2 Spezifische Phobie	Die Angst ist beschränkt auf eng umschriebene Situationen, z. B. die Nähe bestimmter Tiere, Höhen, geschlossene Räume u. a. (➤ Fall 6)
F41.0 Panikstörung	Wiederkehrende schwere Angstattacken (Panik), nicht situativ gebunden und damit unvorhersehbar oder situativ ausgelöst als Agoraphobie und Panikstörung; typische Symptome sind Herzrasen, Brustschmerz, Schwindel etc. (➤ Fall 9)
F41.1 Generalisierte Angststörung	Die Angst ist generalisiert (nicht auf bestimmte Situationen beschränkt) und lang anhaltend, sie „flottiert frei"; typisch sind Ängste vor Krankheiten der eigenen Person oder naher Angehöriger
F41.2 Angst und Depression, gemischt	Sowohl depressive als auch Angstsymptome liegen vor, es herrscht jedoch keine der beiden Störungen vor, keine rechtfertigt für sich genommen die Diagnose

FRAGE

Welche Diagnose nach ICD-10 hat Ihre genauere Befragung ergeben?

Die Patientin leidet an einer **generalisierten Angststörung,** da die Angst nicht situationsgebunden und nicht attackenartig auftritt, sie ist nicht in erster Linie auf soziale Situationen bezogen und flottiert frei über eine Reihe von Themen.

MERKE

Die generalisierte Angststörung ist auf Anhieb schwer zu diagnostizieren, da ihre Symptomatik sowohl einer Depression als auch verschiedenen anderen psychischen Störungen (Hypochondrie, andere Angststörungen) ähneln kann.

FRAGE

Würden Sie in der ICD-11 dieselbe Diagnose stellen?

Ja. Die ICD-11 beschreibt die Angst präziser als Angst, die sich durch entweder eine allgemeine Besorgnis manifestiert, die sich nicht auf einen bestimmten Umstand in der Umgebung beschränkt (d. h. „frei flottierende Angst"), oder eine übermäßige Sorge (ängstliche Erwartung) über negative Ereignisse in verschiedenen Bereichen des täglichen Lebens (z. B. Arbeit, Finanzen, Gesundheit, Familie). Im Gegensatz zur ICD-10 muss die Symptomatik nicht 6 Monate, sondern mindestens mehrere Monate lang andauern, und zwar an mehr als der Hälfte der Tage. Die Angst und allgemeine Besorgnis oder Sorge muss von weiteren charakteristischen Symptomen begleitet sein, z. B. von Muskelanspannung oder motorischer Unruhe, es werden aber nicht mehr wie in der ICD-10 mindestens vier begleitende Angstsymptome gefordert.

Diese willkürliche Entspannung verbindet sie mit einem Bild oder einem Begriff, indem sie sich häufig entspannt und gleichzeitig das Bild oder den Begriff vergegenwärtigt.

FRAGE

Die Patientin fragt Sie, wie lange es dauern wird, die Entspannung zu lernen. Was können Sie dazu mitteilen?

Wenn die Patientin regelmäßig übt, kann sie das vollständige Programm der PMR in ca. fünf Wochen durchführen (etwa eine Woche für jeden Schritt). Für die zusätzlich geplanten therapeutischen Schritte veranschlagen Sie ca. 15 Therapiestunden.

Therapieverlauf

Neben der Entspannung führen Sie wie geplant kognitive Umstrukturierung (➤ Fall 28) durch und arbeiten mit der Patientin am Aufbau positiver Aktivitäten. Die Patientin erreicht im Laufe eines halben Jahres eine bessere Integration in ihr soziales Umfeld und kann sich für Hochzeit und Schwangerschaft entscheiden. Sie macht sich weiterhin etwas mehr Sorgen als angemessen, kann sich jedoch davon distanzieren und lernt, ihre Sorgen durch Ablenkung und soziale Kontakte zu relativieren und damit auch zu bewältigen.

Lernziele

Diagnostik und Differenzialdiagnostik der generalisierten Angststörung
Elemente der Verhaltenstherapie bei generalisierter Angststörung
Vorgehen bei der Vermittlung der progressiven Muskelrelaxation

Konsultationsanlässe (NKLM)

Angst und Ängstlichkeit

ICD-10

F41.1 Generalisierte Angststörung

ICD-11

6B00 Generalisierte Angststörung

KAPITEL

17 Schön sauber

Erstgespräch

Eine 21-jährige Patientin stellt sich in Begleitung ihrer Mutter in Ihrer Ambulanz vor. Der Patientin ist es offensichtlich sehr unangenehm, über ihre Beschwerden zu berichten. Zögerlich, mit leiser Stimme und den Blick auf den Boden gerichtet, berichtet sie schließlich, dass sie seit ca. sechs Monaten kaum noch außer Haus gehe, weil sie befürchte, sich mit dem HI-Virus zu infizieren bzw. infiziert zu haben. Aus Angst vor AIDS könne sie auch niemanden in die Wohnung lassen und müsse mehrmals täglich duschen, um sich zu reinigen. Sie wisse aber andererseits genau, dass diese Angst unbegründet sei, und ihre Handlungen erscheinen ihr unsinnig. Sogar die Mutter müsse sich duschen, wenn sie von draußen käme. Wenn sie selbst einmal draußen gewesen sei, müsse sie sich gründlich von Kopf bis Fuß desinfizieren, was bis zu zwei Stunden in Anspruch nehme. Auch Gegenstände, die andere berührt haben, müsse sie genauestens reinigen. In den letzten zwei Monaten habe sie praktisch nur noch ihr eigenes Zimmer benutzt, das sie für einigermaßen „sauber" halte. Ihre Mutter habe sie so weit gebracht, ihr praktisch alles abzunehmen.

Das Ganze habe vor drei Jahren begonnen, zunächst mit Ängsten, sich zu infizieren. Vor zwei Jahren habe sie angefangen, sich zu waschen, seit einem Jahr sei es ganz schlimm. Auslöser sei gewesen, dass sie von Freunden gehört habe, dass sich ein ehemaliger Schulkamerad mit HIV infiziert habe.

Da sie seit drei Monaten zunehmend lust- und kraftloser geworden sei, habe ihre Hausärztin ihr 150 mg des Antidepressivums Bupropion verordnet, was jedoch kaum Besserung gebracht habe. Das Studium der Architektur habe sie aufgeben müssen, auch ihre anschließend begonnene Lehre als Einzelhandelskauffrau habe sie vor einem Jahr abgebrochen. Zurzeit sei sie arbeitslos. Sie stelle sich jetzt auf Empfehlung einer mit der Familie befreundeten Ärztin vor. Über das, was sie geschildert habe, habe sie bisher mit keinem Arzt gesprochen.

Die Mutter bestätigt im Wesentlichen das Gesagte und ergänzt, dass ihre Tochter täglich mindestens sechs Stunden mit Reinigungen verbringe. Zur Vorgeschichte befragt, berichtet die Mutter, die Tochter sei schon immer eher ängstlich und besorgt gewesen und habe sich wenig zugetraut. Sie habe immer Angst, kritisiert oder von anderen nicht gemocht zu werden.

FRAGE

Welche psychopathologischen Leitsymptome werden hier beschrieben?

Die psychopathologischen Leitsymptome sind Zwangsgedanken und Zwangshandlungen. **Zwangsgedanken** sind Ideen, Vorstellungen oder Impulse, die sich dem Patienten gegen seinen Willen aufdrängen und die ihn ständig beschäftigen. Zwangsgedanken beinhalten am häufigsten aggressive Impulse oder Themen, die sich mit Kontamination und Schmutz beschäftigen. In unserem Fall ist die Patientin immer wieder mit der Befürchtung befasst, sich mit HIV zu infizieren bzw. infiziert zu haben.

Als **Zwangshandlungen** werden Verhaltensweisen bezeichnet, die meist in ritualisierter Form stereotyp mit dem Ziel durchgeführt werden, Anspannung und Angst zu reduzieren bzw. ein befürchtetes Ereignis unwirksam zu machen oder zu verhüten. Die häufigsten Zwangshandlungen sind Kontroll- und Waschzwänge. Unsere Patientin führt ritualisierte Wasch- und Putzhandlungen durch. Zwangsgedanken und -handlungen treten häufig zusammen auf.

Ein weiteres Leitsymptom ist das ausgeprägte **Vermeidungsverhalten:** Die Patientin geht kaum mehr außer Haus, meidet soziale Kontakte und benutzt im Wesentlichen nur noch ihr eigenes Zimmer.

FRAGE

Erklären Sie den Unterschied zwischen Zwangsgedanken und Wahnideen.

Als **Wahn** wird eine Fehlbeurteilung der Realität bezeichnet, die mit erfahrungsunabhängiger und damit oft unkorrigierbarer Gewissheit auftritt und an der der Patient mit subjektiver Gewissheit festhält, auch wenn sie im Widerspruch zu den Erfahrungen und Meinungen seiner Mitmenschen steht. Beim Wahn besteht typischerweise kein Bedürfnis, diese Fehlbeurteilung der Realität zu begründen. Der wahnhafte Gedanke wird vom Patienten nicht als unsinnig, sondern als real erlebt.

Im Gegensatz dazu handelt es sich bei den **Zwängen** um sich immer wieder gegen den inneren Widerstand des Patienten aufdrängende Gedanken, Impulse oder Handlungen, die vom Patienten als unsinnig und unangenehm erlebt werden. Sie lassen sich nicht oder nur schwer unterbinden, weil sich bei der Unterdrückung der Zwänge das Gefühl von Anspannung, Unbehagen oder Angst bis zur Unerträglichkeit steigern kann.

FRAGE

Welche Verdachtsdiagnose nach der ICD-10 stellen Sie?

Sie stellen die Verdachtsdiagnose einer „Zwangsstörung mit Zwangsgedanken und Zwangshandlungen gemischt“.

FRAGE

Nennen Sie die charakteristischen Merkmale der Zwangsstörung.

Bei der Zwangsstörung bestehen entweder Zwangsgedanken oder Zwangshandlungen oder in den meisten Fällen eine Kombination beider (gemischte Zwangsstörung) **über mindestens zwei Wochen,** wobei die Zwangssymptome quälend sind und die normalen Aktivitäten des Patienten stören.

Merkmale der Zwangsstörung sind:

- Die Gedanken, Vorstellungen oder Impulse wiederholen sich in unangenehmer Weise, sie drängen sich gegen den Willen auf und beschäftigen den Patienten stereotyp.
- Die Gedanken oder Impulse sind für den Patienten als eigene erkennbar.
- Die Gedanken oder Handlungen werden nicht als angenehm erlebt, sondern als sinnlos und quälend empfunden.

Wichtige Parameter für die Schwere der Erkrankung sind das Ausmaß der Beeinträchtigung des Soziallebens und die Zeit, die mit den Zwangshandlungen verbracht wird. Bei unserer Patientin diagnostizieren Sie demnach eine schwere Zwangsstörung.

MERKE

Bei der Zwangsstörung treten Zwangshandlungen und/oder Zwangsgedanken auf. Zwänge werden aus Schamgefühl häufig verheimlicht, weswegen der gezielten Exploration dieser Symptome bei der Erhebung des psychopathologischen Befunds ein besonderer Stellenwert zukommt.

FRAGE

Würden Sie nach der ICD-11 auch die Diagnose einer Zwangsstörung stellen?

Auch nach der ICD-11 sind die Kriterien einer Zwangsstörung erfüllt. Gegenüber der ICD-10 wird die Beschreibung der Zwangsstörung um einige Aspekte ergänzt: Es wird betont, dass Zwangsgedanken gewöhnlich mit dem Auftreten von Angst, Panik oder Ekel verbunden sind. Darüber hinaus wird der „Zwangsaspekt" von Zwangshandlungen etwas stärker hervorgehoben: Die Zwangsgedanken werden als ungewollt, aufdringlich und extrem störend erlebt. Die Handlungen werden infolge eines starken Drangs und häufig nach einem ritualisierten Plan durchgeführt oder dienen dazu, ein Gefühl von „Vollständigkeit" oder „Just right"-Erleben zu erreichen. Eine krankhafte Störung liegt dann vor, wenn die Zwangssymptomatik zeitaufwendig ist (> 1 h/d) und zu erheblichem Leiden und deutlichen Beeinträchtigungen wichtiger Fähigkeiten bzw. Funktionsbereiche führt. Ein Zeitkriterium für die Dauer der Erkrankung wird nicht mehr genannt. In der ICD-11 kann zusätzlich eingeschätzt werden, wie stark die betroffene Person die Zwangssymptomatik als „ich-dyston" bzw. krankhaft erlebt oder nicht. Hier ist eine zweistufige Zuordnung von „guter bis mäßiger Einsicht", wie sie bei unserer Patientin vorliegt, bis zu „geringer bzw. fehlender Einsicht" möglich. Das heißt, eine Zwangsstörung kann auch dann diagnostiziert werden, wenn keine Einsicht in die Irrationalität des Handelns besteht.

FRAGE

Wie können Sie Zwangsspektrumsstörungen davon abgrenzen und welche dieser Störungen kennen Sie?

Zwangsspektrumsstörungen gehen wie die Zwangsstörungen mit sich aufdrängenden negativen Impulsen oder Gedanken einher. Diese aversiven Gefühle werden durch ritualisierte Handlungen „bekämpft" (➤ Tab. 17.1). Nachdem Sie nach den entsprechenden Symptomen gefragt haben, können Sie eine Zwangsspektrumsstörung bei Ihrer Patientin ausschließen.

FRAGE

Die Anamnese hat einen Hinweis auf eine komorbide bzw. differenzialdiagnostisch wichtige psychische Erkrankung geliefert. Um welche handelt es sich dabei?

Die Patientin berichtete, dass sie seit ca. drei Monaten zunehmend lust- und kraftloser sei. Dies kann auf eine **depressive Störung** hinweisen. Einerseits sind Zwangsgedanken bei Depressionen häufig (meist handelt es sich hier um Zwangsgrübeln), andererseits entwickeln ca. 30 % aller Zwangspatienten eine sekundäre Depression.

Tab. 17.1 Zwangsspektrumsstörungen nach der ICD-11.

Körperdysmorphe Störung	Zwanghafte Überzeugung, durch eine vermeintliche körperlich Anomalie entstellt zu sein
Olfaktorisches Referenzsyndrom	Zwanghafte Überzeugung, einen unangenehmen, übelriechenden Körper- oder Mundgeruch aufzuweisen
Hypochondrie	Zwanghafte Überzeugung, an einer schweren körperlichen Erkrankung zu leiden
Pathologisches Horten und Sammeln	Zwanghafte Unfähigkeit, Besitztümer auszusortieren oder wegzugeben
Körperbezogene Wiederholungszwänge (z. B. Haareausreißen / Trichotillomanie, pathologisches Hautzupfen / Dermatillomanie)	Körperbezogene zwanghaft-repetitive Verhaltensstörung

Wichtig ist also, hier die psychopathologisch relevanten Symptome einer depressiven Episode zu erfragen (➤ Fall 5). Sollte bei unserer Patientin ein depressives Syndrom bestehen, würden Sie die Diagnose einer sekundären Depression stellen, da die Zwangssymptome bereits seit ca. drei Jahren bestehen, die depressive Symptomatik aber vor drei Monaten erstmals auftrat.

Wenn Zwangssymptome hingegen ausschließlich in direktem zeitlichem Zusammenhang mit einer Depression zu beobachten sind und mit dem Abklingen der affektiven Symptomatik remittieren, wird lediglich die Diagnose einer depressiven Episode gestellt.

FRAGE

Nennen Sie weitere psychische Erkrankungen, die mit Zwangssymptomen einhergehen können bzw. die häufig komorbid bei Zwangsstörungen vorliegen.

Auch Ängste gehören zum klinischen Bild einer Zwangsstörung. So treten Anspannung und Ängste besonders dann auf, wenn ein Zwangsritual, das ein befürchtetes Ereignis verhindern soll, nicht durchgeführt werden kann. In 5–10 % der Fälle besteht komorbid eine spezifische **Angsterkrankung,** z. B. eine soziale Phobie (übermäßige Angst in zwischenmenschlichen Situationen, ➤ Fall 34), eine generalisierte Angststörung (➤ Fall 16) oder eine Panikstörung (➤ Fall 9). Die Diagnose einer Angststörung lässt sich durch genaue Exploration stellen.

Auch an das Vorliegen einer **Suchterkrankung** oder einer **Anorexie** sollte gedacht werden.

Bis zu 25 % der Patienten mit **schizophrenen Störungen** zeigen Zwangssymptome, die jedoch oft bizarr ausgestaltet sind. Hier kann die Exploration schizophrener Erstrangsymptome eine Differenzialdiagnose ermöglichen (➤ Fall 3).

MERKE

Häufige komorbide psychische Erkrankungen bzw. Differenzialdiagnosen bei Zwangsstörungen sind: affektive Störungen, Angsterkrankungen (soziale Phobie, generalisierte Angsterkrankung), schizophrene Psychosen, Suchterkrankungen und Anorexie.

FRAGE

Auch bei verschiedenen organischen Erkrankungen können Zwangssymptome auftreten. Welche kennen Sie, und welche spezifische Diagnostik führen Sie durch?

➤ Tab. 17.2 gibt einen Überblick über organische Erkrankungen bzw. medikamentöse Behandlungen, in deren Rahmen Zwänge auftreten können und die daher differenzialdiagnostisch bei der Patientin abgeklärt werden müssen. Diese Erkrankungen sind durch die Anamneseerhebung und körperliche Untersuchung in der Regel auszuschließen. Zusätzlich empfiehlt sich die Durchführung einer Bildgebung des Gehirns (am besten Kernspintomografie), um eine Hirnschädigung (z. B. Tumor) als Ursache der Zwangssymptomatik auszuschließen.

Tab. 17.2 Organische Ursachen von Zwangssymptomen.
Gilles-de-la-Tourette-Syndrom (Tic-Störung)
Sydenham-Chorea (neurologische Manifestation eines rheumatischen Fiebers)
Schädel-Hirn-Trauma
Bilaterale Nekrose des Globus pallidus
Raumfordernde Prozesse (z. B. Tumor)

17

FRAGE

Ungefähr 60 % der Patienten mit Zwangssymptomen weisen komorbid eine Persönlichkeitsstörung auf. Welche zwei sind am häufigsten? Finden Sie in der Anamneseschilderung der Patientin Hinweise auf das Vorliegen einer Persönlichkeitsstörung?

Bei je ca. 20 % der Zwangspatienten tritt komorbid eine ängstlich-vermeidende (selbstunsichere) oder **dependente** (abhängige) **Persönlichkeitsstörung** auf. Auch die zwanghafte Persönlichkeitsstörung besteht mit etwa 12 % sehr häufig.

Die fremdanamnestischen Angaben der Mutter, dass die Tochter schon immer ängstlich und besorgt gewesen sei und sich viel geschämt und wenig zugetraut bzw. Angst habe, kritisiert oder von anderen nicht gemocht zu werden, könnten auf das Vorliegen einer selbstunsicheren Persönlichkeitsstörung hinweisen.

FRAGE

Beschreiben Sie die diagnostischen Kriterien der ängstlich-vermeidenden und der dependenten Persönlichkeitsstörung nach ICD-10.

Die ➤ Tab. 17.3 listet die wichtigsten Symptome einer selbstunsicheren und dependenten (abhängigen) Persönlichkeitsstörung auf, die neben den allgemeinen Kriterien für das Vorliegen einer Persönlichkeitsstörung erfüllt sein müssen. Sie können ein strukturiertes Interview durchführen, um die Diagnose einer Persönlichkeitsstörung zu operationalisieren und auch um andere Persönlichkeitsstörungen auszuschließen (➤ Fall 43). Zur Einteilung der Persönlichkeitsstörungen in der ICD-11 siehe auch Fall 42 und 50.

MERKE

Die häufigsten komorbiden Persönlichkeitsstörungen bei Zwangsstörungen mit jeweils ca. 20 % sind die ängstlich-vermeidende und die dependente Persönlichkeitsstörung.

Tab. 17.3 ICD-10-Diagnosekriterien der ängstlich-vermeidenden (selbstunsicheren) und dependenten Persönlichkeitsstörung.

Ängstlich-vermeidende Persönlichkeitsstörung	Dependente Persönlichkeitsstörung
• Andauernde und umfassende Gefühle von Anspannung und Besorgtheit • Überzeugung, selbst sozial unbeholfen, unattraktiv oder minderwertig im Vergleich mit anderen zu sein • Übertriebene Sorge, in sozialen Situationen kritisiert oder abgelehnt zu sein • Persönliche Kontakte nur, wenn Sicherheit besteht, gemocht zu werden • Eingeschränkter Lebensstil wegen des Bedürfnisses nach körperlicher Sicherheit • Vermeidung beruflicher oder sozialer Aktivitäten, die intensiven zwischenmenschlichen Kontakt bedingen, aus Furcht vor Kritik, Missbilligung oder Ablehnung.	• Bei den meisten Lebensentscheidungen wird an die Hilfe anderer appelliert oder die Entscheidung wird anderen überlassen • Unterordnung eigener Bedürfnisse unter die anderer Personen und unverhältnismäßige Nachgiebigkeit gegenüber den Wünschen anderer • Mangelnde Bereitschaft zur Äußerung angemessener Ansprüche gegenüber Personen, zu denen eine Abhängigkeit besteht • Unbehagliches Gefühl beim Alleinsein aus übertriebener Angst, nicht für sich allein sorgen zu können • Häufige Angst, von einer Person verlassen zu werden, zu der eine enge Beziehung besteht, und auf sich selbst angewiesen zu sein • Eingeschränkte Fähigkeit, Alltagsentscheidungen zu treffen, und ein hohes Maß an Ratschlägen und Bestätigung von anderen

17

Diagnostik

Ihre weiterführende Anamneseerhebung und Diagnostik hat keinen Hinweis für eine komorbide affektive Erkrankung, eine Schizophrenie oder Angststörung geliefert. Klinisch haben Sie die Diagnose einer ängstlich-vermeidenden Persönlichkeitsstörung gestellt. Das Vorliegen einer organischen Erkrankung als Ursache der Zwangssymptome ist anamnestisch unwahrscheinlich, eine Kernspintomografie des Gehirns zur Ausschlussdiagnostik war zudem unauffällig.

FRAGE
Welche Diagnosen stellen Sie?

Sie können jetzt nach ICD-10 die Diagnosen einer **Zwangsstörung mit Zwangshandlungen und Zwangsgedanken gemischt** und einer **selbstunsicheren Persönlichkeitsstörung** stellen. Während Sie nach der ICD-11 auch die Diagnose einer Zwangsstörung stellen würden, würden Sie keine kategoriale Diagnose einer Persönlichkeitsstörung mehr vergeben, sondern einer Persönlichkeitsstörung mit dimensionaler Ausprägung von negativer Affektivität (die Patientin leidet unter starker Angst und Scham und hat einen niedrigen Selbstwert) und sozialer Distanziertheit (die Patientin vermeidet soziale Kontakte aus Angst vor Ablehnung bei gleichzeitigem Annäherungswunsch).

FRAGE
Wie klären Sie die Patientin über die Diagnose auf? Welche Informationen geben Sie ihr und der Mutter mit?

Sie gehen bei der Aufklärung äußerst behutsam vor und geben der Patientin zunächst zu verstehen, wie mutig Sie es finden, dass sie so offen über ihre Beschwerden gesprochen hat. Sehr viele Patienten verheimlichen die Zwangssymptome, unter denen sie sehr leiden, lange, weil sie ihre Zwänge als abstrus und unsinnig erleben und sich dafür schämen. Aus diesem Grund wird durchschnittlich erst elf Jahre nach Krankheitsbeginn die Diagnose gestellt!

Sie sagen der Patientin auch, dass Zwangsstörungen nicht selten sind (Lebenszeitprävalenz 1–2,5 %) und dass die Zwangsstörung eine Krankheit ist, die sie nicht selbst verschuldet hat, sondern dass diese Erkrankung neben psychischen Ursachen auch eine biologische Ursache hat. Nach jetziger Auffassung vermutet man eine Störung der Basalganglienfunktion mit serotonergem Defizit.

Ganz entscheidend ist es, der Patientin zu vermitteln, dass die Erkrankung mit medikamentösen und psychotherapeutischen Verfahren effektiv behandelbar ist. Diese Therapie sollte möglichst frühzeitig einsetzen, um eine Chronifizierung zu vermeiden. Sie können der Patientin die Hoffnung machen, dass es in 60–80 % der Fälle zu einer deutlichen Besserung der Zwangssymptomatik durch Therapie kommt.

MERKE

Zwangsstörungen haben eine Lebenszeitprävalenz von 1–2,5 %. Bis zur Diagnosestellung vergehen durchschnittlich elf Jahre. Verhaltenstherapeutische und pharmakologische Therapieverfahren sind in 60–80 % der Fälle effektiv. Sie sollten frühzeitig eingesetzt werden, um eine Chronifizierung der Erkrankung zu verhindern.

17

FRAGE

Für welche Therapieverfahren ist die Wirksamkeit am besten belegt? Welches Verfahren empfehlen Sie der Patientin zur Behandlung?

Wenn Zwangshandlungen im Vordergrund stehen, ist die **kognitive Verhaltenstherapie** das bestbelegte Therapieverfahren. Bei Zwangsstörungen, die sich ausschließlich in Form von Zwangsgedanken manifestieren, sowie bei gemischten Zwangsstörungen kann eine zusätzliche **medikamentöse Therapie** sinnvoll sein. Bei unserer Patientin ist daher eine Kombination aus Psychotherapie und medikamentöser Behandlung angeraten.

FRAGE

Ist das wegen „Traurigkeit" verordnete Antidepressivum Bupropion auch zur Behandlung der Zwangsstörung geeignet?

Nein, denn bei Bupropion handelt es sich um einen Noradrenalin-Dopamin-Wiederaufnahme-Hemmer (➤ Fall 5). Durch zahlreiche Studien ist belegt, dass sich Zwangsstörungen vor allem durch Medikamente bessern, die selektiv die Serotonin-, nicht jedoch die Noradrenalin-Wiederaufnahme hemmen. Sinnvoll ist also der Einsatz von **selektiven Serotonin-Wiederaufnahme-Hemmern (SSRI).** Beispiele für Antidepressiva, deren Wirksamkeit bei Zwangsstörungen belegt ist, sind das trizyklische Antidepressivum Clomipramin sowie SSRI wie Citalopram oder Sertralin.

FRAGE

Welche Informationen geben Sie der Patientin hinsichtlich der Wirklatenz und der Dosierung der Medikamente?

Sie informieren die Patientin darüber, dass im Gegensatz zur antidepressiven Therapie, bei der eine **klinische Besserung** häufig bereits nach zwei Wochen eintritt, bei der Behandlung von Zwangsstörungen meist erst **nach 6–8 Wochen** ein deutlich positiver Effekt zu beobachten ist. Der Therapieerfolg sollte nach drei Monaten beurteilt werden.

In der Regel müssen die Medikamente **höher dosiert** werden als in der Depressionsbehandlung. Andere Studien zeigen, dass bei Wirkungslosigkeit Augmentierungsstrategien mit Antipsychotika der 2. Generation, z. B. Risperidon oder Olanzapin, hilfreich sein können.

MERKE

Bei Zwangsstörungen sind SSRI Medikamente der ersten Wahl. Sie müssen hoch dosiert werden und haben eine Wirklatenz von ca. 6–8 Wochen.

Verlauf

Aufgrund der Schwere der Zwangsstörung und der Tatsache, dass die Patientin das Haus nicht verlassen kann, haben Sie sie stationär aufgenommen. Die Medikation haben Sie auf den SSRI Citalopram umgestellt und einschleichend auf 40 mg aufdosiert. Bis auf anfängliche Übelkeit und Unruhe hat die Patientin die Medikation ohne Nebenwirkungen vertragen.

FRAGE

Beschreiben Sie die wichtigsten Schritte der verhaltenstherapeutischen Behandlung.

- Erster Schritt in der Verhaltenstherapie ist der **Aufbau von Motivation** für Therapie und Veränderung.
- In einer **Zielanalyse** legen Sie gemeinsam mit der Patientin fest, was sie erreichen möchte. In unserem Fall möchte die Patientin wieder das Haus verlassen und ihr Studium fortsetzen können.
- Sie erstellen eine ausführliche **Verhaltensanalyse,** zu der die Patientin in Form von **Selbstbeobachtungsprotokollen** beiträgt (➤ Fall 9).
- Die **graduierte Konfrontationsbehandlung** beginnen Sie zunächst gemeinsam mit der Patientin. Im weiteren Verlauf führt sie die Expositionsübungen selbstständig durch.

FRAGE

Erklären Sie das therapeutische Hauptelement der kognitiven Verhaltenstherapie von Zwangshandlungen.

Therapeutisches Hauptelement der kognitiven Verhaltenstherapie ist das **Expositionstraining mit Reaktionsmanagement:** Dabei konfrontiert sich die Patientin in gestuftem (hierarchisiertem, s. u.) Vorgehen mit Situationen (z. B. das Berühren einer Türklinke), die bei ihr Zwangshandlungen auslösen (z. B. eine Waschhandlung).

Grundlage des Expositionstrainings ist die Beobachtung, dass die Patientin bei Berühren der Türklinke Angst und Anspannung erlebt, die sie durch das Handwaschritual abbaut. Die Patientin ist davon überzeugt, dass ihr Spannungszustand nach Berühren der Klinke nie enden und sich immer weiter steigern wird, wenn sie das Zwangsritual nicht ausübt. Sie macht somit nie die Erfahrung, dass sich die Angst nach einiger Zeit physiologisch erschöpft und beim wiederholten Erleben der gleichen Situation an Dauer und Intensität verliert.

An erster Stelle steht die umfassende Information der Patientin über diese Zusammenhänge und die Vorbereitung der Konfrontationsbehandlung. In der Ex-

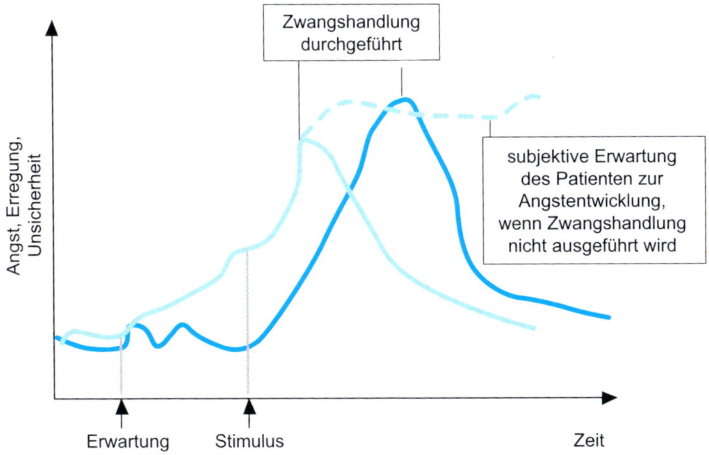

Abb. 17.1 Verlaufskurven und Erwartung des Verlaufs durch die Patientin für Angst, Anspannung und Erregtheit ohne Habituationsbehandlung. [L106]

positionssituation wird sie dazu angehalten, in der zwangauslösenden Situation zu verbleiben (z. B. Türklinke permanent festhalten, Verzicht auf die Waschhandlung), bis sie einen deutlichen Abfall von Angst und Anspannung verspürt. Durch wiederholtes Üben der Situation wird die Angst immer schwächer auftreten **(= Habituation)** (➤ Abb. 17.1, ➤ Abb. 17.2).

Expositionsübungen werden graduiert durchgeführt. Dabei erstellen Sie mit der Patientin zunächst vorab eine **Hierarchie** der auslösenden Situationen, die Sie nach dem Ausmaß der Angst, die sie auslösen, ordnen. Anschließend übt die Patientin diese Situationen nacheinander im Expositionstraining, wobei mit der am wenigsten angstauslösenden Situation begonnen wird.

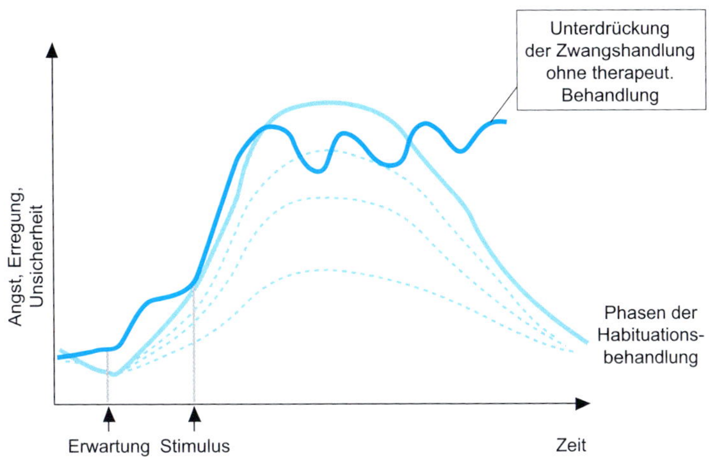

Abb. 17.2 Verlaufskurven für Angst, Anspannung und Erregtheit mit und ohne Habituationsbehandlung. [L106]

Verlauf

Nach drei Monaten stationärer Behandlung geht es der Patientin deutlich besser. Sie hat zwar immer noch Zwangssymptome, die mit Zwangshandlungen verbrachte tägliche Zeit ist jedoch von sechs Stunden auf eine Stunde zurückgegangen. Der Sozialarbeiter der Klinik vermittelt ihr noch während der stationären Behandlung eine „berufliche Belastungserprobung". Von Station aus beginnt sie, zunächst für zwei Stunden täglich, ein Praktikum in einem Architekturbüro. Sie informiert sich überdies über die für die Fortsetzung des Studiums erforderlichen Veranstaltungen und besucht probeweise eine Vorlesung. Nach knapp vier Monaten kann die Patientin ihre Behandlung ambulant fortsetzen.

Lernziele

Definition von Zwangssymptomen
Diagnosestellung nach ICD-10 und ICD-11
Komorbide Erkrankungen bei Zwangsstörungen
Organische Ursachen von Zwangsstörungen
Medikamentöse Therapie der Zwangsstörung, Wirkprinzip auf Neurotransmitterebene
Grundlagen der verhaltenstherapeutischen Behandlung von Zwangsstörungen

Konsultationsanlässe (NKLM)

Zwangsdenken und Zwangshandlungen

ICD-10

F42.2	Zwangsstörung mit Zwangsgedanken und Zwangshandlungen gemischt
F60.6	Ängstlich-vermeidende Persönlichkeitsstörung

ICD-11

6B20	Zwangsstörung
6D10.1	Mittelgradig ausgeprägte Persönlichkeitsstörung
6D11.0	Negative Affektivität
6D11.1	Distanziertheit

KAPITEL

18 Immer online

In der Ambulanz

Ein 21-jähriger Mann stellt sich auf Bitten seiner Eltern in der psychiatrischen Ambulanz vor. Er lebe noch in der elterlichen Wohnung, nachdem er sich nach dem Abitur vor inzwischen 2 Jahren nicht um einen Ausbildungsplatz gekümmert habe. Er berichtet, dass er immer schon gerne Videospiele gespielt habe und viel bei YouTube etc. unterwegs gewesen sei. Nach dem Abitur habe er dann Leerlauf gehabt, und ein Freund habe ihm „World of Warcraft" empfohlen. Er berichtet, dass er von dem Spiel derart fasziniert gewesen sei, dass er innerhalb weniger Wochen voll und ganz darin aufgegangen sei. Zu diesem Zeitpunkt habe er nichts anderes zu tun gehabt. Außerdem habe er hier die Anerkennung gefunden, die er in der realen Welt nicht erhalten habe. Infolge seiner dauernden Online-Beschäftigung habe er völlig die Kontrolle über sein Leben verloren. Meist habe er von 14 Uhr bis 6 Uhr morgens durchgespielt, sodass sich sein Tag-Nacht-Rhythmus völlig umgekehrt habe. Demzufolge habe er sich auch nicht weiter um eine Ausbildungsstelle oder ein Studium bemühen können. Bald habe er an nichts anderes mehr denken können und das Zimmer nur verlassen, um sich in der Küche etwas zu essen zu holen oder auf die Toilette zu gehen. Er habe bislang nicht versucht, seinen Computer- bzw. Internetkonsum zu reduzieren oder das Spielen ganz aufzugeben.

FRAGE

Welche Störung vermuten Sie bei dem Betroffenen?

Der Patient erfüllt die Kriterien einer **Computerspielabhängigkeit.** Diese Störung wurde in der ICD-10 noch nicht beschrieben, da bei deren Einführung 1994 Computer noch nicht weit verbreitet waren. In der ICD-11 wird die Computerspielabhängigkeit neben der Glückspielabhängigkeit als eine Störung durch abhängige Verhaltensweisen klassifiziert. Dadurch wird deutlich gemacht, dass die Symptomentwicklung von Gewöhnung an das Computerspielen über den problematischen Gebrauch bis hin zur Sucht vergleichbar mit dem Verlauf bei Störungen durch Substanzkonsum, z.B. Alkohol, ist (➤ Fall 2).

Die Betroffenen erleben ein starkes Verlangen, Toleranzbildung und Entzugssymptome. Im Verlauf kommt es zu Interessenverlust an Hobbys und anderen Freizeitbeschäftigungen mit Ausnahme des Computerspielens. Trotz nachteiliger Folgen (kein Ausbildungsplatz) wird das exzessive Computerspielen fortgesetzt. Über Entzugssymptome in Phasen, in denen nicht gespielt werden kann, können Sie keine Aussage treffen.

MERKE

Die Computerspielabhängigkeit ist durch die Unfähigkeit der Betroffenen gekennzeichnet, das Computerspielen zu kontrollieren.

FRAGE
Nennen Sie die diagnostischen Kriterien der Computerspielabhängigkeit nach ICD-11.

Die diagnostischen Merkmale von Computerspiel- und Glücksspielabhängigkeit (auch Computerspiel- und Glücksspielstörung genannt) sind abgesehen von der unterschiedlichen abhängigen Verhaltensweise identisch und umfassen 3 Hauptmerkmale, ein Zusatzkriterium zur funktionellen Beeinträchtigung sowie eine notwendige Zeitdauer der Störung.

Eine Computerspielabhängigkeit ist demnach gekennzeichnet durch ein Muster anhaltenden oder wiederkehrenden Spielverhaltens („digitales Spielen" oder „Videospielen"), das online (d. h. über das Internet) oder offline stattfindet und sich manifestiert durch:

- Beeinträchtigte Kontrolle über das Spielen (z. B. Beginn, Häufigkeit, Intensität, Dauer, Beendigung, Kontext)
- Erhöhung der Priorität des Computerspiels in dem Maße, dass das Computerspiel Vorrang vor anderen Lebensinteressen und täglichen Aktivitäten hat und
- Fortsetzung oder Eskalation des Computerspielens trotz des Auftretens negativer Konsequenzen.

Das Verhaltensmuster ist dabei so schwerwiegend, dass es zu erheblichen Beeinträchtigungen in persönlichen, familiären, sozialen, erzieherischen, beruflichen oder anderen wichtigen Funktionsbereichen kommt.

Das Muster des Spielverhaltens kann kontinuierlich oder episodisch und wiederkehrend sein. Das Computerspielverhalten und andere Merkmale sind normalerweise über einen Zeitraum von mindestens 12 Monaten erkennbar, damit eine Diagnose gestellt werden kann. Die erforderliche Dauer kann jedoch verkürzt werden, wenn alle diagnostischen Anforderungen erfüllt und die Symptome schwerwiegend sind.

MERKE
In die ICD-11 sind 2 Formen von Verhaltenssüchten aufgenommen worden: die Computerspielstörung und die Glücksspielstörung.

FRAGE
Wie gehen Sie therapeutisch vor?

Sie empfehlen dem Patienten eine kognitive Verhaltenstherapie (KVT), da Studien zeigen konnten, dass die manualisierte KVT anderen psychotherapeutischen Verfahren hinsichtlich der Reduzierung der Online-Zeiten überlegen ist. Auch für pharmakologische Therapieverfahren besteht eine geringe Evidenz, jedoch ist die Psychotherapie zu bevorzugen.

Verlauf

Initial kann der Patient sich nicht auf eine Therapie einlassen, da er aktuell seine Situation nicht verändern will. Gemeinsam mit den Eltern sollten Sie aber im Verlauf den Patienten dazu motivieren, eine ambulante Psychotherapie aufzunehmen.

Lernziele

Computerspielstörung
Störungen durch abhängige Verhaltensweisen

Suchtverhalten		**Konsultationsanlässe (NKLM)**
F63.8	Pathologischer Internetgebrauch (in der ICD-10 nicht beschrieben, häufig aber als Impulskontrollstörung kodiert)	**ICD-10**
6C51	Computerspielabhängigkeit	**ICD-11**

KAPITEL

19 Ein hoffnungsloser Fall?

Aufnahmegespräch

Ein 42-jähriger verheirateter Bauingenieur kommt wegen einer zweiten schweren depressiven Episode zur stationären Aufnahme. Fünf Jahre zuvor hatte er das erste Mal an einer Depression gelitten.

Der Patient berichtet, die jetzige Episode habe vor ca. sechs Monaten begonnen. Zunächst hatten sich vermehrte Erschöpfbarkeit und Antriebslosigkeit sowie Schlafstörungen eingestellt. Er habe zunehmend keine Freude mehr empfinden können und das Gefühl entwickelt, „nichts mehr wert zu sein" und „nichts mehr zu schaffen". Mittlerweile sehe er „alles schwarz" und habe große Angst davor, wie es in Zukunft mit ihm weitergehen solle. Der Schlaf sei auch immer schlechter geworden, meist wache er schon gegen 4 Uhr morgens auf und könne nicht mehr einschlafen. Morgens schaffe er es kaum aufzustehen. Tagsüber fühle er sich erschöpft und habe keinen Appetit. Morgens sei es am schlimmsten, zum Abend hin werde es dann etwas besser. Zeitweise sei er hoffnungslos und verzweifelt. Er habe allerdings noch nie daran gedacht, sich etwas anzutun. Seiner Familie, insbesondere seinen zwei Kindern, würde er das nie antun.

Die erste Phase vor fünf Jahren sei unter Medikation mit Paroxetin (ein selektiver Serotonin-Wiederaufnahme-Hemmer) nach drei Monaten abgeklungen. In der jetzigen Phase bekomme er inzwischen das dritte Medikament, es gehe ihm aber unverändert schlecht. Seit zwei Monaten befinde er sich zusätzlich in psychotherapeutischer Behandlung, was auch keine Besserung bewirkt habe.

Wegen der bisher erfolglosen Behandlung habe sein niedergelassener Psychiater ihn nun zur stationären Behandlung eingewiesen.

FRAGE

Welche Verdachtsdiagnose stellen Sie? Welche weiteren Informationen benötigen Sie, um das Prozedere zu planen?

Der Patient schildert ein gehemmt-depressives Syndrom mit Antriebslosigkeit, Insuffizienzerleben, Tagesschwankungen mit Morgentief, pessimistischen Zukunftsgedanken, Schlafstörungen und vermindertem Appetit. Aufgrund dieser Angaben stellen Sie die Verdachtsdiagnose einer schweren depressiven Episode bei rezidivierender depressiver Störung (zu den Diagnosekriterien nach ICD-10 und ICD-11 sowie weiteren diagnostischen Maßnahmen ➤ Fall 5).

Die Angabe des Patienten, bereits mit dem dritten Medikament erfolglos behandelt zu werden, macht eine genaue Medikamentenanamnese erforderlich.

Medikamentenanamnese

Der Patient erklärt, in der aktuellen Phase zunächst zwei Monate lang nicht behandelt worden zu sein. Dann habe er zwei Monate lang ohne Erfolg **Johanniskraut** eingenommen. Anschließend seien ambulant folgende Medikamente eingesetzt worden (zu den Substanzklassen der Antidepressiva ➤ Fall 5): **Sertralin** bis 100 mg in Kombination mit **Mirtazapin** bis 45 mg für vier Wochen. Anschließend sei eine

Umstellung auf das trizyklische Antidepressivum **Nortriptylin** erfolgt. Dieses Medikament nehme er ohne Zeichen einer Besserung seit fünf Wochen in einer Dosis von 100 mg ein. Während er unter Sertralin Nebenwirkungen in Form von Übelkeit und innerer Unruhe verspürt habe, vertrage er Nortriptylin bis auf eine leichte Mundtrockenheit und Obstipation recht gut.

FRAGE

Wie schätzen Sie die bisherige psychopharmakotherapeutische Behandlung ein?

Das Phytopharmakon Johanniskraut kann nach den aktuellen Leitlinien bei leichten, nicht jedoch bei schweren depressiven Störungen eingesetzt werden. Es hätte also in unserem Fall nicht eingesetzt werden sollen. Der Einsatz von Sertralin (selektiver Serotonin-Wiederaufnahme-Hemmer, SSRI) war sinnvoll, weil bereits in der ersten Phase ein SSRI zur Remission geführt hatte. Auch die zusätzliche Gabe von Mirtazapin (präsynaptischer Alpha-2-Rezeptor- und postsynaptischer 5-HT2- und 5-HT3-Rezeptor-Antagonist) war sinnvoll. Die Gabe beider Medikamente stellt in vielen Fällen durch das sich ergänzende Wirkungsprofil eine sehr wirksame Kombination dar! Auch der anschließende Wechsel des Wirkprinzips (Umstellung auf den Noradrenalin-Wiederaufnahme-Hemmer Nortriptylin) war indiziert.

Da die bisher eingesetzten Medikamente sowohl hinreichend lange (mindestens 4 Wochen) als auch in ausreichender Dosierung eingesetzt wurden, muss von einer Therapieresistenz ausgegangen werden.

FRAGE

Welche diagnostische Maßnahme hinsichtlich der Behandlung mit Nortriptylin ist bei Vorliegen einer Therapieresistenz sinnvoll?

Sie sollten die **Plasmakonzentration** von Nortriptylin bestimmen, um zu überprüfen, ob im Plasma eine ausreichende Konzentration des Medikaments nachweisbar ist. Dies ist sinnvoll, da der Patient bereits seit fünf Wochen mit einer eigentlich antidepressiv wirksamen Dosis von Nortriptylin (100 mg) behandelt wurde und dennoch keine Besserung erfahren hat.

MERKE

Von Therapieresistenz spricht man, wenn mindestens zwei Antidepressiva in ausreichender Dosierung und für einen Zeitraum von je mindestens 4–6 Wochen ohne Erfolg eingesetzt wurden.

Bei Nichtansprechen auf ein ausreichend dosiertes Antidepressivum sollte spätestens nach 4 Wochen der Plasmaspiegel des Medikaments bestimmt werden, da zu niedrige Plasmaspiegel eine Therapieresistenz bedingen können.

FRAGE

Was könnten Ursachen für eine zu niedrige Plasmakonzentration von Nortriptylin sein? Wie häufig muss damit gerechnet werden?

Prinzipiell ist denkbar, dass der Patient die Medikamente **nicht immer eingenommen** hat. Sollte dieser Verdacht bestehen, ist es unerlässlich, diese Problematik

Tab. 19.1 Beispiele für Antidepressiva, die durch die Cytochrom-(CYP-)450-Enzyme 2D6, 2C9, 2C19 und 3A3 / 4 metabolisiert werden.

Enzym	Substrat (Beispiele)
CYP 2D6	Amitriptylin, Nortriptylin, Imipramin, Paroxetin, Mirtazapin
CYP 2C9	Amitriptylin, Fluoxetin, Sertralin
CYP 2C19	Amitriptylin, Clomipramin, Imipramin, Citalopram, Moclobemid
CYP 3A3 / 4	Amitriptylin, Clomipramin, Imipramin, Venlafaxin, Sertralin, Mirtazapin

behutsam anzusprechen und eventuelle Schwierigkeiten des Patienten mit der Medikation zu erfassen (z. B. die Angst, durch das Medikament eine Veränderung in der Persönlichkeit zu erleiden oder Nebenwirkungen, die schwer zu thematisieren sind, z. B. eine Ejakulationsstörung).

Als weitere Ursache kommt infrage, dass Nortriptylin zu schnell in der Leber metabolisiert wird. Fast alle Psychopharmaka (Ausnahmen z. B.: Lithium, Amisulprid, Milnacipran, Pregabalin) werden über das sogenannte **Cytochrom-P450-**Enzymsystem der Leber verstoffwechselt (➤ Tab. 19.1). Bei bis zu 10 % der Normalbevölkerung bestehen genetische Polymorphismen (Genvarianten), die dazu führen, dass diese Gruppe von Enzymen entweder besonders stark oder besonders schwach arbeitet. Demzufolge werden Medikamente sehr schnell bzw. sehr langsam abgebaut. Unterschieden werden:

- **„ultra-rapid metabolizer“:** Die Medikamente werden so schnell abgebaut, dass keine ausreichenden Plasmakonzentrationen aufgebaut werden.
- **„poor-metabolizer“:** Die Medikamente werden langsam abgebaut, sodass bereits bei kleinen Dosen ausgeprägte Nebenwirkungen auftreten können.

Diese genetischen Polymorphismen können mittels Polymerase-Kettenreaktion (PCR) nachgewiesen werden.

Die meisten Medikamente werden über das Cytochrom-P450-Isoenzym 2D6 abgebaut. Bei ca. 5 bis max. 10 % der Normalbevölkerung in Europa liegt dieses Gen mehrfach vor, wobei bis zu 13 Kopien des Gens gefunden wurden. Durch solche Genduplikationen kann es zu einem verstärkten Abbau des Medikaments kommen.

Die **Cytochrom-P450-Isoenzyme** sind auch bzgl. **Medikamenteninteraktionen** relevant. Manche Antidepressiva, z. B. die selektiven Serotonin-Wiederaufnahme-Hemmer (SSRI) Paroxetin, Fluoxetin und Fluvoxamin, können hemmend auf P450-Isoenzyme wirken. Dadurch kann es z. B. bei gleichzeitiger Gabe von Paroxetin und dem trizyklischen Antidepressivum Nortriptylin zu erhöhten Plasmakonzentrationen von Nortriptylin kommen. Auf der anderen Seite gibt es Medikamente, z. B. Carbamazepin, die die Aktivität bestimmter P450-Isoenzyme (CYP3A3 / 4) aktivieren können. Dadurch können Plasmakonzentrationen von z. B. Amitriptylin bei Komedikation gesenkt werden.

MERKE

Liegt der Plasmaspiegel eines ausreichend dosierten Antidepressivums unterhalb der empfohlenen Konzentration, kann ein Einnahmefehler oder die beschleunigte Metabolisierung über das Cytochrom-P450-System in der Leber vorliegen.

Diagnostik

Bei der Bestimmung des Plasmaspiegels achten Sie darauf, dass zur Messung des Talspiegels der Patient am Morgen der Blutentnahme das Medikament nicht einnimmt.

Sie vergewissern sich außerdem, dass der Patient vor der Blutentnahme das Medikament regelmäßig für die Zeit eingenommen hat, die für ein Erreichen des Steady States notwendig ist (hier 6 Tage) und die je nach Halbwertszeit des Medikaments schwankt (➤ Tab. 19.2). Im Labor wird die Plasmakonzentration mittels Massenspektroskopie bestimmt, sie liegt mit 118 ng/ml im Zielbereich (➤ Tab. 19.2). Eine Therapieresistenz aufgrund eines Ultra-Rapid-Metabolizer-Status liegt hier also nicht vor.

Tab. 19.2 Therapeutisches Drug Monitoring (TDM) bei Depressionsbehandlung – empfohlene Plasmakonzentrationen von einigen tri- und tetrazyklischen Antidepressiva. Angegeben sind die empfohlenen Plasmakonzentrationen sowie die Dauer bis zum Erreichen eines Steady States.

Substanz	Empfohlene Plasmakonzentration	Steady State (in Tagen)
Nortriptylin	70–170 ng/ml	6
Amitriptylin	80–200 ng/ml (einschließlich Metabolit Nortriptylin)	6
Imipramin	175–300 ng/ml (einschließlich Metabolit Desipramin)	4
Maprotilin	75–130 ng/ml	8

FRAGE

Welche nichtmedikamentösen Therapieverfahren bei Therapieresistenz auf Antidepressiva kennen Sie?

Folgende nichtmedikamentöse Therapieverfahren stehen zur Verfügung:

- **Schlafentzug:** Er kann als kompletter oder partieller (2. Hälfte der Nacht) Schlafentzug durchgeführt werden. Nach Studienlage kommt es bei 60–70 % der Patienten am Morgen nach der durchwachten Nacht zu einer deutlichen Besserung der depressiven Symptomatik. **Tagesschwankungen der Stimmung,** wie ein Morgentief bei unserem Patienten oder **Schlafstörungen mit morgendlichem Früherwachen,** stellen **Positivprädiktoren** für ein Ansprechen auf Schlafentzug dar. 60–70 % der Patienten erleiden jedoch einen Rückfall, wenn sie am Abend des Tags nach dem Schlafentzug wieder normal ins Bett gehen. Um dies zu verhindern, kann der Schlafentzug auch seriell angeboten werden (z. B. 3 × pro Woche).
- **Lichttherapie:** Ein wirksames Therapieverfahren insbesondere bei saisonal verlaufenden Depressionen mit regelmäßig auftretenden Phasen im Spätherbst/Winter, die im Frühjahr abklingen und häufig durch ein atypisches Symptombild mit Gewichtszunahme und Hypersomnie gekennzeichnet sind.
- **Elektrokonvulsionstherapie (EKT):** Die EKT ist ein effektives Behandlungsverfahren vor allem für schwere wahnhafte und therapieresistente Depressionen (➤ Fall 33).
- **Repetitive transkranielle Magnetstimulation (rTMS)** und **Vagusnerv-Stimulation (VNS).**

Da die medikamentösen Therapieverfahren in unserem Fall jedoch noch nicht ausgeschöpft wurden, sollten Sie den Patienten über weitere Behandlungsmöglichkeiten aufklären und ihm weitere medikamentöse Verfahren vorschlagen.

In allen Fällen von Therapieresistenz ist eine **intensivierte psychosoziale Diagnostik und Therapie** unumgänglich. So können z.B. schwere, bislang nicht identifizierte oder ungelöste Konfliktsituationen im familiären oder beruflichen Bereich dazu beitragen, die depressive Symptomatik aufrechtzuerhalten (➤ Fall 5).

MERKE

Nichtmedikamentöse Verfahren bei therapieresistenter Depression sind die Schlafentzugs-, die Licht- und die Elektrokonvulsionstherapie. Immer ist auch eine intensivierte psychosoziale Diagnostik und Therapie erforderlich.

FRAGE

Welche medikamentösen Therapieverfahren bei Therapieresistenz kennen Sie?

➤ Tab. 19.3 listet pharmakologische Maßnahmen auf, die bei Therapieresistenz auf Antidepressiva durchgeführt werden können.

Tab. 19.3 Mögliche medikamentöse Maßnahmen bei Therapieresistenz.
Erhöhung der Dosis auf die Maximaldosis (sinnvoll bei trizyklischen Antidepressiva, Venlafaxin und MAO-Hemmern, nicht bei SSRIs)
Wechsel auf ein anderes Antidepressivum mit anderem Wirkprinzip (nur eingeschränkt empfohlen)
Kombination zweier Antidepressiva mit unterschiedlichen Wirkprofilen (nachgewiesen für Kombination SSRI und Mirtazapin)
Kombination eines Antidepressivum mit einem Antipsychotikum (Quetiapin)
Kombination eines Antidepressivums mit Lithium („Augmentierung")
Kombination eines Antidepressivums mit Schilddrüsenhormonen („Augmentierung")
Gabe des irreversiblen MAO-Hemmers Tranylcypromin

FRAGE

Für welche therapeutischen Maßnahmen entscheiden Sie sich in unserem Fall?

Eine sinnvolle pharmakologische Maßnahme ist zunächst, Nortriptylin weiter aufzudosieren. Dabei muss beachtet werden, dass vermehrt anticholinerge Nebenwirkungen (➤ Fall 5) auftreten können (EKG-Kontrollen!). Zusätzlich bietet sich ein Schlafentzug an, da der Patient unter Tagesschwankungen mit Morgentief leidet (Positivprädiktor für ein günstiges Ansprechen!).

Verlauf

Sie besprechen mit dem Patienten eine Dosiserhöhung von Nortriptylin auf 150 mg und empfehlen ihm die Durchführung eines kompletten Schlafentzugs. Im Rahmen Ihrer erweiterten psychosozialen Diagnostik haben Sie in Erfahrung gebracht, dass am Arbeitsplatz und mit der Ehefrau ein chronischer Konflikt besteht. Diese Konfliktsituation besteht im Kern darin, dass der Patient im Rahmen seiner beruflichen Tätigkeit überfordert ist, diese Überforderung durch zeitlichen Mehraufwand zu kompensieren versucht und dadurch die Familie und insbesondere die Ehefrau vernachlässigt. Sie besprechen daher mit dem Patienten die Notwendigkeit weiterer psychotherapeutischer Gespräche, zu denen Sie teilweise auch die Ehepartnerin dazubitten.

FRAGE
Wie führen Sie einen kompletten Schlafentzug durch? Welche Anweisungen geben Sie dem Pflegepersonal?

Wichtig ist, dass der Patient nachts oder am darauffolgenden Tag auch nicht für kurze Zeit (Minuten) einschläft, weil der antidepressive Effekt sonst zunichtegemacht werden kann. Sie besprechen mit dem Patienten ein „Programm“ für die Nacht, z. B. mit Spielen, Fernsehen und Lesen. Sie nehmen Kontakt mit dem zuständigen Pflegepersonal auf und bitten die Nachtwache, den Patienten dabei zu unterstützen. Günstig ist es überdies, sich auf anderen Stationen der Klinik nach Patienten zu erkundigen, die ebenfalls an einem Schlafentzug teilnehmen, damit die Patienten gemeinsam die Nacht verbringen können.

Verlauf

Am nächsten Morgen berichtet der Patient, durch den Schlafentzug keine Besserung der Stimmungslage erfahren zu haben. Er äußert, die Nacht nur mit Müh und Not durchgehalten zu haben. Aufgrund des ausbleibenden Therapieerfolgs entscheiden Sie, keinen weiteren Schlafentzug durchzuführen. Sie warten weitere vierzehn Tage ein Ansprechen auf die höhere Nortriptylindosis ab. Auch darauf zeigt sich jedoch keine Besserung.

FRAGE
Wie gehen Sie weiter vor?

Entsprechend den Vorgehensweisen in ➢ Tab. 19.3 bietet sich jetzt eine Augmentierung mit Lithium an. Dazu behalten Sie die Therapie mit Nortriptylin unverändert bei und geben zusätzlich Lithium.

FRAGE
Welche Kontraindikationen für Lithium müssen Sie beachten? Welche diagnostischen Maßnahmen führen Sie vor Einleitung der Therapie durch?

Kontraindikationen für eine Lithiumbehandlung sind:

- Schwere Nierenfunktionsstörung
- Nebennierenrindeninsuffizienz
- Schwere Herz- und Kreislauferkrankungen
- Störungen des Elektrolythaushalts (z. B. Hyponatriämie)
- Psoriasis.

Vor Beginn der Lithium-Augmentierungstherapie sollten insbesondere eine **Schilddrüsen-**, **Nierenfunktions-** sowie eine **Elektrolytstörung** ausgeschlossen werden. Es empfiehlt sich daher eine laborchemische Bestimmung von TSH, FT3 und FT4, der Kreatinin-Clearance sowie eines Blutbilds inkl. Elektrolyte.

Ein EKG zum Ausschluss einer schweren **Herzerkrankung** haben Sie bereits im Rahmen der Aufnahmeroutine durchgeführt.

FRAGE
Über welche Nebenwirkungen klären Sie den Patienten auf, und welche Verhaltensmaßregeln empfehlen Sie ihm?

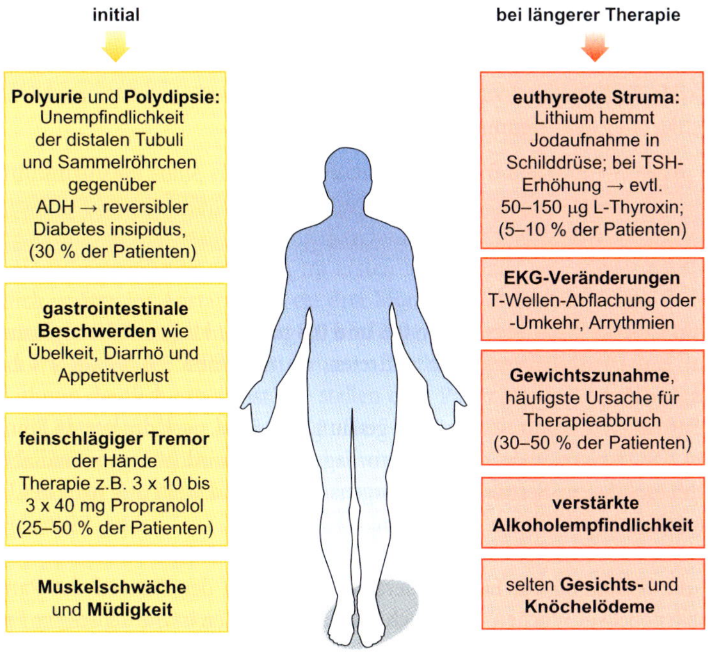

Abb. 19.1 Nebenwirkungen von Lithium. [L141, M515]

Grundsätzlich sollten Sie den Patienten über alle Nebenwirkungen von Lithium aufklären (➤ Abb. 19.1), dabei aber unterscheiden, welche Nebenwirkungen häufig und welche selten sind.

- **Häufig** treten auf: feinschlägiger Tremor der Hände (25–50 %), Nierenfunktionsstörung mit Polyurie und Polydipsie (bis zu 30 %), Gewichtszunahme (20–30 %) und euthyreote Struma (bei länger dauernder Therapie; 5–10 %).
- **Seltener** sind: gastrointestinale Beschwerden, Muskelschwäche und Müdigkeit, Gesichts- und Knöchelödeme (bei länger dauernder Behandlung), dermatologische Symptome und kognitive Defizite.
- **Initiale Nebenwirkungen:** feinschlägiger Tremor, Polyurie / Polydipsie, Müdigkeit und gastrointestinale Beschwerden. Dabei ist zu beachten, dass einige der unerwünschten Wirkungen häufig nur zu Beginn der Behandlung auftreten. Die Nebenwirkungen können durch Alkohol verstärkt werden.

An **Verhaltensmaßnahmen** empfehlen Sie dem Patienten, insbesondere auf eine regelmäßige, kalorienarme Flüssigkeitsaufnahme zu achten, keine kochsalzarme Diät durchzuführen und zusätzliche Medikamente nur nach Rücksprache mit dem Arzt einzunehmen. Weiter sollten Sie dem Patienten einen **Lithiumpass** aushändigen, in dem Dosierung und Plasmakonzentration eingetragen sind.

Überdies sollten Sie den Patienten mit den klinischen Zeichen einer **Lithiumintoxikation** vertraut machen: Beim Auftreten von Erbrechen, Durchfall, verwaschener Sprache, Ataxie (= Gefühl „wie betrunken"), grobschlägigem Tremor, Verlangsamung oder Schläfrigkeit soll der Patient unbedingt sofort einen Arzt aufsuchen und den Lithium-Serum-Spiegel bestimmen lassen (➤ Fall 23).

19

KAPITEL

20 Nach der Party

In der Notaufnahme

Ein 19-jähriger Auszubildender wird aufgrund eines massiven Erregungszustandes von der Polizei in die Notaufnahme gebracht. Er habe am Hauptbahnhof laut herumgeschrien und Passanten geschubst. Augenzeugen berichteten, dass er sich verhalten habe, als habe er panische Angst. Im Rettungswagen sei der Mann dann plötzlich kreislaufinstabil geworden. In der Notaufnahme sei er auf den Pfleger losgegangen, habe mit einem Infusionsständer nach ihm geworfen und einen Stuhl zertrümmert.

Es wird ein psychiatrisches Konsil angemeldet, da der Patient jetzt psychotisch wirkt. Der Konsilauftrag lautet: „Psychose? Bitte Medikationsempfehlung, ggf. Übernahme".

Im Erstkontakt sehen Sie einen stark agitierten Patienten, der Ihnen erzählt, dass er seit einer Woche von der Mafia verfolgt werde. Die Mafia wolle Geld von ihm, und obgleich er niemanden gesehen habe, habe er sie mehrfach in seiner Wohnung reden hören. Er habe daraufhin sein Zuhause fluchtartig verlassen. Am Hauptbahnhof habe er gemerkt, dass einige Passanten ihn anstarrten, und er sei sich daher sicher, diese Leute würden ebenfalls für die Mafia arbeiten. Er habe versucht, andere Passanten laut rufend darauf aufmerksam zu machen, aber keiner habe ihn ernst genommen, sodass er sich schließlich selbst gewehrt habe.

FRAGE
Welche Untersuchungsbefunde sind zur näheren Einschätzung der Symptomatik wichtig?

Die plötzliche Verschlechterung der Kreislaufsituation des jungen Mannes legt den Verdacht nahe, dass er intoxikiert ist. Daher fordern Sie als Erstes ein Drogenscreening an. Im Schnelltest in der Notaufnahme zeigen sich positive Ergebnisse für Cannabis, Amphetamine und Benzodiazepine. Darauf angesprochen, wird der Patient sehr unwirsch und unterstellt Ihnen laut schreiend, dass Sie ihm etwas anhängen wollen. Er sei schließlich hier das Opfer und man trachte ihm nach dem Leben.

Sie versuchen zudem, den psychopathologischen Befund zu vervollständigen: Ist der Patient orientiert? Bestehen aktuell akustische Halluzinationen?

Auch auf diese Fragen reagiert der Patient sehr gereizt und beantwortet sie nicht.

FRAGE
Welche Strategien können Sie nutzen, um den Patienten zu beruhigen?

Von großer Bedeutung ist es, die eigenen Gefühle und Reaktionen auf die Aggressivität des Patienten zu erkennen und zu regulieren. Einen systematischen Ansatz dazu bietet das **CALM-Modell** von M. Rosenberg (➤ Tab. 20.1). Anhand dieses Modells können Konflikte über vier Stufen deeskaliert werden, wobei je nach Erfolg der Strategie nicht zwingend alle Phasen durchlaufen werden müssen. Oft reicht

Tab. 20.1 CALM-Modell.

C – Contact	• Freundlich zugewandtes Verhalten zeigen (auch nonverbal!): *„Es tut mir leid, dass ich Sie mit meiner Frage verärgert habe … Wollen wir uns nicht erst mal setzen?" (einladende Gestik)* • Ruhig und sachlich bleiben (sich nicht von der Aggression des Patienten anstecken lassen) • Respektieren, dass sich der Patient in einer schwierigen Situation befindet (sonst würde er sich nicht so verhalten): *„Ich verstehe, dass Sie Angst haben."* • Zusammenhänge, die zu der unerfreulichen Situation geführt haben, erklären: *„Für Ihre Sicherheit sind diese Informationen sehr wichtig."*
A – Appoint	• Die vom Patienten gezeigte Emotion direkt benennen, auch wenn das ggf. zu einem neuen Ausbruch führen kann: *„Ich sehe, dass Sie wütend sind."* • Hinter der Aggression liegende Emotionen ansprechen (Ängste, Sorgen): *„Ich habe den Eindruck, dass Sie Angst haben, dass ich der Polizei von den Drogen berichte."*
L – Look ahead	• Professionelle Beziehung von Arzt und Patient verdeutlichen, insbesondere hinsichtlich des Ziels dieser Beziehung: *„Ich würde Ihnen gerne helfen. Das funktioniert am besten, wenn Sie mir gegenüber offen über Ihre Geschichte sprechen. Ich stehe unter Schweigepflicht."* • Klären, wie beide gemeinsam weitermachen können. Angebot machen: *„Ich würde gerne mit Ihnen gemeinsam vereinbaren, dass …"*
M – Make a decision	• Einen „Vertrag" anbieten, den der Patient akzeptieren kann oder nicht: *„Ich würde meinerseits folgenden Vorschlag machen: Sie beantworten meine Fragen und ich verspreche Ihnen, nichts davon an die Polizei weiterzugeben. Wären Sie damit einverstanden?"*

bereits die erste Stufe aus, um den Konflikt zu lösen und damit den Weg für eine erfolgreiche Behandlung zu ebnen.

Als es Ihnen gelingt, den Patienten zu beruhigen, berichtet er, dass er regelmäßig Drogen nehme. Am Wochenende konsumiere er vor allem „Partydrogen", zum Beispiel Kokain. Täglich nehme er Amphetamine, LSD und Marihuana. Insgesamt konsumiere er Drogen schon, seit er 16 Jahre alt sei. Früher habe er sie aber nur genommen, wenn er auf Partys gewesen sei, um besser feiern zu können. Mit der Zeit habe er sie zunehmend häufiger und schließlich täglich konsumiert, aber bisher „keine Probleme" damit gehabt. Zuletzt habe er kurz vor der Aufnahme eine große Menge Amphetamine eingenommen, da er Angst gehabt habe einzuschlafen, weil man ihn dann ja „erwischen" könnte.

Auf Ihre Nachfrage wird deutlich, dass der Patient weiß, dass er hier in der Notaufnahme ist, den Tag kann er nicht genau benennen. Er berichtet weiter, dass er, als er eben allein im Zimmer gewesen sei, gehört habe, wie sich Leute über ihn unterhalten hätten, gesehen habe er jedoch niemanden.

FRAGE

An welche Verdachtsdiagnose denken Sie?

Es kann die Verdachtsdiagnose einer **Mischintoxikation bei Missbrauch von multiplen Substanzen** gestellt werden, die einen akuten Erregungszustand ausgelöst hat. Zu den Zeichen eines Erregungszustandes gehören Agitiertheit, innere Unruhe,

Aggressivität, Zittern, Herzrasen, Schweißausbrüche und verschiedene andere körperliche Symptome. Der Betroffene ist mit Amphetaminen, Cannabinoiden und Benzodiazepinen intoxikiert und zeigt sich im Aufnahmegespräch agitiert, aggressiv, dysphorisch gereizt und äußerst affektlabil. Die Orientierung ist nicht prüfbar und auch der psychopathologische Befund kann nur teilweise erhoben werden. Oft muss in solchen Situationen auf eine Fremdanamnese zurückgegriffen oder bis zum Abklingen der Intoxikation für eine vollständige Anamnese gewartet werden.

Allerdings besteht die Symptomatik seit ca. 1 Woche, sodass differenzialdiagnostisch auch eine **drogeninduzierte Psychose** infrage kommen kann. Nach dem Konsum von Amphetaminen und LSD ist es zu psychotischem Erleben gekommen. Hier berichtet der Patient vor allem von Verfolgungswahn („die Mafia sei hinter ihm her"), zusätzlich werden aber auch akustische Halluzinationen geschildert („in der Wohnung werde über ihn gesprochen, er habe aber niemanden gesehen"). Außerdem traten intensive Ängste und eine Störung der Psychomotorik im Sinne eines Erregungszustandes auf. Die Wahnkriterien sind erfüllt (unkorrigierbare Überzeugung trotz Beweisen des Gegenteils). Die Diagnose einer drogeninduzierten Psychose ist im Querschnitt aber noch nicht zu stellen, da für die Diagnosestellung die Symptomatik nach Absetzen der Drogen weiterbestehen muss. Dies kann erst der weitere Verlauf zeigen.

FRAGE

Welche Substanzen kennen Sie, die zu drogeninduzierten Psychosen führen können?

Zu den klassischen Auslösern der oben beschriebenen Symptomatik gehören:

- Kokain
- Crack
- Stimulanzien: **Amphetamin,** Metamphetamin (Straßennamen: Speed; Ice, Crystal = eine besonders reine, kristalline Form) und 3,4-Methylendioxy-N-methylamphetamin (MDMA; Straßennamen: Ecstasy, E, **XTC**)
- Halluzinogene: **LSD** (Lysergsäurediethylamid), das Phenyl-alkylamin-Derivat Mescalin und das Indolalkaloid Psilocybin
- Partydrogen: Ephedrin, GHB (Gamma-Hydroxy-Buttersäure), Ketamin, Nitrite (Straßenname: Poppers)
- Seltener **Cannabis** (➤ Fall 40)

Kokain wird in den meisten Fällen geschnupft, das billige Kokain-Derivat Crack wird geraucht. **Crack** ist eine Mischung aus Kokainhydrochlorid und Natriumbikarbonat. Kokain und Stimulanzien haben ein hohes Abhängigkeitspotenzial mit relativ rascher Entwicklung einer Toleranz. **Amphetamine** sind Wiederaufnahmehemmer der Neurotransmitter Dopamin und Noradrenalin, setzen diese zusätzlich aber auch direkt in den synaptischen Spalt frei. In der akuten Intoxikation kommt es zu Glücksgefühlen (Rush), die durch einen höheren Grad an Wachheit, Euphorie und Wohlbefinden, eine Unterdrückung von Hunger und Ermüdungsgefühl, eine Leistungs- und Antriebssteigerung, Reizabschirmung und eine Verstärkung des sexuellen Erlebens gekennzeichnet sind. Dieser Rush hält bei Kokain meist nur für Minuten an, bei nasaler Applikation auch länger. Amphetamine haben eine längere Wirkdauer von 6–8 h.

Ecstasy führt neben der amphetaminähnlichen Stimulation zu einer Induktion angenehmer emotionaler Zustände mit Entspannung, Angstfreiheit und Glücksgefühlen. Des Weiteren kann es zu einer Tachykardie oder Bradykardie, Pupillendilatation, Blutdruckveränderungen, Schwitzen oder Frösteln, Übelkeit, Gewichtsverlust, psychomotorischen Störungen, Muskelschwäche, Herzrhythmusstörung und Krampfanfällen kommen. Bei einem Entzugssyndrom kommt es meist zu dysphorischer Stimmung, aber auch Müdigkeit, Schlaflosigkeit, Appetitsteigerung und Unruhe.

Die halluzinogene Wirkung von **LSD** wird über eine Aktivierung zentraler serotonerger 5-HT2- und 5-HT1-Rezeptoren vermittelt. Es kommt zu psychodelischen Wirkungen, wie Pseudohalluzinationen und Intensivierung der Wahrnehmungsinhalte. Bei einer Pseudohalluzination merkt die Person, dass es sich nicht um eine reale Wahrnehmung handelt. Ein solcher Trip dauert ca. 6–8 h und kann in seiner Endphase („Herunterkommen“) zu Depressionen führen. Auf dem Höhepunkt eines Rauschs kann es besonders bei Unerfahrenen zu einem sog. Horrortrip mit paranoider Angst, intensiv erlebter Depersonalisation und extremen Wahrnehmungsstörungen kommen, die Grund für suizidale und fremdaggressive Handlungen sein können.

Flashback-Erlebnisse (Echo-, Nachhallphänomene) sind auch nach Tagen und Wochen möglich. Die Ursache dafür ist wenig beforscht und nicht geklärt. Das Flashbackphänomen wird von der WHO auch als HPPD: Hallucinogen Persistant Perception Disorder beschrieben und tritt in sehr seltenen Fällen auf, kann die Wahrnehmung verändern und zu Leidensdruck führen oder auch harmloser Natur mit einem selbstlimitierenden Verlauf sein.

Grundsätzlich können also alle vom Betreffenden konsumierten Substanzen für das Störungsbild verantwortlich sein.

FRAGE

Können Sie den Patienten, wie auf dem Konsil angefragt, direkt in die Psychiatrie übernehmen?

Da es bei akuten Intoxikationen häufig zu einem schnellen Wechsel der Symptomatik kommt, sollte der Patient engmaschig überwacht werden. Es kann sowohl zu raptusartigen fremdaggressiven Zuständen als auch plötzlich einsetzender Bewusstseinstrübung mit Atemdepression kommen. Insbesondere die hohe Dosis an eingenommenen Amphetaminen kann zu schweren Herzrhythmusstörungen führen, sodass der Patient unbedingt weiter am Monitor überwacht werden muss. Eine sofortige Übernahme in die Klinik für Psychiatrie und Psychotherapie ist daher nicht möglich. Sie sollten mit der **Giftnotrufzentrale** Kontakt aufnehmen, um die Dauer der Überwachung abzuklären.

MERKE

Bei akuten Intoxikationen mit multiplen Substanzen kann die Symptomatik sehr schnell wechseln, daher muss der Patient kontinuierlich überwacht werden.

FRAGE

Wie gehen Sie therapeutisch vor?

Im vorliegenden Fall einer Intoxikation mit multiplen Substanzen kann **Haloperidol** zur Beruhigung gegeben werden. Benzodiazepine sollten wegen der Gefahr der Übersedierung nicht eingesetzt werden. Haloperidol sollte wegen potenziellem Einfluss auf die Reizleitung des Herzens nur dann intravenös gegeben werden, wenn der Patient am Monitor überwacht werden kann. Ansonsten sollte versucht werden, dass der Patient die Medikation oral einnimmt. Wenn er dies verweigert, kann Haloperidol intramuskulär gegeben werden, außer es liegt eine Gerinnungsstörung vor.

Sie bekommen von der Giftnotrufzentrale die Information, dass der Patient wegen der Gefahr schwerer Herzrhythmusstörungen für 12h am Monitor überwacht werden muss. Der Patient ist einverstanden, wegen der starken Fluktuationen der Symptomatik mit Erregungszuständen 5 mg Haloperidol oral einzunehmen.

FRAGE

Der Kollege aus der Notaufnahme fragt Sie nun zu Ihrer Einschätzung des Zustandes des Patienten und wie es jetzt weitergeht. Wie können Sie ihn strukturiert informieren?

Ein bewährtes strukturiertes Instrument für Übergaben von Patienten ist das sogenannte **SOAP-Schema** (➤ Tab. 20.2).

Tab. 20.2 SOAP-Schema zur Übergabe eines Patienten.

Subjektive Beschwerden	Der Patient leidet unter Verfolgungswahn und akustischen Halluzinationen, hat große Angst.
Objektive Befunde	Das Drogenscreening ist positiv auf Benzodiazepine, Amphetamine und Cannabis. Der Patient ist psychotisch und in der Vigilanz sehr wechselhaft.
Assessment	Der Patient muss bei akuter Mischintoxikation für 12h am Monitor überwacht werden. Da es intermittierend zu Erregungszuständen gekommen ist, sollte die Polizei ihn bei akuter Eigen- oder Fremdgefährdung überwachen (Unterbringung -> Fall 8).
Plan	Der Patient sollte jetzt eine Medikation bestehend aus 5 mg Haloperidol erhalten. Am nächsten Morgen nach abgeschlossener Monitorüberwachung erneutes Konsil.

Verlauf

Am nächsten Morgen kommen Sie zum erneuten Konsil in die Notaufnahme.

Der Patient hat einige Stunden geschlafen und ist deutlich zugänglicher. Er ist zu den vier Grundqualitäten orientiert, wirkt aber in der Aufmerksamkeit und Auffassung noch deutlich beeinträchtigt. Im formalen Denken ist er weitschweifig und ideenflüchtig. Die Stimmung ist leicht gedrückt. Psychomotorisch ist er unruhig und ängstlich agitiert. Es besteht Verfolgungswahn: Er berichtet, seit mindestens einer Woche sei die Mafia hinter ihm her. Aktuell höre er keine Stimmen, gestern hätten jedoch noch Leute in der Wohnung über ihn gesprochen, obwohl er niemanden habe sehen können. Seine Gedanken könnten vom Personal hier gelesen werden. Dies mache ihm Angst. Initial habe er geglaubt, dass er sich das alles nur einbilde, dann habe er auch einige Tage die Drogen weggelassen, dies habe jedoch nicht zu einer Verbesserung geführt. Er habe dann wieder Amphetamine genommen, um wacher zu sein und sich besser verteidigen zu können, dies habe ihn dann aber so unruhig gemacht, dass er auch größere Mengen Diazepam eingenommen habe, um sich wieder zu beruhigen. Suizidalität verneint der Patient.

FRAGE

Wie gehen Sie weiter therapeutisch vor?

Die aktuelle Entwicklung bestärkt Ihren initialen Verdacht auf eine drogeninduzierte Psychose. Sie motivieren den Patienten für eine Weiterbehandlung in der Klinik für Psychiatrie und Psychotherapie.

Grundlage für den Therapieerfolg einer **drogeninduzierten Psychose** ist der Verzicht auf die auslösenden Substanzen. Es ist daher wichtig, den Patienten zu einer absoluten Abstinenz von Drogen zu motivieren. Wenn schon einmal eine Psychose von bestimmten Substanzen ausgelöst wurde, ist die Wahrscheinlichkeit für das erneute Auftreten der Störung nach auch nur einmaligem Substanzgebrauch sehr hoch.

Die weitere Behandlung folgt den Prinzipien der Therapie nicht drogeninduzierter Psychosen. Zur Behandlung der psychotischen Symptomatik kommen Medikamente aus der Klasse der **Antipsychotika** zum Einsatz (Therapieprinzipien ➤ Fall 3). In den meisten Fällen kann die antipsychotische Medikation nach der akuten Phase ausgeschlichen werden. Nur in Ausnahmefällen ist eine Dauertherapie notwendig, beispielsweise bei häufigen Rezidiven.

Eine bestehende Angstsymptomatik kann kurzfristig mit Benzodiazepinen gelindert werden, allerdings ist hier die suchterzeugende Wirkung von Medikamenten dieser Klasse zu berücksichtigen (➤ Fall 15).

Es empfiehlt sich der Einsatz von Antipsychotika der 2. Generation (➤ Fall 3), denn bei der Behandlung von Patienten mit Amphetaminkonsum kommt es bei Therapie mit Antipsychotika der 1. Generation wie Haloperidol häufig zu Schlundkrämpfen.

MERKE
Drogenkarenz ist das wichtigste Therapieprinzip bei drogeninduzierten Psychosen.

Weiterer Verlauf

Der Verzicht auf auslösende Substanzen führte bei dem Betroffenen nicht zu einem Verschwinden der psychotischen Symptome, sodass Sie eine Therapie mit Risperidon beginnen. Unter einer Behandlung mit 3 mg Risperidon pro Tag remittiert die Symptomatik innerhalb von 14 Tagen. Der Patient kann sodann aus der stationären Behandlung entlassen werden. Er hat zwar schon einen Termin in einer Drogen- und Suchtberatungsstelle ausgemacht, doch zum Entlasszeitpunkt ist die Therapiemotivation bezüglich der Suchterkrankung noch gering.

Lernziele

Deeskalationsmaßnahmen bei akutem Erregungszustand
Erkennen und Behandeln von Mischintoxikationen
Behandlung von drogeninduzierten Psychosen

Konsultationsanlässe (NKLM)

Suchtverhalten
Abhängigkeit
Gebrauch und Missbrauch von Genussgiften und Medikamenten

ICD-10

F15.0	Intoxikation durch Stimulanzien
F19.5	Psychotische Störung durch multiplen Substanzgebrauch

ICD-11

6C46	Stimulanzien Intoxikation
6C4F.62	Psychotische Störung mit gemischten Symptomen bei multiplem Substanzgebrauch

KAPITEL

21 Wieder eine Psychose?

Aufnahmesituation

Ein 42-jähriger Mann wird von seiner Ehefrau in der psychiatrischen Ambulanz vorgestellt. Sie hat den Verdacht, er habe „wieder eine Psychose". Bis vor 15 Jahren, als sie sich kennenlernten, habe er regelmäßig verschiedene Drogen genommen, hauptsächlich Cannabis und LSD. Damals sei er mehrfach wegen Verwirrtheit und Halluzinationen stationär in der Psychiatrie gewesen. Seit diesen Ereignissen habe er aber keine Drogen mehr genommen. Er sei psychisch stabil und im Beruf erfolgreich gewesen.

In den vergangenen drei Tagen habe sich ihr Mann aber zunehmend zurückgezogen. Er mache auf sie einen verwirrten Eindruck und habe zuletzt auf Ansprache nicht mehr „richtig" geantwortet. Außerdem habe er sich über seltsame Gerüche („wie aus einem Gully") beschwert. Sie vermute, es könne sich dabei um Halluzinationen handeln. Zusätzlich klage er über Kopfschmerzen und Übelkeit.

Der Patient sitzt währenddessen still neben seiner Frau. Ihnen fallen seine ausdrucksarme Mimik und Gestik auf; überdies macht er auf Sie einen äußerst ratlosen Eindruck.

FRAGE
An welche psychiatrische Verdachtsdiagnose denken Sie?

Die bisherigen fremdanamnestischen Auskünfte reichen nicht aus, um eine Verdachtsdiagnose zu stellen. Die Symptome „**Kopfschmerzen und Übelkeit**" sollten Sie aber aufhorchen lassen, da diese in zeitlichem Zusammenhang mit der psychischen Symptomatik auftraten und primär keine Symptome psychischer Störungen sind. Zunächst sollten daher die somatischen Beschwerden näher erfragt werden.

MERKE
Auch bei bekannten psychischen Vorerkrankungen müssen neu aufgetretene körperliche Beschwerden immer vordringlich abgeklärt werden.

FRAGE
Welche Informationen sollten Sie zum Kopfschmerz und zur Übelkeit einholen?

Erkundigen Sie sich nach der Qualität der Kopfschmerzen: Bestanden diese bereits früher oder sind sie jetzt neu aufgetreten? Bezüglich der Übelkeit fragen Sie nach Brechreiz und Erbrechen.

Untersuchung

Der Patient schüttelt auf Ihre Bitte, die Kopfschmerzen näher zu beschreiben, nur sehr behutsam und vorsichtig den Kopf (Nackensteifigkeit?). Die Ehefrau berichtet, ihr Mann habe früher eigentlich nie Kopfschmerzen gehabt. Vor drei Tagen habe er geäußert, er fühle sich schlapp und müde, und er habe Schmerzen „im ganzen Kopf, besonders im Nacken" entwickelt. Er habe zunächst vermutet, eine „Grippe" zu bekommen. Gestern habe er zweimal heftig erbrochen. Außerdem habe er über einen Geruch wie Fäkalien in der Wohnung geklagt, den sie selbst nicht wahrgenommen habe. Seinen Gedankengängen habe sie gestern im Laufe des Tages immer weniger folgen können. Nachdem er am Vorabend nur noch in Bruchstücken gesprochen habe, rede er seit heute Morgen überhaupt nicht mehr.

FRAGE

Welchen Vitalparameter sollten Sie jetzt überprüfen?

Die Körpertemperatur. Sie beträgt 38,8 °C.

FRAGE

Fassen Sie die bisherigen Informationen und den psychopathologischen Befund soweit möglich zusammen.

Aktuell spricht der Patient nicht, was im Rahmen einer psychischen Störung als **Mutismus,** bei neurologischer Ätiologie als **Aphasie** bezeichnet wird. Er reagiert aber auf Ansprache. Die Bewusstseinslage erscheint nicht getrübt.

Psychopathologisch wurden fremdanamnestisch formale Denkstörungen geschildert („Bruchstücke", Gedanken für die Ehefrau nicht nachvollziehbar). Seiner Ehefrau hatte der Patient Geruchsmissempfindungen berichtet, wobei eine Einordnung als olfaktorische Halluzination oder neurologisches Symptom bisher nicht möglich ist.

Sie selbst beobachten, dass der Patient antriebsgemindert und im Affekt ratlos wirkt.

FRAGE

Wie können Sie bei einem Patienten, der nicht spricht, versuchen, den psychopathologischen Befund zu vervollständigen?

Auch bei Patienten, die sich verbal nicht äußern können (z. B. weil sie ein Tracheostoma haben), kann die Orientierung geprüft werden, indem ihnen mehrere Antwortmöglichkeiten zur Auswahl vorgegeben werden und man sie durch Zeichen eine Antwort auswählen lässt. Zusätzlich kann in gleicher Weise nach inhaltlichen Denkstörungen (z. B.: „Werden Sie verfolgt oder bedroht?"), Todeswunsch und Suizidalität gefragt werden.

FRAGE

Sie können keine weiteren diagnoseweisenden psychopathologischen Befunde erheben. Sehen Sie einen Zusammenhang der Beschwerden mit den früheren „Drogenpsychosen"?

Nein. Ein solcher Zusammenhang ist aufgrund der langen Latenz zur letzten Drogeneinnahme (Jahre!) unwahrscheinlich, ebenso, dass der Patient jetzt erneut Drogen eingenommen hat (glaubhafte Fremdanamnese). Ein Drogenscreening im Labor kann beim Ausschluss dieser Differenzialdiagnose weiterhelfen.

FRAGE

In welche Richtung denken Sie differenzialdiagnostisch weiter?

Sie sollten an eine neurologische Genese der Symptomatik denken (Kopfschmerz, Krankheitsgefühl, Erbrechen und Fieber).

FRAGE
Auf welche Symptome achten Sie besonders bei der Erhebung des neurologischen Befunds?

Sie suchen nach Zeichen für **Meningismus** wie:
- Nackenbeugezeichen nach Lhermitte
- Versuch nach Lasègue
- Kernig-Versuch
- Versuch nach Brudzinski.

Fokale Anfälle schließen Sie aus durch den Seitenvergleich bei der Untersuchung von:
- Hirnnerven
- Motorik
- Sensibilität
- Koordination.

FRAGE
Welche neurologischen Symptome erfragen Sie außerdem?

Sie fragen nach **epileptischen Anfällen**.

Die Ehefrau berichtet, dass ihr Mann gestern Abend eine kurze Zeit mit der rechten Hand rhythmisch gezuckt habe. Er sei dabei aber nicht bewusstlos gewesen.

FRAGE
Um welche Art eines epileptischen Anfalls handelt es sich dabei wahrscheinlich?

Es handelt sich vermutlich um einen **fokalen epileptischen Anfall.** Fokale Krampfanfälle werden meist durch morphologisch nachweisbare Hirnläsionen ausgelöst. Das **Bewusstsein bleibt** bei Begrenzung der epileptischen Erregung auf rindennahe Hirnareale **meist erhalten.** Bei generalisierten Anfällen hingegen oder bei sekundärer Generalisierung durch Ausbreitung der Erregung auf Hirnstamm, Thalamus und beide Hemisphären verliert der Patient in der Regel das Bewusstsein.

FRAGE
Welche Verdachtsdiagnose stellen Sie nun aufgrund der vorliegenden Informationen?

Fokale Anfälle, Fieber, Kopfschmerz und Übelkeit mit Erbrechen lassen z. B. an eine **Enzephalitis** oder **Meningoenzephalitis** denken. Auch Aphasie und Geruchsmissempfindungen können im Rahmen einer Enzephalitis auftreten. Die dadurch hervorgerufenen psychischen Symptome könnten Sie (nach Sicherung der neurologischen Diagnose) nach ICD-10 als **organische psychische Störung** (ICD-11: neurokognitive Störung) bzw. als Delir verschlüsseln. (Zur Einteilung und Ätiologie organischer psychischer Störungen ➤ Fall 7)

MERKE

Folgende somatische Befunde sind Hinweise auf internistische oder neurologische Erkrankungen als Auslöser einer organischen psychischen Störung: Fieber, Kopfschmerz, Übelkeit und Erbrechen, Bewusstseinsstörung und Orientierungsstörung, neurologische Herdbefunde und vegetative Befunde wie Tachykardie, Hypertonus, Schwitzen.

FRAGE

Welche nächsten diagnostischen Schritte müssen Sie unternehmen? Nehmen Sie den Patienten stationär auf? Wenn ja, wo würden Sie den Patienten stationär aufnehmen?

Sie haben den Verdacht auf eine Enzephalitis oder Meningoenzephalitis. **Unbehandelt** liegt die **Letalität** z. B. bei **Herpes-Enzephalitis** bei **70 %.** Jeder Zeitverlust stellt daher für den Patienten eine vitale Gefährdung dar.

Sie veranlassen die **sofortige stationäre Aufnahme in die neurologische Klinik** mit folgenden Zielen:

- Kernspintomografie zum Nachweis evtl. enzephalitischer Herde, zum Ausschluss eines erhöhten Hirndrucks, eines Tumorgeschehens und zur weiteren Differenzialdiagnostik.
- Liquordiagnostik unmittelbar im Anschluss nach Ausschluss von Hirndruck.
- Laboruntersuchungen: u. a. Entzündungsparameter (Diff-BB, CRP, insbesondere Lymphozytose bei V. a. Enzephalitis), aber auch Hypokaliämie (nach mehrfachem Erbrechen, **cave:** Herzrhythmusstörungen). Außerdem werden die Antikörpertiter gegen neurotrope Viren bestimmt. Das ZNS kann u. a. von Herpesviren, Enteroviren, Paramyxoviren, Arboviren sowie Varicella-Zoster-Viren befallen werden. Der Nachweis eines Anstiegs der Antikörpertiter braucht jedoch meistens einige Tage.
- EEG zum Nachweis von Allgemeinveränderungen und Herdbefunden. Bei unauffälligem EEG im akuten Krankheitsstadium ist eine Enzephalitis eher unwahrscheinlich.

MERKE

Bei Hinweisen auf eine akute somatische Erkrankung sollte die Aufnahme nicht primär in einer Klinik für Psychiatrie und Psychotherapie erfolgen. Jeder Zeitverlust, etwa durch fehlende apparative Ausstattung und intensivmedizinische Versorgungsmöglichkeiten, kann vital bedrohliche Folgen haben.

FRAGE

Warum sollte der Patient unmittelbar in eine neurologische Klinik und nicht in eine Klinik für Psychiatrie und Psychotherapie aufgenommen werden?

Weil im Rahmen einer Enzephalitis sehr rasch ein Hirnödem mit Bewusstseinsstörung auftreten kann. Die Möglichkeit einer sofortigen Intubation und Hirnödemtherapie muss daher gegeben sein.

FRAGE

Wie ist der typische Liquorbefund bei einer Herpes-Enzephalitis?

Im Liquor ist eine **Pleozytose** (Erhöhung der Zellzahl) nachweisbar. Als Zeichen einer gestörten Blut-Liquor-Schranke ist das **Gesamteiweiß** im Liquor **erhöht.** Erst nach mehreren Tagen sind **spezifische Antikörper** im Liquor nachweisbar.

Diagnostik

Kernspintomografisch ist linkstemporal und im Temporallappen eine hyperintense Zone (T2-Bild) nachweisbar, die kein Kontrastmittel aufnimmt. Dazu passend findet sich im EEG neben einer Allgemeinveränderung ein linkstemporaler Herdbefund als Zeichen erhöhter Krampfbereitschaft. Das Drogenscreening und die Elektrolyte sind unauffällig.

FRAGE

An welchen Erreger denken Sie aufgrund der erhobenen Befunde? Starten Sie sofort eine Behandlung? Wenn ja, welche therapeutischen Maßnahmen leiten Sie ein?

Obwohl die Verdachtsdiagnose einer Herpes-Enzephalitis noch nicht definitiv bestätigt wurde (Antikörpertiter und PCR stehen aus), sind die Klinik, der kernspintomografische Befund und das EEG gut mit einer Herpes-Enzephalitis vereinbar, deshalb muss mit der Therapie sofort begonnen werden. **Allein der Verdacht** auf eine **Herpes-Enzephalitis** erfordert eine **sofortige Therapie!** Die antivirale Therapie (Aciclovir i. v., 3 × 10 mg / kg KG) wird durch eine antikonvulsive Behandlung, z. B. mit Valproinsäure, ergänzt.

FRAGE

An welche andere, nicht viral bedingte Ursache der Symptomatik denken Sie? Wie gehen Sie weiter vor, um mögliche Verdachtsdiagnosen zu erhärten?

Eine weitere mögliche Ursache der Symptomatik sind **autoimmunvermittelte Enzephalitiden.** Da es sich um seltene Erkrankungen handelt, deren Ursachen und diagnostischen Mittel Ihnen nicht geläufig sind, entscheiden Sie sich für eine systematische Literaturrecherche: Initial schauen Sie, ob eine aktuelle Leitlinie zu Autoimmunenzephalitiden vorliegt. Gut geeignet ist hier die Seite der AWMF (Arbeitsgemeinschaft der Wissenschaftlichen Medizinischen Fachgesellschaften e. V.), auf der alle deutschen Leitlinien zu finden sind (www.awmf.org). Danach recherchieren Sie bei PubMed Übersichtsartikel zu der Thematik (www.ncbi.nlm.nih.gov). Nachdem Sie keine Leitlinie, aber mehrere Publikationen gefunden haben, prüfen Sie diese auf Passung zum Patientenprofil und wählen nach den Prinzipien der EbM das weitere Vorgehen aus. Bei Ihrer Recherche kommen Sie zu dem Ergebnis, dass bei im Vordergrund stehender psychiatrischer Symptomatik NMDA-, CASPR2-, LGI1-, AMPA-Rezeptor- und DPPX-Antikörper als Ursache von Autoimmunenzephalitiden besonders relevant sind. Sie lassen daher diese Antikörper im Liquor nachbestimmen.

FRAGE

Welche Befunde sind typisch für eine Autoimmunenzephalitis?

Es besteht eine schnelle Progression von Merkfähigkeitsstörungen, qualitativen oder quantitativen Bewusstseinsstörungen, Lethargie, Wesensänderungen oder anderen psychischen / psychotischen Symptomen. Zudem tritt mindestens eines der folgenden Symptome auf:

- Neu aufgetretene fokale **neurologische Defizite**
- Neu aufgetretene **epileptische Anfälle**
- Lymphozytäre **Pleozytose** im Liquor (> 5 Zellen / μ l)
- MRT-Zeichen, die auf eine Enzephalitis hindeuten.

Verlauf

Der Nachweis von Herpes-Viren im Liquor mittels PCR gelingt am nächsten Tag. Autoantikörper können nicht nachgewiesen werden. Nach 14 Tagen Behandlung mit Aciclovir und Valproinsäure hat sich die neurologische und psychische Symptomatik vollständig zurückgebildet. Der Patient kann ohne Restsymptome nach Hause entlassen werden.

MERKE

Bei organischen psychischen Störungen wird nach Möglichkeit primär die somatische Ursache diagnostiziert und behandelt. Bei Bedarf erfolgt eine symptomatische psychiatrische Behandlung am psychiatrischen Syndrom orientiert (➤ Fall 7).

Lernziele

Symptomatik einer organischen psychischen Störung
Klinische Hinweise auf eine organische psychische Störung
Diagnostik bei akuter organischer psychischer Störung
Therapeutische Prinzipien bei organischen psychischen Störungen
Wissenschaftliche Literaturrecherche bei klinisch seltenen Fällen
Autoimmunenzephalitiden, NMDA-Rezeptor-Enzephalitis

Konsultationsanlässe (NKLM)

Denk- und Wahrnehmungsstörungen
Kopfschmerzen
Übelkeit

ICD-10

F05.0 Delir ohne Demenz
G05.1 Herpes-Enzephalitis

ICD-11

6D70 Delir ohne Demenz
1F00.2 Herpes-Enzephalitis

KAPITEL

22 Unruhig

Erstkontakt

Eine 34-jährige Buchhändlerin stellt sich bei Ihnen in der psychiatrischen Ambulanz zur Diagnostik vor. Sie verspätet sich um 15 Minuten, entschuldigt sich aber sofort für ihre „Schussligkeit". Sie berichtet, dass der Kinderarzt bei ihrem elfjährigen Sohn die Diagnose einer Aufmerksamkeitsdefizit- / Hyperaktivitätsstörung (ADHS) gestellt habe. Ihr Sohn habe inzwischen von einer Therapie mit Methylphenidat und einer psychotherapeutischen Behandlung deutlich profitiert. Nachdem sie dem Kinderarzt berichtet hatte, dass sie eigentlich in vielen Verhaltensweisen ihrem Sohn ähnlich sei, habe sie der Arzt über die genetische Komponente der ADHS informiert und ihr geraten, sich auf diese Diagnose überprüfen zu lassen.

FRAGE

Beschreiben Sie die Epidemiologie der ADHS. Wie wahrscheinlich ist diese Diagnose in diesem Fall?

Eine ADHS beginnt entsprechend den Kriterien der internationalen Diagnosesysteme bereits vor dem 7. Lebensjahr. Ungefähr 4–5 % aller Kinder, Jungen häufiger als Mädchen, entwickeln mit unterschiedlicher Ausprägung die Symptome einer ADHS. Die ADHS **gehört damit** zu den **häufigsten psychischen Erkrankungen** im **Kindes- und Jugendalter.**

Erst in den letzten Jahren wurde auch in Deutschland zunehmend bekannt, dass sich die Symptomatik mit dem Erwachsenwerden nicht bei allen Betroffenen „auswächst", sondern dass bei vielen Jugendlichen die Symptomatik bis in das Erwachsenenalter fortbesteht. Schätzungsweise 2 % aller Erwachsenen zeigen – mit unterschiedlichem Schweregrad – persistierende Symptome einer ADHS. Die ADHS ist somit bei Erwachsenen mindestens so häufig wie z. B. schizophrene oder manisch-depressive Erkrankungen.

Die Zwillings- und Adoptionsforschung bei ADHS konnte zeigen, dass **genetische Faktoren** in ungefähr 80 % eine ursächliche Rolle spielen. Für Verwandte ersten Grades besteht ein 5- bis 8-fach erhöhtes Erkrankungsrisiko. Es ist daher sinnvoll, auch die Eltern von Kindern mit ADHS gezielt nach den entsprechenden Symptomen zu befragen. Die Symptome werden allerdings oft nicht als „Krankheit" erlebt, da die Menschen seit der Kindheit „schon immer so waren". Es ist also gut möglich, dass bei Eltern von Kindern mit ADHS die Diagnose einer ADHS erst im Erwachsenenalter gestellt wird.

MERKE

Die ADHS beginnt in der Kindheit, ist häufiger bei Jungen und besteht oft bis in das Erwachsenenalter fort. Nicht selten findet man die Symptome der ADHS über mehrere Generationen in einer Familie.

FRAGE

Welche Symptome im Kindesalter müssen Sie zur Abklärung der Verdachtsdiagnose ADHS erfragen?

Typischerweise berichten die Erwachsenen, dass sie schon in der Grundschule unter **Konzentrationsproblemen** mit Ablenkbarkeit und Aufmerksamkeitsstörungen gelitten hätten.

Bei Kindern fallen Verträumtheit beim Erledigen der Hausaufgaben oder in der Schule auf, beim Spielen **mangelndes Durchhaltevermögen.** Sie haben Schwierigkeiten, ihren Alltag zu organisieren. Bei entsprechender Stimulation und Motivation (z. B. bei bestimmten Lehrern, in ihren Lieblingsfächern oder beim Sport) können die Leistungen aber auch überdurchschnittlich gut sein. Jungen zeigen häufiger als Mädchen motorische Hyperaktivität, sind zapplig und können nicht still sitzen. Langeweile kann rasch auftreten und zu Gereiztheit führen.

Die Kinder leiden unter starken **Stimmungsschwankungen;** sie können schnell wütend werden und in Streitigkeiten geraten. Gesteigerte Impulsivität äußert sich in unüberlegten Handlungen, aber auch in einem erhöhten Unfallrisiko. Sie können einerseits ungehorsam oder aufsässig wirken, jedoch andererseits sehr ängstlich und besorgt, einhergehend mit einem reduzierten Selbstwertgefühl. Die Eltern beklagen nicht selten, dass ihre Kinder Schwierigkeiten hätten einzuschlafen, weil ihnen noch „tausend Dinge durch den Kopf“ gingen.

Depressive Episoden treten bei ADHS schon in jungen Jahren gehäuft auf.

Zusätzliche Symptome wie z. B. Nägelkauen oder spezifische Lernstörungen (z. B. Legasthenie, Probleme in Mathematik) sind möglich. Auch eine Neigung zu Allergien scheint bei ADHS häufiger zu sein.

MERKE

Die Grundsymptome der ADHS im Erwachsenenalter sind:
- Aufmerksamkeitsstörungen, Konzentrationsdefizite, Desorganisiertheit
- Impulsivität
- Emotionale Instabilität
- Fakultativ: Hyperaktivität.

Untersuchung

Die Patientin bestätigt, dass bei ihr fast alle Grundsymptome der ADHS im Kindesalter aufgetreten seien. Im Gegensatz zu ihrem Sohn sei sie aber nicht motorisch hyperaktiv gewesen, sondern habe die „Unruhe schon immer im Kopf“ gehabt. Sie sei in der Schule nicht wie ihr Sohn umhergelaufen, sondern habe häufig aus dem Fenster gestarrt und geträumt, Vögel und Wolken beobachtet, statt dem Unterricht zu folgen.

FRAGE

Welches Vorgehen ist sinnvoll, wenn Sie die Angaben der Patientin objektivieren wollen?

Eine Fremdanamnese der Eltern mit Einverständnis der Patientin kann die Angaben der Patientin bestätigen. Zusätzlich könnten die Beurteilungen ihrer alten Schulzeugnisse eingesehen werden.

FRAGE

Die Patientin hat die Symptome einer ADHS im Kindesalter berichtet. Wie gehen Sie nun vor, um zu überprüfen, ob sie auch als Erwachsene weiterhin an Symptomen einer ADHS leidet?

Sie befragen die Patientin nach aktuell vorliegenden Grundsymptomen der ADHS. Allein die Schilderung der Biografie ergibt oft deutliche Hinweise auf das Vorliegen einer ADHS und insbesondere auf den Grad der Beeinträchtigung. Daher bitten Sie die Patientin, Ihnen auch den Ausbildungsweg, den beruflichen Werdegang und den Verlauf ihrer Partnerschaften zu erläutern.

Untersuchung

Die Patientin schildert mit sehr lebhafter Mimik und Gestik, dass sie sich in der Schule bis zum Abitur immer so „durchgemogelt" habe. Ihre schlechten Leistungen in Mathematik habe sie durch ihre sprachliche Begabung ausgleichen können. Mit der Pubertät seien die vorher bestehenden Stimmungsschwankungen und die innere Unruhe noch stärker geworden. Vorübergehend habe sie dann auch eine Zeit lang Cannabis konsumiert, um ruhiger zu werden. Stabilisierend habe sich ausgewirkt, dass sie im Leichtathletikverein viel Sport betrieben habe und eine gute Läuferin geworden sei. Beim Laufen und danach sei sie „im Kopf ganz ruhig geworden".

Anschließend habe sie ein Fremdsprachenstudium begonnen, weil sie nicht recht gewusst habe, wie es mit ihr weitergehen solle. Mit der Freiheit an der Universität sei sie überhaupt nicht zurechtgekommen. Sie habe die Struktur der Schule vermisst und z. B. vergessen, sich fristgerecht zu Kursen anzumelden. Das Einhalten von Terminen falle ihr schon immer schwer, sie wisse auch schon gar nicht mehr, wie oft sie den Schlüssel oder ihren Geldbeutel verlegt habe. Ihre Lebensführung sei zunehmend chaotischer geworden. Ausgelöst durch ihre desorganisierte Haushaltsführung in ihren Wohngemeinschaften sei sie häufig wegen Konflikten umgezogen („Sie sollten mal meinen Schreibtisch sehen").

Aufgrund ihrer Stimmungsschwankungen („himmelhoch jauchzend, zu Tode betrübt") habe sie Schwierigkeiten mit festen Beziehungen gehabt. Außerdem lasse sie sich wohl immer mit den „falschen Typen" ein. Zweimal habe sie den Studiengang gewechselt, weil sie – wenn überhaupt – immer nur auf den letzten Drücker auf Klausuren gelernt habe und ihr andere Fächer immer verlockender erschienen seien. Schließlich sei sie ungeplant schwanger geworden, habe das Studium abgebrochen und sei nach der Trennung vom Vater des Kindes vorübergehend wieder zu den Eltern gezogen.

Inzwischen arbeite sie nach einer Ausbildung zur Buchhändlerin halbtags als Angestellte mit flexiblen Arbeitszeiten. Mit den Kunden komme sie gut zurecht, sie könne sich rasch auf Menschen einstellen. Die Arbeit mache ihr Freude, sie habe schon seit der Jugend meistens drei verschiedene Bücher auf dem Nachttisch, die sie abwechselnd lese. Sie mache ohnehin „immer alles gleichzeitig"; für sie sei es kein Problem, bei laufendem Fernseher Radio zu hören, nebenher zu kochen und dabei zu telefonieren. Mit organisatorischen Fragen (z. B. der Steuererklärung) oder der EDV am Arbeitsplatz sei sie aber überfordert. In Computerkursen bei der Volkshochschule verfalle sie immer noch in Tagträumereien. Sie brauche vier bis fünf große Tassen Kaffee pro Tag, um funktionieren zu können.

Mit ihrem Sohn sei sie immer rasch in Streit geraten, dann werfe sie „schon auch mal Obst durch die Küche". Seit ihr Sohn Methylphenidat zweimal am Tag einnehme, seien seine Schulleistungen aber deutlich besser geworden, und sie müsse nicht mehr „alles hinter ihm herräumen".

FRAGE
Welche Grundsymptome der ADHS können Sie den Schilderungen der Patientin im Erwachsenenalter entnehmen? Nennen Sie jeweils ein Beispiel aus den Schilderungen der Patientin!

Sie konnten erfragen, dass folgende Grundsymptome der ADHS auch im Erwachsenenalter fortbestehen:

- Situativ auftretende Aufmerksamkeitsstörungen (z. B. Computerkurs)
- Vergesslichkeit (Schlüssel, Geldbeutel, Termine)
- Ablenkbarkeit, Desorganisiertheit (chaotischer Schreibtisch)
- Stimmungsschwankungen, Impulsivität („Obst werfen“)
- Hyperaktivität (psychomotorisch sehr lebhaft, „immer alles gleichzeitig“, innere Unruhe).

FRAGE
Wie könnten Sie jetzt die klinische Diagnose ADHS untermauern?

Sie können die Patientin darüber informieren, dass vieles dafür spricht, dass sie die Diagnosekriterien der ADHS erfüllt. Sie verabreden dann einen erneuten Termin, um eine **testpsychologische Überprüfung** der Aufmerksamkeits- und Konzentrationsleistungen durchzuführen. Im Rahmen einer **standardisierten Diagnostik** ist es auch hilfreich, die Patientin störungsspezifische Fragebögen (wie z. B. die Wender-Utah-Rating-Scale, die 64 Fragen zu ADHS-Symptomen im Kindesalter erfasst) beantworten zu lassen.

Diagnostik

Beim folgenden Termin eine Woche später fällt in den testpsychologischen Untersuchungen auf, dass die Patientin überdurchschnittlich schnell arbeitet, dabei aber eine erhöhte Fehlerrate aufweist. Aufmerksamkeit und Konzentration sind über eine kurze Zeitspanne sogar überdurchschnittlich, im Konzentrations-Leistungs-Test werden die Leistungen aber mit zunehmender Testdauer immer schlechter. Die Patientin berichtet hierzu, dass ihr dieser Test mit der Zeit „langweilig“ geworden sei.

Die erreichte Punktzahl in den Fragebögen bestätigt die anamnestisch erhobenen Befunde.

MERKE
Die Diagnose ADHS wird anhand der klinischen Symptome gestellt. Es gibt (wie bei anderen psychischen Störungen) keine diagnoseweisenden biologischen Marker. Testpsychologie und Fragebögen dienen der Bestätigung der klinischen Diagnostik.

FRAGE
Welche diagnostischen Kriterien heben ICD-10 und ICD-11 hervor und welche Unterformen der ADHS werden beschrieben?

Die ICD-10 unterscheidet im Kapitel **Hyperkinetische Störungen** (F90) die Unterformen Einfache Aktivitäts- und Aufmerksamkeitsstörung (F90.0), die bei unserer Patientin verschlüsseln würde, und die Hyperkinetische Störung des Sozialverhaltens (F90.1). Diese Unterscheidung wird in der ICD-11 aufgegeben. Vielmehr wird stattdessen die **Aufmerksamkeitsdefizit-Hyperaktivitätsstörung (ADHS)** definiert, die sich klinisch unterschiedlich präsentieren kann, nämlich als vorwiegend hyperaktiv-impulsiver Typ und als vorwiegend unaufmerksamer Typ. Der am häufigsten diagnostizierte Mischtyp, der auch bei unserer Patientin vorliegt, erfüllt die Kriterien für beide genannten Typen.

Um die Diagnose stellen zu können, wurden in der ICD-10 18 Kriterien etabliert, die den Symptomdomänen Unaufmerksamkeit und Hyperaktivität/Impulsivität zugeordnet werden und von denen eine bestimmte Anzahl erfüllt sein muss. Diese Form der kategorialen Diagnostik wurde in der ICD-11 nicht mehr umgesetzt. Sowohl in der ICD-10 als auch in der ICD-11 finden sich **nur kinderspezifische diagnostische Kriterien,** die analog bei Erwachsenen angewendet werden, wenn die Symptomatik wie bei unserer Patientin ins Erwachsenenalter persistiert. Die Diagnose einer ADHS setzt voraus, dass diese Symptome über einen längeren Zeitraum bestehen (die ICD-11 spricht von mindestens 6 Monaten), in verschiedenen Situationen (die ICD-10 spricht von verschiedenen Lebensbereichen, die ICD-11 von mehr als einem Lebensbereich) auftreten, deutlich vom Entwicklungsstand abweichen und sich direkt negativ auf das schulische, berufliche oder soziale Funktionsniveau auswirken. Während in der ICD-10 ein Beginn in der Kindheit (vor dem 7. Lebensjahr) gefordert wird, wird in der ICD-11 ein Beginn in der Entwicklungsperiode (frühe bis mittlere Kindheit) gefordert.

FRAGE

Es wurde erwähnt, dass bei ADHS bereits im jugendlichen Alter zusätzlich auch andere psychische Probleme auftreten können. Gilt das auch für das Erwachsenenalter?

ADHS hat eine **hohe Komorbiditätsrate** im Erwachsenenalter. Anders formuliert: ADHS kann als Risikofaktor für weitere psychische Störungen angesehen werden. Neurobiologisch ist dies durch eine Störung im Katecholaminsystem (v. a. Dopamin, aber auch Noradrenalin) im ZNS begründet.

Depressionen treten, wie bereits erwähnt, oft schon in jungen Jahren auf, insbesondere wiederkehrende, kurz dauernde depressive Schwankungen („recurrent brief depression"). Aber auch andere **affektive Störungen** und **Angststörungen** (v. a. soziale Phobien) sind häufig mit ADHS vergesellschaftet. Zusätzlich kann jede Art von **stoffgebundenen Süchten** (Alkohol, Nikotin, Koffein, aber auch andere Drogen) und **nicht stoffgebundenen Süchte** (z. B. Sport, süchtiges Sexualverhalten oder süchtiges Internetverhalten) auftreten.

Ein Leben mit ADHS hat vielfältige Reaktionen der Umwelt zur Folge (z. B. Bestrafung für Zappeligkeit, „Zu-laut-Sein" oder Unaufmerksamkeit; schlechte Noten, Misserfolge), die dann das Selbstwertgefühl bei vielen Menschen mit ADHS deutlich herabsetzen und oft mindestens so belastend sind wie die primäre Symptomatik der Erkrankung.

Emotionale Instabilität und Impulsivität sind auch Symptome der **Borderline-Persönlichkeitsstörung** (➤ Fall 43), und viele Menschen mit BPS erfüllen ebenfalls die Kriterien der ADHS. Auch **dissoziale und kriminelle Verhaltensweisen** sind häufiger bei ADHS. Untersuchungen zeigen, dass viele Gefängnisinsassen unter einer ADHS vom hyperaktiv-impulsiven Typ leiden und auch die Kriterien der antisozialen Persönlichkeitsstörung erfüllen.

Verlauf

Die Patientin ist zunächst mit der Diagnosestellung und den von Ihnen vermittelten Informationen (Bücher, Internet) zufrieden. Sie möchte sich in Ruhe einlesen und dann überlegen, welche Möglichkeiten der Behandlung sie wahrnehmen wird. Auf jeden Fall will sie sich bei der Selbsthilfegruppe vorstellen, zumal sie sich auch dort Tipps für den Umgang mit ihrem Sohn verspricht.

Nach einigen Wochen stellt sie sich erneut vor, um einen medikamentösen Behandlungsversuch mit Methylphenidat zu beginnen. Sie habe wieder begonnen, regelmäßig Sport zu treiben, was ihr sehr gut tue. Inzwischen könne sie sich wieder vorstellen, ihr Studium mit medikamentöser und psychotherapeutischer Unterstützung vielleicht doch noch abzuschließen.

Nach Aufdosierung von Methylphenidat in Schritten von 5 mg im Abstand einiger Tage erfährt sie bei einer Tagesdosis von 20–20–0 mg eine deutliche Verbesserung ihrer Aufmerksamkeits- und Konzentrationsleistung. Erstmals könne sie konzentriert beinahe eine Stunde am Computer arbeiten, ohne mehrmals aufstehen zu müssen. Die ständige „Unruhe im Kopf“ sei rückläufig, die Stimmungsschwankungen seien zwar noch vorhanden, aber lange nicht mehr so stark ausgeprägt wie zuvor. Das Zusammenleben mit ihrem Sohn gestalte sich jetzt deutlich weniger spannungsgeladen.

Lernziele

Häufigkeit und Verlauf der ADHS
Symptome der ADHS im Kindes- und Erwachsenenalter
Unterschiedliche Typen der ADHS
Zusatzdiagnostik bei ADHS
ADHS als Risikofaktor für andere psychische Störungen
Prinzipien der Behandlung

Konsultationsanlässe (NKLM)

Verhaltensauffälligkeiten

ICD-10

F90.0 ADHS

ICD-11

6A05.2 ADHS, kombinierte klinische Präsentation

KAPITEL

23 Verwaschene Sprache

Notfallsituation

Sie haben Nachtdienst in der medizinischen Notaufnahme, als gegen 23 Uhr eine 48-jährige Heimleiterin in Begleitung ihres Ehemanns und zweier Sanitäter eingeliefert wird. Die Patientin hatte seit zwei Tagen über verstärkten Schwindel und Übelkeit geklagt. Am späten Nachmittag sei ihr Gang unsicher geworden, sie habe unverständlich gesprochen und stark gezittert. Daraufhin habe der Ehemann den Rettungsdienst verständigt. Die Erstuntersuchung ergab zusätzlich zu der beschriebenen Symptomatik einen leichten Rigor beider Arme sowie geringgradig gesteigerte Eigenreflexe der oberen und unteren Extremitäten.

Fremdanamnese

Der Ehemann berichtet, dass seine Ehefrau seit acht Jahren an einer wiederkehrenden depressiven Störung leide und seit zwei Jahren mit Lithium und Mirtazapin behandelt werde. Vor einer Woche habe sie starke Schulterschmerzen entwickelt, sodass sie seither täglich 2 × 75 mg Diclofenac einnehme. Vor einer Woche habe ihr Hausarzt auch eine leicht eingeschränkte Nierenfunktion festgestellt, deren Ursache bisher unbekannt sei. Die verordneten Medikamente habe sie immer regelmäßig eingenommen, und es sei ihr bis zur Entwicklung des Schmerzsyndroms so gut wie noch nie gegangen.

FRAGE

Welche Verdachtsdiagnose stellen Sie?

Aufgrund des klinischen Bilds und der Medikamentenanamnese stellen Sie die Verdachtsdiagnose einer **Lithium-Intoxikation.** Zu den Initialsymptomen einer Lithium-Intoxikation gehören Schläfrigkeit, Schwindel, verwaschene Sprache und Ataxie sowie Erbrechen, Durchfall und grobschlägiger Tremor der Hände. Später können Rigor, Reflexsteigerung und Krampfanfälle hinzukommen. Ein sehr hoher Lithiumspiegel (> 3,5 mmol/l) führt zu Bewusstlosigkeit und Tod.

FRAGE

Nennen Sie die wahrscheinlichen Ursachen in unserem Fall. Welche weiteren Ursachen kennen Sie?

Als Ursache einer Lithium-Intoxikation kommt zunächst eine **Überdosierung** von Lithium infrage, z. B. im Rahmen eines Suizidversuchs oder durch eine unkontrollierte Einnahme der Medikation. Dies erscheint in unserem Fall unwahrscheinlich, da der Ehemann versichert, dass die Medikation regelmäßig wie verordnet eingenommen worden sei und die Patientin nach glaubwürdigen Angaben des Ehemanns seit längerer Zeit nicht mehr unter einer depressiven Symptomatik leide.

Eine Lithium-Intoxikation kann aber auch sekundär auftreten:

- Als Folge einer kochsalzarmen Diät (verminderte Lithiumausscheidung)
- In Kombination mit bestimmten Medikamenten (➤ Tab. 23.1)
- Bei einer Niereninsuffizienz
- Im Rahmen eines relevanten Flüssigkeitsverlusts
- Im Zusammenhang mit einer interkurrenten Erkrankung.

In unserem Fall haben wahrscheinlich zwei Ursachen zu dem erhöhten Lithiumspiegel geführt: einerseits die leichte Niereninsuffizienz und andererseits die Behandlung mit Diclofenac, die durch Hemmung der renalen Prostaglandin-Synthese zu einer weiter verminderten Lithiumausscheidung und damit erhöhtem Spiegel führte.

➤ Tab. 23.1 gibt eine Übersicht über die Medikamente, die zu Wechselwirkungen mit Lithium führen können.

Tab. 23.1 Arzneimittelinteraktionen von Lithium.

Substanz	Einfluss auf Lithiumspiegel bzw. Lithiumneurotoxizität
Thiaziddiuretika / Schleifendiuretika	Intoxikationsgefahr durch verminderte Lithiumausscheidung bei verstärkter Natriurese
Kochsalzarme Diät	Intoxikationsgefahr infolge gesteigerter Resorption von Lithium
Nichtsteroidale Antiphlogistika (z. B. Diclofenac, Ibuprofen, Piroxicam)*	Anstieg des Lithiumspiegels infolge verminderter Lithiumausscheidung
Tetrazykline	Erhöhter Lithiumspiegel
ACE-Hemmer (z. B. Enalapril)	Verminderte Lithiumausscheidung
Kalziumantagonisten (z. B. Verapamil, Diltiazem)	Erhöhte Neurotoxizität bei normalen Plasmakonzentrationen
Carbamazepin	Erhöhte Neurotoxizität bei normalen Plasmaspiegeln
Phenytoin	Erhöhte Lithiumtoxizität

* Die Gabe von Acetylsalicylsäure ist unbedenklich

FRAGE

Warum ist die Gefahr einer Intoxikation bei Lithium so groß?

Die Gefahr einer Intoxikation ist groß, da die **therapeutische Breite von Lithium gering** ist. Daher sind regelmäßige Serumspiegel-Kontrollen notwendig. Zielwert bei einer rezidivprophylaktischen Behandlung ist ein Serumspiegel von 0,6–0,8 mmol / l.

MERKE

Wegen der geringen therapeutischen Breite von Lithium können Intoxikationssymptome rasch auftreten. Zu den **Initialsymptomen** einer Lithium-Intoxikation gehören abdominale Schmerzen, Schläfrigkeit, Schwindel, verwaschene Sprache und Ataxie sowie Durst, Übelkeit, Erbrechen, Durchfall, grobschlägiger Tremor der Hände, Muskelschwäche und Muskelrigidität. **Symptome der schweren Lithium-Intoxikation** sind Erbrechen, Diarrhö, Tremor, Ataxie, Streckkrämpfe, Somnolenz, Koma, Krampfanfälle, kardiale Arrhythmien und Hypotension.

FRAGE
Ab welchen Serumkonzentrationen von Lithium rechnen Sie mit Intoxikationserscheinungen?

Eine Lithium-Intoxikation liegt bei einem Serumspiegel über 1,6 mmol/l vor, eine vitale Gefährdung besteht ab einem Serumspiegel von 3,0 mmol/l.

FRAGE
Welche Therapiemaßnahmen kommen infrage?

Ein Antidot zur Behandlung einer Lithium-Intoxikation gibt es nicht. Sie **setzen Lithium sofort ab.** Ist die Einnahme erst vor Kurzem erfolgt oder wurde in suizidaler Absicht eine hohe Dosis eingenommen, kann eine **Magenspülung** mit Gabe von Aktivkohle indiziert sein. Als spezifische Therapiemaßnahmen kommen eine **forcierte Diurese** mit Gabe von 0,9 % NaCl-Lösung sowie eine Peritoneal- oder Hämodialyse infrage. Die Hämodialysebehandlung ist als effektiveres und einfach durchzuführendes Verfahren der Peritonealdialyse zu bevorzugen. Eine forcierte Diurese mit osmotischen Diuretika wird kontrovers diskutiert.

Sobald es der Patientin besser geht, klären Sie sie über die Ursachen der Intoxikation auf. Sie weisen sie darauf hin, dass sie in Zukunft die Einnahme weiterer Medikamente unmittelbar mit ihrem behandelnden Psychiater absprechen und sich bei anderen Erkrankungen ebenfalls sofort bei ihm melden muss. Darüber hinaus geben Sie der Patientin einen Lithiumpass mit, in den Sie die aktuelle Dosis und den letzten Serumspiegel eintragen. Diesen Pass soll die Patientin immer bei sich tragen, damit die behandelnden Ärzte in Notfallsituationen immer darüber aufgeklärt sind, dass sie mit Lithium behandelt wird.

MERKE
Den **Lithiumpass** sollten Patienten immer bei sich tragen. Aus ihm geht hervor, welches Präparat sie bekommen, wie hoch der Lithiumspiegel ist und wann dieser zuletzt kontrolliert wurde.

Verlauf

Der Lithiumspiegel bei unserer Patientin beträgt 2,0 mmol/l bei einer leicht eingeschränkten Nierenfunktion. Sie starten eine forcierte Diurese mit 0,9 % NaCl-Lösung, was innerhalb von 48 Stunden zu einem Lithiumwert von 0,8 mmol/l und zu einem kompletten Rückgang der Symptomatik führt. Danach beginnen Sie vorsichtig mit der erneuten Aufdosierung von Lithium, wobei Sie als Zieldosis zunächst bei 50 % der bisher gegebenen Tagesdosis bleiben und dann durch regelmäßige Spiegelkontrollen den Spiegel auf 0,7 mmol/l einstellen. Eine Nierenfunktionsanalyse erbringt eine kompensierte Niereninsuffizienz, deren Ursache wahrscheinlich nicht in der erst zweijährigen Therapie mit Lithium zu suchen ist. Sie setzen daher die Therapie mit Lithium fort, auch unter Berücksichtigung der Tatsache, dass sich die psychische Symptomatik bei der Patientin unter Lithiumtherapie deutlich stabilisiert hatte und die Medikation von der Patientin insgesamt gut toleriert wurde (Nutzen-Risiko-Abwägung zugunsten von Lithium). Sie empfehlen regelmäßige Kontrollen der Nierenfunktion und eine regelmäßige Vorstellung beim niedergelassenen Psychiater zur Kontrolle des

Lithiumspiegels. Da Diclofenac wahrscheinlich zur Erhöhung des Lithiumspiegels beigetragen hat, setzen Sie diese Schmerzmedikation ab und empfehlen eine Therapie mit Paracetamol, bei persistierenden starken Schmerzen Tramadol, und eine physiotherapeutische Behandlung.

Lernziele

Symptomatik der Lithium-Intoxikation
Ursachen für eine Lithium-Intoxikation
Wechselwirkungen von Lithium mit anderen Substanzen
Therapeutische Maßnahmen bei einer Lithium-Intoxikation

Konsultationsanlässe (NKLM)

Bewusstseinsverlust oder -störung
Verwirrung und psychische Dekompensation
Vigilanzstörung
Intoxikation

ICD-10

T43.2 Lithium-Intoxikation

ICD-11

NE60 Medikamenten-Intoxikation (LXM5C35 Lithium-Salze)

KAPITEL

24 Der gescheiterte Kaufmann

Aufnahmesituation und Vorgeschichte

Ein 24-jähriger lediger Mann wird von seinem niedergelassenen Facharzt für Psychiatrie und Psychotherapie zur stationären Behandlung auf einer offenen Station eingewiesen. Dem Einweisungsbrief entnehmen Sie folgende Informationen: Der Patient hatte im 18. und 22. Lebensjahr jeweils eine zweimonatige Episode einer paranoiden Schizophrenie erlitten. Die Symptomatik war beide Male akut aufgetreten und durch bizarre Wahnideen (von Außerirdischen überwacht und verfolgt zu werden) sowie akustische Halluzinationen gekennzeichnet.

Der ersten Episode war eine Phase von ca. einem Jahr vorausgegangen, in der die schulischen Leistungen des Patienten deutlich nachgelassen hatten, obwohl er vorher ein guter Gymnasiast gewesen war. Er habe sich in dieser Zeit sozial zurückgezogen, Körperhygiene und Kleidung vernachlässigt und sich fast ausschließlich mit Esoterik und philosophischen Schriften beschäftigt. Die erste akute Krankheitsphase war unter einer Medikation mit 20 mg / d Perphenazin hinsichtlich der akuten paranoid-halluzinatorischen Symptomatik während eines achtwöchigen Klinikaufenthalts relativ gut remittiert. Nach sechs Monaten wurde auf Drängen des Patienten die Medikation ausschleichend abgesetzt. Da Konzentrations- und Aufmerksamkeitsstörungen weiter bestanden hätten, habe der Patient jedoch den Besuch des Gymnasiums abbrechen müssen. Er habe dann eine Lehre zum Einzelhandelskaufmann begonnen und auch abgeschlossen.

Bei der zweiten akuten Episode vor zwei Jahren sei die psychotische Symptomatik stationär unter einer Medikation mit 600 mg / d Amisulprid ebenfalls gut abgeklungen. Die Konzentrations- und Aufmerksamkeitsstörungen und Schwierigkeiten in sozialen Kontakten seien seither aber so ausgeprägt, dass er beruflich keinen Anschluss mehr gefunden habe, jetzt arbeitslos sei und auch ansonsten sehr zurückgezogen lebe.

Der Patient habe erst nach Ablauf der zweiten Episode wieder Kontakt zu ihm aufgenommen. Seither habe er 400 mg / d Amisulprid nach eigenen Angaben regelmäßig oral eingenommen. Auch die mehrfache Überprüfung der Plasmaspiegel habe Konzentrationen im Wirkspiegelbereich (100–320 ng / ml) ergeben.

Untersuchung

In der Untersuchungssituation sitzt Ihnen ein jünger wirkender, etwas ungepflegter Patient gegenüber, der im Wesentlichen den Krankheitsverlauf, wie ihn der Psychiater in seinem Bericht beschrieben hatte, bestätigt. Im Gespräch hat der Patient wiederholt Schwierigkeiten, den Faden nicht zu verlieren, ist umständlich, teilweise unkonzentriert und unaufmerksam. Er beklagt, dass er den ganzen Tag mehr oder weniger „rumhänge", „nichts mehr auf die Reihe bringe"; morgens liege er lange im Bett und nachts sehe er bis 2:00 Uhr fern. Das Schlafen sei kein Problem. Er habe nur wenig Kontakt zum Vater. Aktivitäten mit anderen Menschen bereiteten ihm keine Freude, überhaupt könne er nichts mehr richtig genießen. Auch an Sexualität habe er das Interesse fast vollständig verloren. Zweimal habe er versucht, wieder eine Arbeit als Einzelhandelskaufmann aufzunehmen, sei aber wegen schlechter Leistungen „rausgeflogen". Er sei in den letzten zwei Jahren „einfach nicht mehr auf die Beine gekommen". Er sehe zwar nicht so recht ein, warum sein Psychiater ihn zur stationären

Aufnahme schicke (von den Medikamenten halte er sowieso nicht viel, die würden ihn nur müde und „steif" machen), auf der anderen Seite könne es so aber auch nicht weitergehen. Er wolle mal sehen, was der Klinikaufenthalt „so für ihn bringe".

Ihre Fragen nach Wahrnehmungsstörungen (z. B. akustische Halluzinationen), Ich-Störungen (z. B. Gedankeneingebung oder -entzug, Fremdbeeinflussungserleben), Wahnerleben und Schlafstörungen verneint er. Er kann Ihre Fragen zur Orientierung korrekt beantworten; Suizidgedanken oder Suizidabsichten hat er keine.

FRAGE

Beschreiben Sie den psychopathologischen Befund, den Sie der Anamneseschilderung und der Untersuchung entnehmen können.

Der Patient ist bewusstseinsklar und zu allen Qualitäten orientiert. Es bestehen Konzentrations- und Aufmerksamkeitsstörungen. Der formale Gedankengang wirkt umständlich und assoziativ gelockert. Es bestehen aktuell keine Hinweise für Wahnerleben, Halluzinationen oder Ich-Störungen. Im Affekt erscheint der Patient **verflacht** (damit bezeichnet man Symptome wie Gefühlsleere und Abstumpfung, „Wurstigkeit" und Gleichgültigkeit, verminderte emotionale Ansprechbarkeit). Es bestehen eine **Anhedonie** (Verlust der Fähigkeit, Freude zu empfinden) und ein sozialer Rückzug sowie eine Antriebsminderung („rumhängen", lange im Bett liegen). Schlafstörungen liegen nicht vor. Es besteht kein Anhalt für akute Eigen- oder Fremdgefährdung.

FRAGE

Mit welchem Fachausdruck bezeichnet man die hier vorliegende Symptomatik?

Es handelt sich um eine sogenannte **schizophrene Negativsymptomatik.** ➤ Tab. 24.1 stellt sogenannte Negativ- und Positivsymptome der Schizophrenie gegenüber. Negativ- und Positivsymptome können gleichzeitig bestehen, es ist jedoch wie in unserem Fall häufig zu beobachten, dass während der akuten Krankheitsepisode Positivsymptome dominieren, während zwischen den akuten Krankheitsepisoden Negativsymptome bestehen bleiben.

Tab. 24.1 Negativ- und Positivsymptome bei Schizophrenie.

Negativsymptome	Positivsymptome
Affektverflachung	Halluzinationen
Verarmung von Sprache, Mimik, Gestik	Wahn
Apathie	Ich-Störungen
Anhedonie	Bizarres Verhalten
Aufmerksamkeitsstörungen	Formale Denkstörungen
Sozialer Rückzug	

Bei unserem Patienten können rückblickend auch vor der ersten schizophrenen Episode eine Negativsymptomatik und außergewöhnliche Verhaltensweisen (Beschäftigung mit für den Patienten ungewöhnlicher Lektüre) diagnostiziert werden.
Man spricht hier auch von der **Prodromalphase** einer Schizophrenie, d. h. einer Phase, die der akuten Episode vorausgeht und durch Negativsymptome gekennzeichnet ist. Sehr häufig lässt sich früh ein **Leistungsknick** beobachten (in unserem

Fall ließen ein Jahr vor der ersten Episode die schulischen Leistungen nach). Es können aber als Prodromi auch andere Symptome auftreten, z. B. depressive Syndrome, Zwangsgedanken und -handlungen oder dysmorphophobe Ängste (subjektive Überzeugung, in irgendeiner Form körperlich fehlgestaltet zu sein, ohne dass tatsächlich eine Fehlbildung besteht).

MERKE

Zu den Negativsymptomen bei Schizophrenien gehören u. a. Aufmerksamkeitsstörungen, Affektverflachung, Anhedonie, Apathie und sozialer Rückzug. Schizophrene Positivsymptome sind z. B. Halluzinationen, Wahn und Ich-Störungen.

FRAGE

Welche Verdachtsdiagnose stellen Sie?

Aufgrund des Krankheitsverlaufs und der im Vordergrund stehenden Negativsymptomatik stellen Sie die Verdachtsdiagnose eines **schizophrenen Residuums.** Diese Diagnose kann nach **ICD-10** gestellt werden, wenn folgende Kriterien vorliegen:

- In der Vorgeschichte trat mindestens ein psychotisches Zustandsbild auf, das die Kriterien einer Schizophrenie erfüllte (➤ Fall 3).
- In den letzten 12 Monaten waren ausgeprägte Negativsymptome vorhanden, während floride Symptome, z. B. Wahn und Halluzinationen, mit geringer oder wesentlich verminderter Intensität vorlagen.

Das schizophrene Residuum kann zeitlich begrenzt z. B. im Übergang von der akuten Krankheitsphase zur vollständigen Remission oder aber kontinuierlich über viele Jahre mit und ohne akute Exazerbation auftreten. Auch wenn der Begriff es suggeriert, ist ein Residualzustand nicht zwangsläufig irreversibel (zur Therapie s. u.)!

MERKE

Die Diagnose eines schizophrenen Residuums nach ICD-10 kann gestellt werden, wenn in der Vorgeschichte mindestens eine schizophrene Episode vorlag und über mindestens 12 Monate Negativsymptome das klinische Bild beherrschen.

FRAGE

Welche Diagnose würden Sie nach der ICD-11 stellen?

Wie bereits in Fall 3 dargestellt, unterscheidet die ICD-11 keine Subtypen der Schizophrenie mehr, sondern verschlüsselt beim Vorliegen einer Schizophrenie (Diagnosekriterien ➤ Fall 3) die Verlaufsaspekte (erste Episode, multiple Episoden, kontinuierlich) sowie die im Vordergrund stehende Symptomatik (also positive, negative, depressive, manische, psychomotorische oder kognitive Symptome). Sie würden daher nicht wie in der ICD-10 die Diagnose eines schizophrenen Residuums stellen, sondern die Diagnose einer Schizophrenie mit kontinuierlicher Symptomatik, bei der eine Negativsymptomatik im Vordergrund steht.

FRAGE

Handelt es sich hier um einen typischen Verlauf einer Schizophrenie? Welche weiteren häufigen Verlaufsformen kennen Sie?

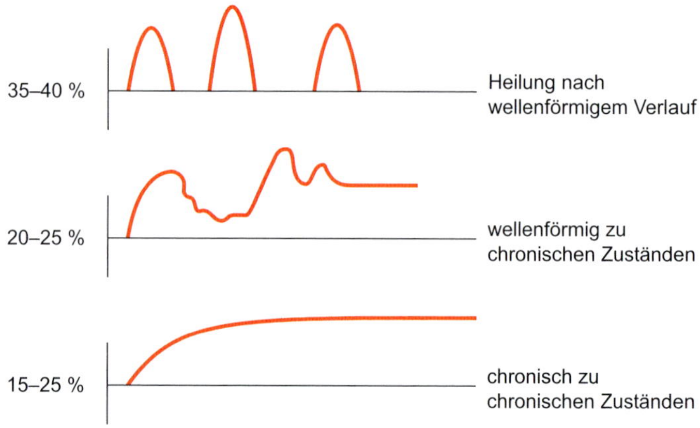

Abb. 24.1 Mögliche Verlaufsformen einer Schizophrenie. [M515]

Der Verlauf von Schizophrenien kann sehr unterschiedlich sein. In ➤ Abb. 24.1 sind drei häufige Verlaufsformen dargestellt. Bei unserem Patienten handelt es sich um einen episodischen Verlauf einer Schizophrenie mit einem zunehmenden Residuum (zweite Verlaufsform in ➤ Abb. 24.1). Diese Verlaufsform tritt in ca. 20–25 % der Fälle auf.

FRAGE

Nennen Sie die Symptome der Erkrankung bzw. Umstände, die eher einen schlechten Verlauf der Erkrankung unseres Patienten erwarten lassen.

Grundsätzlich gibt es kein Symptom bzw. keinen Umstand, anhand dessen es möglich wäre, bei der Ersterkrankung sicher den weiteren Verlauf vorauszusagen. Aus epidemiologischen Studien ist jedoch bekannt, welche Symptome bzw. Umstände für einen eher günstigen und welche für einen eher ungünstigen Verlauf sprechen (➤ Tab. 24.2). Aus der Tabelle können Sie entnehmen, dass Situation und Symptomatik unseres Patienten für einen eher ungünstigen Verlauf der Erkrankung sprechen.

Tab. 24.2 Prädiktoren für einen guten und einen schlechten Verlauf von Schizophrenien.

Gute Prognose	Schlechte Prognose
Verheiratet	Geschieden, getrennt
Weiblich	Männlich
Gute Anpassung im Arbeits- und Freizeitbereich	Soziale Isolation
Stress oder akute schwere Lebensereignisse vor Krankheitsausbruch	Anpassungsprobleme während der Adoleszenz
Seltene und kurze Krankheitsphasen	Lange und häufige Krankheitsphasen
Akuter Krankheitsbeginn	Schleichender Krankheitsbeginn
Affektive Auffälligkeiten	Negativsymptomatik, akustische Halluzinationen, Wahnideen
Frühzeitige Behandlung einer floriden psychotischen Symptomatik, gutes initiales Ansprechen auf Antipsychotika	Lange pharmakologisch unbehandelte produktiv psychotische Symptomatik

Ein ganz entscheidender Faktor für den Verlauf der Schizophrenie ist die **Therapie mit Antipsychotika.** Man weiß heute, dass ca. 60–80 % der schizophren Erkrankten innerhalb von zwei Jahren nach dem ersten Klinikaufenthalt einen Rückfall erleiden. Durch die Therapie mit Antipsychotika kann die Rückfallrate gegenüber einer Placebobehandlung um mindestens 50 % reduziert werden! Bei unserem Patienten hat wahrscheinlich auch das zu frühe Absetzen der Medikation zum schlechten Krankheitsverlauf beigetragen. Bei einer Ersterkrankung mit Vollremission hätte – auch wenn die aktuellen Leitlinien keine genauen Zeitangaben mehr für die Weiterbehandlung empfehlen – die Therapie mit Antipsychotika für mindestens zwölf Monate fortgesetzt und dann ausschleichend über drei Monate abgesetzt werden sollen. In unserem Fall (keine Vollremission, sondern Bestehenbleiben einer Residualsymptomatik) hätte die antipsychotische Medikation fortgesetzt werden müssen, was aber an der Compliance des Patienten gescheitert war (➤ Fall 3).

MERKE

Entscheidend für den Verlauf von Schizophrenien ist eine konsequente pharmakologische Therapie. Dadurch kann die Rückfallrate deutlich gesenkt werden!

FRAGE

Welche therapeutischen Möglichkeiten stehen Ihnen in unserem Fall zur Verfügung?

Zum einen bietet sich als therapeutische Intervention eine Umstellung der Medikation an, da unter der aktuellen Depotmedikation mit einem klassischen Antipsychotikum eine erhebliche Negativsymptomatik besteht und heute mehrere Substanzen verfügbar sind, die eine gute Wirksamkeit auf schizophrene Negativsymptomatik zeigen. Neben der medikamentösen Behandlung sind psycho- und soziotherapeutische Interventionen wichtige Bestandteile der Therapie.

FRAGE

Welches Medikament bietet sich hier zur Behandlung an? Begründen Sie Ihre Entscheidung.

Mit klassischen hochpotenten Antipsychotika wie dem initial verordneten Perphenazin lassen sich Negativsymptome der Schizophrenie häufig weniger gut beeinflussen. Daher war auch der Einsatz von Amisulprid, einem **„atypischen“ Neuroleptikum** oder Antipsychotikum der 2. Generation (Unterscheidung „atypischer“ und klassischer Neuroleptika ➤ Fall 3 und ➤ Fall 27), in der zweiten Krankheitsphase sinnvoll. Für einige Antipsychotika der 2. Generation wie das verordnete Amisulprid, aber auch z. B. Olanzapin, Risperidon und Quetiapin liegen Hinweise für eine günstigere Wirkung auf die Negativsymptomatik vor. Die Datenlage ist bisher allerdings am besten für Clozapin (Richtlinien zur Behandlung mit Clozapin ➤ Fall 27). Clozapin ist auch hier indiziert, da unter zwei Antipsychotika mit unterschiedlichem Wirkprofil die Wirkung nicht ausreichend war.

Verlauf

Sie reduzieren bei Ihrem Patienten die Medikation mit Amisulprid und beginnen überlappend eine Behandlung mit Clozapin (Testdosis: 12,5 mg). Da der Patient die Testdosis gut verträgt, dosieren Sie die Medikation stufenweise und langsam bis 250 mg/d auf. Bis auf einen erhöhten Speichelfluss (der sich unter 50 mg/d Pirenzepin deutlich bessert) sowie eine leicht erhöhte Tagesmüdigkeit verträgt der Patient die Medikation sehr gut.

Konsultationsanlässe (NKLM)	Sozialer Rückzug	
ICD-10	F20.5	Schizophrenes Residuum
ICD-11	6A20.20	Schizophrenie, kontinuierlich
	6A25.1	Negative Symptome bei primären psychotischen Erkrankungen

KAPITEL

25 Bauchweh

Erstgespräch

Eine 32-jährige verheiratete Büroangestellte wird von ihrer Hausärztin an Sie zur Diagnostik und Therapie überwiesen. Die Ärztin schreibt in ihrem Überweisungsbericht, die Patientin klage seit mehr als zwei Jahren über immer wieder wechselnde körperliche Beschwerden, ohne dass jemals ein richtungweisender körperlicher Befund erhoben werden konnte. Zuletzt habe die Abklärung von Magen-Darm-Beschwerden mehr als sechs Monate in Anspruch genommen. Es seien eine Gastroskopie, eine Koloskopie, eine Stuhluntersuchung auf pathogene Keime und eine Magen-Darm-Passage durchgeführt worden, ohne dass sich ein pathologischer Befund erheben ließ.

Beim Erstkontakt berichtet die Patientin sehr ausführlich und detailliert von ihren unterschiedlichen Beschwerden, die vor mehr als zwei Jahren begonnen hätten. Damals habe sie an einer schweren Bronchitis gelitten, die erst auf eine Antibiotikagabe abgeklungen sei. Überhaupt habe sie damals viel Stress gehabt, mit ihrem Mann habe es häufig Streit gegeben. Direkt im Anschluss an die Bronchitis habe sie über mehrere Monate an Brustschmerzen und Kurzatmigkeit gelitten. Später hätten sich Gelenkschmerzen sowie Taubheits- und Kribbelgefühle eingestellt. Vor einem Jahr sei es dann ganz schlimm gewesen: Sie habe starke Schmerzen beim Wasserlassen gehabt, was sich auch durch mehrmalige Antibiotikabehandlung nicht gebessert habe. Seit ca. sechs Monaten habe sie ständig einen schlechten Geschmack im Mund, leide häufig unter dünnem Stuhlgang und habe das Gefühl, dass ihr Bauch aufgebläht sei.

Sie glaube, dass hinter den Beschwerden eine körperliche Erkrankung stecke. Sie taste sich daher z. B. häufig den Bauch ab, um Verhärtungen aufzuspüren. Wenn die Hausärztin keine körperliche Ursache gefunden habe, sei sie zwar für kurze Zeit beruhigt, sobald die Beschwerden aber am nächsten Tag wieder begännen, mache sie sich erneut große Sorgen. Inzwischen könne sie ihrem Beruf nicht mehr richtig nachgehen; sie sei häufig krankgeschrieben, insgesamt 50 Tage im letzten Jahr. Bei der Arbeit müsse sie auch häufig Pausen machen und lege sich oft hin, um auszuruhen. Das ewige Hin und Her mit den Symptomen und den Arztbesuchen mache sie „ganz fertig". Dass sie einmal bei einem Psychiater und Psychotherapeuten landen würde, hätte sie nie gedacht, schließlich sei sie ja nicht verrückt. Sie erwarte sich jedoch Hilfe, mit den körperlichen Beschwerden fertig zu werden.

FRAGE

Was in diesem Fall ist das Leitsymptom?

Leitsymptome sind die **körperlichen Beschwerden** bzw. **Symptome, für die sich keine organische Ursache finden lässt,** sowie die Belastung der Patientin durch die körperlichen Beschwerden. Bei unserer Patientin betreffen die Beschwerden verschiedene Organsysteme: das kardiovaskuläre System (Atemlosigkeit ohne Anstrengung, Brustschmerzen), den Gastrointestinaltrakt und das Nervensystem (Taubheitsgefühl, Kribbelparästhesien).

FRAGE
Wie nennt man in der ICD-10 die Gruppe von Störungen, die durch körperliche Beschwerden oder Symptome ohne nachweisbare organische Ursache gekennzeichnet sind? Welche Begriffe wurden früher für diese Erkrankungen verwendet?

Störungen, bei denen körperliche Beschwerden ohne organische Ursache bestehen, werden als **somatoforme Störungen** bezeichnet. Der Begriff „somatoform" weist darauf hin, dass die Symptomatik klinisch zunächst an eine organische Ursache denken lässt. Früher wurden für diese Krankheitsbilder Begriffe wie funktionelle Beschwerden, psychovegetative Labilität, vegetatives Syndrom, nervöses Erschöpfungssyndrom oder psychosomatischer Beschwerdekomplex verwendet. Ein großes Problem bei der Vermittlung der Diagnose „somatoforme Störung" an die Patienten ist, dass dabei immer mitschwingt, es läge eigentlich gar nichts vor („die Störung ist somatoform – es sieht nur so aus, als hätte sie einen organischen Befund, da ist aber gar nichts zu finden"). Daher fühlen sich die Patienten sehr schnell unverstanden und sind auch für eine Änderung des therapeutischen Herangehens nur schwer zu motivieren.

FRAGE
Wie nennt man diese Gruppe von Störungen in der ICD-11?

In der ICD-11 werden die somatoformen Störungen der ICD-10 zu den **Somatischen Belastungsstörungen** zusammengefasst (die Hypochondrie wird den Zwangsspektrumsstörungen zugerechnet, ➤ Fall 47) und vollständig neu konzipiert: Die Erkrankungen werden nun nicht mehr aufgrund der fehlenden organischen Ursache diagnostiziert, sondern aufgrund einer vermehrten Aufmerksamkeit auf die Symptome und bestehender psychischer Belastungen der Patienten durch die anhaltenden Körperbeschwerden, die sich auf kognitiver, emotionaler und auf der Verhaltensebene ausdrücken können. Dadurch rechnen viele Verfechter dieser Neukonzeption damit, dass sich die Patienten eher verstanden fühlen („Sie sind belastet, bei Ihnen liegt tatsächlich eine Erkrankung vor, die man gut therapieren kann") und therapeutischen Interventionen dadurch eher zugänglich sind. Weitere Unterschiede zur ICD-10 sind, dass eine somatische Belastungsstörung auch bei organisch erklärbaren Beschwerden diagnostiziert werden kann, wenn psychologische Merkmale die Symptomatik dominieren, und dass leichte, mittelgradige und schwere Formen nach dem Grad der Beeinträchtigung unterschieden werden.

FRAGE
Nun wieder zurück zur ICD-10: Welche Formen somatoformer Störungen kennen Sie?

Somatoforme Störungen sind ein Überbegriff für verschiedene Krankheitsbilder, von denen die drei wichtigsten sind:
- Somatisierungsstörung
- Anhaltende somatoforme Schmerzstörung
- Hypochondrische Störung.

MERKE

Somatoforme Störungen sind eine Gruppe von Erkrankungsbildern, bei denen die bestehenden körperlichen Beschwerden nicht durch eine diagnostizierbare körperliche Erkrankung erklärt werden können. Die wichtigsten Unterformen sind die Somatisierungsstörung, die anhaltende somatoforme Schmerzstörung und die hypochondrische Störung.

FRAGE

Welches der drei genannten Krankheitsbilder nach der ICD-10 besteht bei unserer Patientin? Grenzen Sie die beiden anderen Krankheitsbilder davon ab.

Folgende Kriterien sind für die Klassifikation eine einfache klinische Orientierungshilfe: Zunächst klären Sie, ob körperliche Beschwerden oder ob Ängste (nämlich an einer körperlichen Krankheit zu leiden) im Vordergrund der Beschwerdeschilderung stehen. Stehen körperliche Beschwerden im Vordergrund, klären Sie weiter ab, ob mehrere Symptome bestehen, was für eine Somatisierungsstörung spricht. Handelt es sich um ein einziges Symptom (Schmerz), besteht der V. a. eine somatoforme Schmerzstörung. Wenn die Ängste überwiegen, besteht der Verdacht auf eine hypochondrische Störung.

Wie Sie der ➤ Tab. 25.1 entnehmen können, erfüllt die Patientin die Kriterien für eine **Somatisierungsstörung.** In den beiden weiteren Tabellen (➤ Tab. 25.2, ➤ Tab. 25.3) sind die diagnostischen Kriterien für die anhaltende somatoforme Schmerzstörung und die hypochondrische Störung aufgeführt.

Tab. 25.1 Diagnosekriterien der Somatisierungsstörung nach ICD-10.

1.	Multiple und wechselnde körperliche Symptome über mindestens zwei Jahre, die nicht ausreichend durch eine körperliche Erkrankung erklärt werden können
2.	Andauerndes Leiden und mehrfache Arztkonsultationen
3.	Keine oder nur unzureichende Akzeptanz der ärztlichen Feststellung, dass keine ausreichende körperliche Ursache für die körperlichen Symptome besteht
4.	Mindestens sechs Symptome aus mindestens zwei verschiedenen Gruppen: gastrointestinale Symptome, kardiovaskuläre Symptome, urogenitale Symptome sowie Haut- und Schmerzsymptome

Tab. 25.2 Diagnosekriterien der anhaltenden somatoformen Schmerzstörung nach ICD-10 (➤ Fall 44).

1.	Ein schwerer und belastender Schmerz ohne organische Ursache, der mindestens sechs Monate lang an den meisten Tagen besteht und den Hauptfokus in der Aufmerksamkeit des Patienten darstellt
2.	Eine Diagnosestellung soll nur erfolgen, wenn der Schmerz das klinische Bild beherrscht und keine weiteren, klinisch relevanten Somatisierungssymptome vorliegen
3.	Der Schmerz tritt in Verbindung mit emotionalen Konflikten oder psychosozialen Problemen auf

Tab. 25.3 Diagnosekriterien der hypochondrischen Störung nach ICD-10 (➤ Fall 47).

1.	Eine über mindestens sechs Monate anhaltende Angst und Überzeugung, an einer körperlichen Krankheit zu leiden
2.	Andauerndes Leiden oder Beeinträchtigung des alltäglichen Lebens sowie Aufsuchen von medizinischen Behandlungen
3.	Keine oder nur unzureichende Akzeptanz der ärztlichen Feststellung, dass keine ausreichende körperliche Ursache für die körperlichen Symptome besteht

MERKE

Bei der Somatisierungsstörung und der anhaltenden somatoformen Schmerzstörung steht die Klage über körperliche Symptome, bei der Hypochondrie die Angst, an einer körperlichen Krankheit zu leiden, im Vordergrund der Beschwerdeschilderung.

FRAGE

Bei den meisten Menschen treten ähnliche Symptome irgendwann einmal während des Lebens auf. Nennen Sie Kriterien, die helfen, solche „normalen Beschwerden" von einer somatoformen Störung zu unterscheiden.

Entscheidend sind die **Dauer** und der **Ausprägungsgrad** der Beschwerden. Wie Sie in den Diagnosekriterien gesehen haben, müssen die Beschwerden dauerhaft bestehen, d.h. bei der Somatisierungsstörung über mindestens zwei Jahre und bei der Schmerzstörung und der Hypochondrie über mindestens sechs Monate. Weiterhin müssen die Beschwerden so stark ausgeprägt sein, dass sie ein ständiges Leiden bzw. eine deutliche Beeinträchtigung in der Lebensführung verursachen.

FRAGE

Auch während einer Panikattacke können die Symptome, unter denen die Patientin leidet, auftreten (➤ Fall 9). Warum handelt es sich bei der Panikstörung nicht um eine Somatisierungsstörung?

Bei der Panikstörung treten die genannten Symptome nur während der Panikattacke auf. ➤ Tab. 25.4 stellt weitere Unterscheidungsmerkmale einer somatoformen Störung und einer Panikstörung gegenüber.

Tab. 25.4 Vergleich von Panikstörung und somatoformer Störung.

Panikstörung	Somatoforme Störung
Attackenförmig	Überdauernde Angst/Sorgen
Schnelle unmittelbare körperliche Bedrohung („jetzt")	Langsame Entwicklung und Bedrohung („später")
Angst im Vordergrund	Körpernahe Wahrnehmung
Flucht/Vermeidung als unmittelbare Bedrohungsabwehr	Medizinische Hilfe als primäres Mittel der Bedrohungsabwehr

FRAGE

Die Patientin sagte, dass sie „das ewige Hin und Her mit den Symptomen und den Arztbesuchen ganz fertig mache". Welche häufige komorbide Erkrankung könnte hier vorliegen und wie klären Sie diese diagnostisch ab? Kennen Sie weitere häufige komorbide Erkrankungen?

Die Bemerkung der Patientin könnte auf das Vorliegen eines **depressiven Syndroms** hinweisen. Sie erheben daher wie immer (!) einen kompletten psychopathologischen Befund (> Fall 5). Folgende Erkrankungen können gemeinsam mit einer somatoformen Störung vorliegen:

- Depressive Erkrankung bei bis zu ⅔ der Patienten
- Angsterkrankungen (20–50 %)
- Zwangsstörungen (ca. 20 %)
- Alkohol- oder Medikamentenabhängigkeit bzw. -missbrauch (ca. 20 %).

Diagnostik

Ihre erweiterte psychiatrische Diagnostik ergibt keinen Hinweis für eine komorbide psychische Erkrankung. Die Patientin klagt zwar über rasche Erschöpfbarkeit, depressive Symptome lassen sich aber nicht erheben. Auch eine Angst- oder Zwangserkrankung, eine Alkohol- oder Medikamentenabhängigkeit bestehen nicht.

FRAGE

Warum ist es so wichtig, bei somatoformen Störungen immer das Bestehen einer komorbiden Erkrankung abzuklären?

Wie auch bei anderen psychischen Störungen können komorbide Erkrankungen zum einen die **Symptomatik der Primärerkrankung verstärken bzw. aufrechterhalten:** So kann z. B. eine schwere Depression zur Zunahme der körperlichen Beschwerden führen.

Zum anderen kann durch komorbide Erkrankungen die **Therapie der Primärerkrankung erheblich erschwert** werden.

Komorbide Erkrankungen, z. B. eine schwere Depression müssen daher **immer bevorzugt therapeutisch angegangen** werden. Umgekehrt ist zu berücksichtigen, dass sich eine depressive Episode nicht selten in Form vielfältiger körperlicher Beschwerden manifestiert und die Leitsymptome (Störung von Affekt und Antrieb) erst bei genauerer Anamneseerhebung zutage treten. Bei einer erfolgreichen antidepressiven Behandlung ist im Fall einer vorliegenden depressiven Störung auch eine Remission der körperlichen Symptome zu erwarten.

MERKE

Schwere komorbide Erkrankungen wie eine Depression, eine Zwangsstörung, eine Alkohol- oder Medikamentenabhängigkeit können den Verlauf somatoformer Erkrankungen komplizieren und müssen bevorzugt oder mitbehandelt werden. Bei Klagen über eine Vielzahl körperlicher Beschwerden ist auch an eine Depression zu denken.

FRAGE

Welche Therapieverfahren zur Behandlung von somatoformen Störungen kennen Sie?

Es kommen psychotherapeutische und medikamentöse Therapieverfahren infrage. Als effektive Psychotherapie hat sich die **kognitive Verhaltenstherapie** erwiesen.

Medikamente werden im Wesentlichen zur Behandlung der **somatoformen Schmerzstörung** eingesetzt, während überzeugende Wirksamkeitsnachweise für die medikamentöse Behandlung der Somatisierungsstörung und der hypochondrischen Störung fehlen.

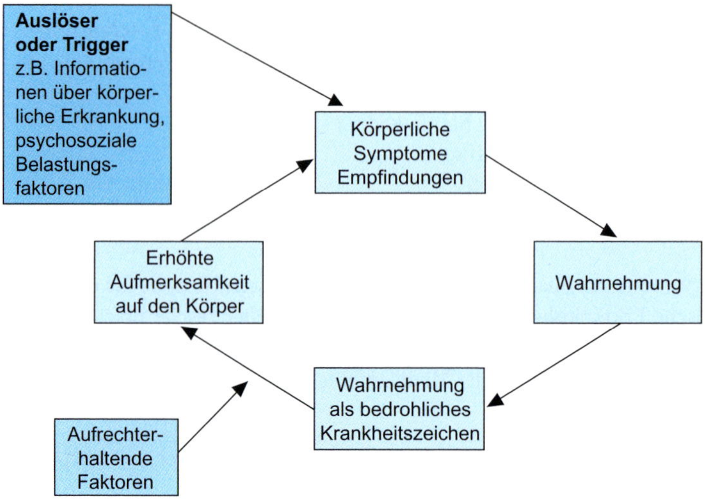

Abb. 25.1 Psychophysiologisches Modell somatoformer Störungen. [M515]

Bei der anhaltenden somatoformen Schmerzstörung kann ein **niedrig dosiertes trizyklisches Antidepressivum** Linderung bringen (in der Regel wird etwa die halbe Tagesdosis, bezogen auf die übliche antidepressiv wirksame Dosis, verordnet, ➤ Fall 44). Die Datenlage ist am besten für Amitriptylin in einer Dosis von 50–75 mg. Aber auch die neueren, ebenfalls dual auf das serotonerge und noradrenerge System wirkenden Antidepressiva Venlafaxin und Duloxetin haben eine nachgewiesene schmerzdistanzierende Wirkung.

FRAGE

Auf welcher Modellvorstellung der Entstehung und Aufrechterhaltung somatoformer Störungen basiert die kognitive Verhaltenstherapie?

Kognitiv verhaltenstherapeutische Therapieansätze basieren auf einem **psychophysiologischen Modell** der somatoformen Störungen, das in ➤ Abb. 25.1 skizziert ist:

Das psychophysiologische Modell versteht die somatoformen Störungen als das Produkt eines **Teufelskreises,** in dem körperliche Symptome und Empfindungen als bedrohliche Krankheitszeichen wahrgenommen werden. Diese **Fehlwahrnehmung** kann durch bestimmte **Auslöser** getriggert werden, z. B. spezifische Informationen über eine bestimmte Krankheit, eine tatsächlich vorliegende körperliche Erkrankung oder auch psychosoziale Belastungsfaktoren. Diese Wahrnehmung der Symptome als bedrohlich führt zu einer erhöhten Aufmerksamkeitslenkung auf den Körper, was wiederum zu einer verstärkten Wahrnehmung von Körpersymptomen führt usw.

FRAGE

Welche Verhaltensweisen der Patientin, die den Teufelskreis aufrechterhalten, können Sie der Anamneseschilderung entnehmen?

Zu den aufrechterhaltenden Verhaltensweisen gehört das **Kontrollverhalten** („checking"), also bei unserer Patientin z. B. das Abtasten des Bauchbereichs auf Verhärtungen. Kontrollverhalten bezogen auf den Körper führt zu einer erhöhten Aufmerksamkeitslenkung auf den Körper, sodass körperliche Symptome verstärkt wahrgenommen werden.

Weitere aufrechterhaltende Faktoren sind die **häufigen Arztbesuche,** die ebenfalls zu einer verstärkten Aufmerksamkeitslenkung auf den Körper führen, und das **Schonverhalten.** Schonverhalten kann dazu führen, dass durch einen verminderten Trainingszustand bei Belastung häufiger körperliche Missempfindungen auftreten, die wiederum als krankhaft bewertet werden. Eine dadurch bedingte Erhöhung des Schon- und Vermeidungsverhaltens kann zu einer weiteren Reduktion der körperlichen Belastbarkeit führen.

FRAGE

Leiten Sie aus dem psychophysiologischen Modell spezifische Elemente der Verhaltenstherapie für unsere Patientin ab.

Die Vermittlung eines **psychophysiologischen Krankheitsmodells** ist ein zentraler Baustein der Verhaltenstherapie von Somatisierungsstörungen. Wichtig ist dabei jedoch immer, sehr behutsam vorzugehen und der Patientin nicht den Eindruck zu vermitteln, man wolle ihr das eigene ärztliche Krankheitsverständnis „überstülpen". Die treffende Bezeichnung für das ideale therapeutische Vorgehen ist (nicht nur für diesen Fall!) das „**geleitete Entdecken**".

Bei der Vermittlung des psychophysiologischen Modells sind **Symptomtagebücher** hilfreich, anhand derer situative Einflüsse auf das körperliche Befinden erfasst werden. Sie machen deutlich, welchen Einfluss psychosoziale Faktoren (z. B. konflikthafte Auseinandersetzung mit dem Ehemann) auf das psychische und körperliche Wohlbefinden haben können.

Auch **Verhaltenstests** können hilfreich sein, um psychophysiologische Zusammenhänge deutlich zu machen, z. B. Übungen zur gelenkten Aufmerksamkeit, die zeigen, dass die völlige Konzentration auf eine Körperfunktion (z. B. Schlucken) zu einer Misswahrnehmung derselben führt.

Ein weiteres Therapieelement ist der **Abbau aufrechterhaltender Faktoren:** Dazu gehören die Reduktion des „Checking"-Verhaltens und der Abbau von Rückversicherungen durch Arztbesuche. Ziel ist es, die Arztbesuche zeitkontingent zu steuern, d. h., dass sich die Patientin nur zu bestimmten festgelegten Zeitpunkten körperlich untersuchen lässt und nicht wie bisher immer sofort dann, wenn subjektiv Symptome auftreten. Das Schonverhalten wird durch ein stufenweises Aufbau- und Konditionstraining ersetzt, das die Patientin zunehmend fordert, aber nicht überfordert. Zusätzlich sollte die Patientin ein Entspannungsverfahren, z. B. die progressive Muskelrelaxation nach Jacobson, erlernen.

Verlauf

Die Patientin hat sich nach dem Erstkontakt und drei Wochen Bedenkzeit für eine ambulante Psychotherapie entschieden, die Sie zunächst auf 25 Therapiesitzungen in einem Zeitraum von 6 Monaten begrenzt haben. Für diese Zeit haben Sie mit der Patientin erreichbare Ziele vereinbart, z. B. eine Reduktion der zeitlichen Inanspruchnahme durch körperliche Symptome um 50 %, eine Reduktion der „Körperarzt"-Besuche um 80 % und eine Reduktion der Fehlzeiten bei der Arbeit um 50 %.

Neben den oben genannten spezifischen Therapieelementen haben Sie weitere Therapieelemente eingesetzt:

- Erstellung von Verhaltens- und Bedingungsanalysen
- Kritische Auseinandersetzung mit dem inadäquaten Gesundheitsbegriff der Patientin („gesund sein heißt, völlig frei zu sein von körperlichen Beschwerden")
- Übungen zur Verbesserung der Wahrnehmung und des emotionalen Ausdrucks
- Übungen zur sozialen Kompetenz (Bewältigung von Konflikten mit dem Ehemann und am Arbeitsplatz)
- Aufbau angenehmer Aktivitäten (z. B. Kinobesuche, Treffen mit Freundinnen, Stadtbummel).

Nach 6 Monaten ambulanter Therapie hat die Patientin ihre Ziele weitgehend erreicht. Sie berichtet über eine deutliche Verbesserung ihrer Lebensqualität und -zufriedenheit. Es bestehen zwar noch vereinzelte Körpersymptome – diese werden aber von ihr nicht mehr als bedrohlich erlebt und sind zunehmend in den Hintergrund getreten. Sie fühlt sich jetzt in der Lage, zunächst ohne therapeutische Hilfe zurechtzukommen. Sie nimmt jedoch gerne Ihr Angebot an, sich nach weiteren 6 Monaten nochmals bei Ihnen vorzustellen, um evtl. notwendige weitere Therapiemaßnahmen zu erörtern.

Lernziele

Definition von somatoformen Störungen bzw. den somatischen Belastungsstörungen
Symptomatik der Somatisierungsstörung
Abgrenzung der Somatisierungsstörung von anderen somatoformen Störungen
Komorbide psychische Erkrankungen bei somatoformen Störungen
Prinzipien der Verhaltenstherapie bei somatoformen Störungen

Konsultationsanlässe (NKLM)

Angst und Ängstlichkeit
generalisierter Schmerz
Schmerz ohne offensichtliches organisches Korrelat

ICD-10

F45.0 Somatisierungsstörung

ICD-11

6C20.1 Mittelgradige somatische Belastungsstörung

KAPITEL

26 In der Hämatologie

Konsilsituation

Ein 62-jähriger selbstständiger Handwerker wird wegen eines progredienten Plasmozytoms (multiples Myelom) in der Hämatologie / Onkologie stationär behandelt.

Der Patient hat nach einem zerebralen Infarkt wegen Hyperviskositätssyndrom eine Hemiparese, durch osteolytische Herde mehrere Spontanfrakturen erlitten. Aufgrund einer Niereninsuffizienz bei „Myelomniere" ist er dialysepflichtig.

Als der Patient die Hämodialyse verweigert, wird ein psychiatrisches Konsil angemeldet. Fragestellung: „Zunehmend aggressiver Patient, verweigert Dialyse, Therapieoptionen?"

Untersuchung

Sie erheben folgenden Befund: Patient in deutlich reduziertem Allgemeinzustand, mit Ikterus und einer Hemiparese.

Der Patient ist bewusstseinsklar, zeitlich unscharf, zu den anderen Qualitäten (Person, Ort, Situation) voll orientiert. Im Kontakt ist er vordergründig zwar freundlich zugewandt, aber unterschwellig angespannt, rasch aufbrausend und latent verbal aggressiv (er äußert sich z. B. herablassend und beleidigend über Klinikpersonal und Familienmitglieder).

Der formale Gedankengang ist beschleunigt, weitschweifig und assoziativ gelockert, aber nicht zerfahren. Es sind intermittierend visuelle Halluzinationen zu eruieren, keine Ich-Störungen und kein Verfolgungserleben. Der Patient hat Größenideen (z. B. will er vom Krankenbett aus seinen Betrieb komplett umstrukturieren und zahlreiche Mitarbeiter telefonisch entlassen, ist der Überzeugung, sehr bald wieder „vollständig gesund" zu sein und „Marathon zu laufen", die Hämodialyse sei nicht notwendig, da er „mit Willenskraft sein Blut reinigen" könne). Im Affekt ist er einerseits situationsinadäquat hoch gestimmt, lacht und scherzt, bestätigt auf Nachfrage andererseits eine innere Unruhe und eine seiner Persönlichkeit fremde Gereiztheit und Impulsivität. Auf die Frage nach Todeswunsch beginnt er sofort zu weinen. Er verneint aber Todeswünsche, Suizidgedanken, Suizidimpulse sowie Suizidpläne.

Laut Pflegebericht hat der Patient seit zwei Tagen nicht mehr geschlafen.

FRAGE

Welche psychischen Symptome und Syndrome können Sie zusammenfassend feststellen? Ist der Patient gefährdet?

Es sind einerseits Symptome vorhanden, die einem **manischen Syndrom** zuzuordnen sind, z. B. beschleunigter Gedankengang, Gereiztheit, Aggression, Hochgestimmtheit, Größenwahn und schwere Schlafstörungen. Andererseits sind auch Symptome vorhanden, wie sie bei einer **organischen psychischen Störung** häufig auftreten, z. B. Orientierungsstörungen, visuelle Halluzinationen und affektive Inkontinenz (hier rascher Wechsel von Scherzen zu Weinen).

Durch die Ablehnung der Hämodialyse besteht eine erhebliche akute Eigengefährdung.

FRAGE
Welche Verdachtsdiagnose stellen Sie, und was sind Ihre nächsten Schritte?

Wahrscheinliche Ursache ist eine **organische psychische Störung,** klinisch imponiert sie hauptsächlich als manisches Syndrom. Es gilt, die Ursache der organischen psychischen Störung zu finden und – falls möglich – zu beseitigen und gleichzeitig das manische Syndrom zu behandeln (➤ Fall 7).

Das CCT zeigt keine Veränderung gegenüber dem Vorbefund, insbesondere keinen neuen Hirninfarkt und keine Hirnblutung.

FRAGE
Was wurde bisher nicht berücksichtigt?

Die **Medikation.** Der Patient erhält neben einer Schmerzbehandlung monatliche Infusionen mit Bisphosphonaten zur Hemmung der Osteolyse (zuletzt vor 4 Wochen), ASS sowie Prednison.

FRAGE
Warum ist diese Information relevant?

Kortikosteroide werden in sehr vielen Fachrichtungen der Medizin (Innere Medizin, HNO, Dermatologie etc.) häufig eingesetzt. Sie können **organische psychische Störungen** verursachen. Sowohl depressive als auch manische und psychotische Syndrome sowie Mischbilder sind durch Kortikosteroide möglich. Die psychischen Symptome, die im klinischen Sprachgebrauch oft als „Kortisonpsychose" bezeichnet werden, können unabhängig von der Art der Verabreichung (oral oder i. v.) in jeder Dosierung und oft auch in der Phase der Dosisreduktion und des Ausschleichens auftreten.

Häufig sind bei der Gabe von Kortikosteroiden im klinischen Alltag auch innere Unruhe, Gereiztheit und Schlafstörungen zu beobachten, ohne dass das Vollbild einer schweren psychischen Störung entsteht.

MERKE
Kortikosteroide können „Kortisonpsychosen" verursachen. Es sind dabei sowohl depressive als auch manische und psychotische Syndrome sowie Mischbilder möglich.

FRAGE
Welche Patienten sind besonders gefährdet?

Patienten mit **hirnorganischer Vorschädigung** (in unserem Fall Hirninfarkt), mit psychischen Vorerkrankungen oder mit **zusätzlicher psychotroper Medikation** (z. B. Analgetika, einige Antibiotika, Antidepressiva etc.).

FRAGE
Welche allgemeinen Therapieprinzipien gelten bei medikamentös verursachten psychischen Störungen?

Falls möglich, sollte das **verdächtigte Medikament abgesetzt** und durch ein anderes ersetzt werden, das nicht mit ähnlichen Nebenwirkungen behaftetet ist.

Falls das Absetzen (oder zumindest ein Auslassversuch) nicht möglich ist, erfolgt die Behandlung der psychischen Störung syndromorientiert unter engmaschiger klinischer Kontrolle und in intensiver Zusammenarbeit der beteiligten Fachdisziplinen. Die eingesetzten Psychopharmaka werden wegen der meist gleichzeitig bestehenden somatischen Erkrankungen (z. B. Leber- oder Niereninsuffizienz) in initial niedrigerer Dosierung gegeben als sonst in der psychiatrischen Behandlung üblich.

Bei Hinweisen für Eigen- oder Fremdgefährdung ist immer eine lückenlose Überwachung des Patienten notwendig (z. B. engmaschige Sichtkontrolle). Bei fehlender Einsichts- oder Einwilligungsfähigkeit in die medizinische Behandlung ist die Einrichtung einer Betreuung für medizinische Angelegenheiten und für den Aufenthaltsort durch das Amtsgericht notwendig.

MERKE

Bei medikamentös verursachten psychischen Störungen sollte versucht werden, die verursachende Substanz abzusetzen. Ist das nicht möglich, erfolgt eine syndromorientierte Therapie. Wichtig ist außerdem, eine Eigen- oder Fremdgefährdung rechtzeitig zu erkennen.

FRAGE

Wie würden Sie bei unserem Patienten vorgehen?

Ein wichtiges allgemeines Therapieprinzip bei manischen Syndromen ist die **Induktion von Schlaf.** Dies kann in unserem Fall mit einem kurz wirksamen Benzodiazepin in Kombination mit einem Antipsychotikum erfolgen.

Verlauf

Nach Gabe von Haloperidol 3 × 1 mg/d und Lorazepam 3 × 1 mg/d stimmt der Patient nach einer Nacht mit sechs Stunden Schlaf am nächsten Morgen der Fortsetzung der Hämodialyse zu.

In den nächsten Tagen kommt es zu einer psychischen Stabilisierung mit Normalisierung des Nachtschlafs und einer vollständigen Rückbildung des manischen Syndroms und der visuellen Halluzinationen. Im weiteren Verlauf kann die psychopharmakologische Behandlung stufenweise auf eine Einmalgabe zur Nacht reduziert werden.

Lernziele

Kortikosteroide als Ursache psychischer Störungen
Symptomatische Behandlung einer kortisoninduzierten Psychose

Konsultationsanlässe (NKLM)

Bewusstseinsverlust oder-störung
Verwirrung und psychische Dekompensation
Vigilanzstörung

ICD-10

F06.30 Organische manische Störung durch Kortison-Behandlung
C90.0 Plasmozytom

ICD-11

6E62 Sekundäres affektives (manisches) Syndrom
XH4BL1 Plasmozytom

KAPITEL

27 Nur eine Infektion?

Erstgespräch

Eine 23-jährige Studentin stellt sich am späten Abend beim Dienstarzt in der Ambulanz einer Klinik für Psychiatrie und Psychotherapie vor.

Fünf Monate zuvor war sie erstmals an einer paranoid-halluzinatorischen Schizophrenie erkrankt. Zur **Vorgeschichte** können Sie den Akten folgende Informationen entnehmen:

Zu Beginn der Akutphase war sie mit 3 mg **Risperidon** pro Tag behandelt worden. Diese medikamentöse Intervention hatte zu extrapyramidalmotorischen Nebenwirkungen (Frühdyskinesien, Parkinsonoid) geführt. Die produktiv-psychotische Symptomatik (Verfolgungswahn, akustische Halluzinationen und Ich-Störungen) war darunter teilweise abgeklungen, die Patientin hatte aber ein Spannungsgefühl in den Brüsten, eine Galaktorrhö (Milchfluss) und eine Amenorrhö entwickelt. Ursache dafür ist ein Anstieg der Prolaktinsekretion, eine Nebenwirkung von Antipsychotika mit starker Dopamin2-Rezeptor-Blockade. Dies besserte sich auch durch eine Dosisreduktion von Risperidon nicht.

Daher wurde die antipsychotische Medikation überlappend und schrittweise auf 15 mg / d Olanzapin umgestellt. **Olanzapin** ist ein Antipsychotikum der 2. Generation (sog. atypisches Neuroleptikum), das wegen seiner geringen Affinität zu D2-Rezeptoren nur selten extrapyramidalmotorische Nebenwirkungen verursacht. Trotz der Umstellung zeigte sich eine Verschlechterung des psychotischen Erlebens mit Halluzinationen mit imperativem Charakter.

Nach umfassender Aufklärung durch die behandelnde Ärztin und nach Einwilligung der Patientin war die Medikation neun Wochen vor dem aktuellen Vorstellungstermin auf das Antipsychotikum **Clozapin** umgestellt worden. Clozapin löst in der Regel erst bei sehr hoher Dosierung einen Anstieg von Prolaktin aus und verursacht keine extrapyramidalmotorischen Nebenwirkungen.

Beginnend mit 12,5 mg, war die Dosis in Schritten von jeweils 25 mg auf insgesamt 300 mg Clozapin pro Tag gesteigert worden. Wenig später konnte die Patientin in weitgehend remittiertem Zustand in ambulante Behandlung entlassen werden.

In den seither vergangenen vier Wochen sei sie zu Hause ganz gut zurechtgekommen. Sie leide noch unter mäßigen Konzentrationsschwierigkeiten und einer erhöhten geistigen und körperlichen Erschöpfbarkeit. Als Nebenwirkung von Clozapin habe sie nur einen leicht erhöhten Speichelfluss bemerkt, der sie aber nicht weiter störe. Sie habe begonnen, einige Vorlesungen und Seminare zu besuchen, und hoffe, ihr Studium bald ohne Einschränkungen weiterführen zu können.

Die Patientin stellt sich jetzt in der Ambulanz vor, weil sie akut Fieber, Halsschmerzen und eine Zahnfleischentzündung entwickelt hat. Sie war zu Beginn der Behandlung mit Clozapin aufgeklärt worden, dass sie bei Zeichen einer Infektion sofort einen Arzt aufsuchen müsse.

FRAGE

Woran denken Sie?

Sie denken an eine durch Clozapin induzierte **Störung der Hämatopoese** als Ursache der klinischen Symptomatik. Bei einem fieberhaften Infekt unter Behandlung mit Clozapin muss immer eine Granulozytopenie (weniger als 1.500 Granulozyten / µl) bzw. eine Agranulozytose (weniger als 500 Granulozyten / µl) ausgeschlossen werden. Patienten, die mit Clozapin behandelt werden, müssen daher immer vor Therapiebeginn über die klinischen Zeichen einer Agranulozytose aufgeklärt werden.

FRAGE
Wie hoch ist das Agranulozytoserisiko unter Clozapin?

Das Agranulozytoserisiko unter Clozapin ist höher als bei anderen Antipsychotika und liegt bei 1–2 %.

MERKE
Clozapin hat ein Agranulozytoserisiko von 1–2 %.

FRAGE
In welchem Zeitraum der Behandlung mit Clozapin liegt der Häufigkeitsgipfel von Agranulozytosen?

Der Häufigkeitsgipfel liegt in der 6. bis 14. Behandlungswoche.

FRAGE
Welche Sicherheitsmaßnahmen sind deshalb notwendig?

Die Hersteller von Clozapin machen klare Vorgaben zur Behandlung: ➤ Tab. 27.1 gibt einen Überblick. Die Patienten müssen zu regelmäßigen Blutbildkontrollen bereit und in der Lage sein.

Tab. 27.1 Richtlinien für die Behandlung mit Clozapin.
Einsatz nur bei fehlendem Ansprechen auf mindestens zwei andere Antipsychotika oder Unverträglichkeit von mindestens zwei anderen Antipsychotika, davon mindestens ein Antipsychotikum der 2. Generation.
Vor Beginn der Behandlung normales Differenzialblutbild und > 3.500 / µl Leukozyten
In den ersten 18 Wochen der Behandlung wöchentliche Blutbildkontrollen, danach mindestens einmal im Monat sowie 4 Wochen nach Absetzen
Sofort absetzen, wenn Leukozyten < 3.000 / µl und / oder neutrophile Granulozyten < 1.500 / µl
Absetzen empfohlen bei Eosinophilie (> 3.000 / µl) oder Thrombozytopenie (< 50.000 / µl)

Diagnostik

Der psychopathologische Befund ist unauffällig (➤ Fall 3).

Sie hat eine Körpertemperatur von 39,2 °C, eine Parodontitis und einen geröteten Rachenring. Die übrigen körperlichen Befunde sind unauffällig. Vor sechs Tagen bei der letzten Blutentnahme war das Blutbild noch unauffällig, auch wenn sich die Leukozytenzahl schon im unteren Normalbereich befunden hatte. Jetzt sind die Leukozyten auf 1.800 / µl abgefallen, die neutrophilen Granulozyten auf 600 / µl. Die BSG ist erhöht mit 90 mm in der ersten Stunde, Erythrozyten- und Thrombozytenzahl sind im Normbereich, ebenso die übrigen Laborparameter (Differenzialblutbild, Nieren- und Leberwerte, Elektrolyte und Gerinnung).

FRAGE
Was ist zu tun?

Das Blutbild zeigt eine **Granulozytopenie** an der Grenze zur Agranulozytose mit fieberhafter Infektion. **Clozapin muss daher sofort abgesetzt werden.**

Da nicht abzusehen ist, wie sich die Leukozytenzahl weiterentwickeln wird, sollte die Patientin zur weiteren Diagnostik und Therapie in eine internistische oder hämatologische Abteilung verlegt werden. Dort wird die Patientin umgehend isoliert und antibiotisch behandelt.

Verlauf

Am nächsten Morgen sind die Leukozyten bei der Kontrolle weiter auf 1.400 / µl abgefallen, das Differenzialblutbild zeigt eine Agranulozytose. Im Knochenmarkpunktat ist histologisch die Makroblasten- und die Megakaryozytenzahl zwar nicht reduziert, es findet sich aber eine die Granulozytopoese betreffende, nahezu aplastische Myelopathie. Zytologisch besteht in der Granulozytopoese ein beinahe vollständiger Proliferations- und Reifungsstopp.

FRAGE
Es ist damit zu rechnen, dass die Leukozytenzahl auch nach Absetzen von Clozapin in den nächsten Tagen vorübergehend weiter abfallen wird. Welche Therapieoptionen bestehen in diesem Fall?

Die Patientin ist durch die Agranulozytose **vital gefährdet.** Vor der Einführung der wöchentlichen Blutbildkontrollen betrug die Letalität einer Agranulozytose durch Clozapin zwischen 35–50 %.

Es wird daher eine Behandlung mit dem **granulozytenkolonienstimulierenden Faktor (G-CSF)** begonnen (subkutan 300 µg / d). G-CSF ist ein gentechnologisch hergestellter Wachstumsfaktor, der 1991 für die Behandlung der Neutropenie im Rahmen einer Behandlung mit Zytostatika zugelassen wurde. Die Wirkung kann sehr schnell eintreten.

In Studien (mit allerdings kleiner Fallzahl) wurde nachgewiesen, dass ein frühzeitiger Einsatz von G-CSF die Dauer einer durch Clozapin ausgelösten Agranulozytose verkürzt und dadurch die Gefahr einer schweren Komplikation durch Infektionen vermindern kann.

Weiterer Verlauf

In den nächsten drei Tagen fallen bei fortbestehender Agranulozytose die Leukozyten auf minimal 1.200 / µl ab. Die Kontrollpunktion des Knochenmarks am siebten Tag zeigt dann eine Befundbesserung mit nach links verschobener Regeneration. Im Differenzialblutbild steigt die Leukozytenzahl auf 1.900 / µl, das Fieber klingt ab. Am neunten Tag der Therapie mit G-CSF finden sich im Differenzialblutbild Promyeloblasten, Myeloblasten und Myelozyten.

Nach elf Tagen wird G-CSF abgesetzt, am 14. Tag wird die Antibiose beendet. Nach einer vorübergehenden leukämoiden Reaktion mit deutlich erhöhten Leukozytenzahlen kann die Patientin nach insgesamt drei Wochen klinisch beschwerdefrei mit normalen Zellzahlen im Differenzialblutbild entlassen werden.

Bei den „atypischen Neuroleptika“ sind wegen der für die meisten Substanzen geltenden geringeren Dopamin-D_2-Rezeptor-Blockade die extrapyramidalmotorischen Nebenwirkungen und v. a. das Risiko von Spätdyskinesien vermindert. Dieses Risiko ist jedoch dosisabhängig, sodass Substanzen wie Risperidon oder Aripiprazol und sogar Olanzapin ebenfalls EPMS-Symptome auslösen können. Darüber hinaus handelt es sich um eine pharmakologisch heterogene Gruppe von Substanzen mit sehr unterschiedlichem Nebenwirkungsprofil (z. B. hinsichtlich Gewichtszunahme, Prolaktinsekretion oder sedierender Wirkung). Daher spricht man heute zusammengefasst besser von Antipsychotika der 2. Generation statt von „atypischen Neuroleptika“.

FRAGE

Welche Antipsychotika der 2. Generation kennen Sie?

Clozapin war das erste und über viele Jahre auch das einzige „atypische Neuroleptikum“ (siehe oben). 1994 wurde dann **Risperidon** in Deutschland zugelassen. In den darauf folgenden Jahren wurden **Olanzapin, Amisulprid, Quetiapin, Ziprasidon, Aripiprazol** und zuletzt im Jahr 2018 **Cariprazin** neu eingeführt. Seit 2002 wurden auch Depotpräparate entwickelt, die heute für Risperidon bzw. Paliperidon, Olanzapin und Aripiprazol verfügbar sind.

Lernziele

Überwachungspflicht bei Behandlung mit Clozapin
Diagnostik der Agranulozytose
Therapieoptionen bei Agranulozytose
Eigenschaften „atypischer“ Neuroleptika

Konsultationsanlässe (NKLM)

Fieber
Unerwünschte Medikamentenwirkung

ICD-10

D70	Agranulozytose durch Clozapin
F20.05	Schizophrenie

ICD-11

4B00.01	Medikamentös induzierte Neutropenie
6A20	Schizophrenie

KAPITEL

28 Nie mehr Thermalbad!

Erstgespräch beim Psychotherapeuten

Auf Anraten eines Psychiaters erscheint eine sehr gepflegt und beherrscht wirkende 66-jährige Frau zum psychotherapeutischen Erstgespräch. Dem Arztbrief entnehmen Sie, dass die ledige, kinderlose Patientin seit dem 40. Lebensjahr im Zusammenhang mit Änderungen der Lebenssituation insgesamt dreimal unter einer mittelgradigen Depression gelitten habe. Unter medikamentöser Therapie mit 150 mg Amitriptylin seien diese Störungen jeweils rasch und gut remittiert, eine Dauermedikation sei nicht notwendig gewesen. Seit etwa neun Monaten bestehe erneut eine mittelgradige Depression mit gedrückter Stimmung, Interessensverlust, Antriebsminderung und Schlafstörungen, die trotz multipler medikamentöser Therapieversuche therapieresistent sei. Aktuell nehme die Patientin 75 mg Amitriptylin.

Zeit ihres Lebens kenne die Patientin gelegentliche Schmerzen im unteren Rücken ohne Funktionseinschränkungen, die sich nach der Berentung im Alter von 62 Jahren in Intensivität und Frequenz verstärkt hätten. Die Ursache sei vermutlich eine leichte Abnutzung der Bandscheiben, von einer Operation sei ihr jedoch bisher abgeraten worden. Die Schmerzen seien für die Patientin körperlich sehr belastend und hätten dazu geführt, dass sie im Lauf der letzten zwei Jahre viele Aktivitäten, denen sie früher sehr gerne nachgegangen sei, aufgegeben habe. Mit dem zunehmenden sozialen Rückzug habe die geschilderte depressive Symptomatik eingesetzt. Nach Einschätzung des Hausarztes seien die Schmerzen „auch psychisch bedingt“, was sich die Patientin allerdings nicht recht vorstellen kann.

FRAGE

Der Hausarzt hält die Schmerzen und die aktuelle Lebenssituation für depressionsrelevant. Welche Fragen stellen Sie, um die Depressionsgenese zu verstehen?

Um den Zusammenhang zwischen Schmerzen und Depression besser zu verstehen, explorieren Sie, **welche Bedeutung die Schmerzen im Leben der Patientin haben.** Dazu erfragen Sie insbesondere, welche Aktivitäten die Patientin aufgrund der Rückenschmerzen eingeschränkt oder aufgegeben hat. Häufig haben Patienten (nachvollziehbar) das Konzept, dass Schmerzen mit Schonung begegnet werden muss. Diese führt jedoch zu Verstärkerverlust und schlechterer Stimmung, was sich wiederum teufelskreisartig negativ auf die Schmerzen auswirken kann.

Gesprächsverlauf

Auf die Frage nach den Folgen der Schmerzen klagt die Patientin, dass sie sich ursprünglich sehr auf ihre Rente gefreut habe, sie habe viele Pläne für diese Zeit gehabt. Insbesondere habe sie sich auf häufige Wanderungen mit ihrem Wanderverein gefreut, sie habe Reisen unternehmen und sich naturkundlich weiterbilden wollen. Alles das gehe jetzt wegen der Schmerzen nicht mehr. Sie könne schließlich nicht wandern, wenn sie Schmerzen habe. Wenn sie an einer Reise teilnehme, wisse sie ja nie, wie sie das Klima vertrage, und im Hotel wolle sie nicht sitzen. Deshalb bleibe sie lieber gleich daheim. Außerdem fürchte sie, dass die Schmerzen schlimmer würden, wenn sie sich trotz Schmerzen belaste. Hier zeigt sie eine deutliche Tendenz zur Schonhaltung.

FRAGE

Fassen Sie zusammen, wodurch die Depression vermutlich ausgelöst wurde und was sie aufrechterhält!

Die Patientin leidet schon lange an unspezifischen chronischen Rückenschmerzen. Durch die Berentung und mutmaßlich den damit verbundenen Veränderungen im Alltag und im Bewegungsverhalten erlebte sie eine Schmerzintensivierung, auf die sie mit Schonverhalten reagiert. Dieses Schonverhalten führt zu Verstärkerverlust und zunehmenden Ängsten vor weiteren Schmerzen. Dieser Teufelskreis hat sie schließlich in eine mittlerweile chronifizierte Depression geführt.

Ein wichtiger aufrechterhaltende Faktor ist der **Verstärkerverlust,** also der Verlust an positiven und belohnenden Aktivitäten. Für ein psychisch stabiles Leben ist es wichtig, ausreichend Dinge zu erleben, die positiv erlebt werden.

Ein weiterer wichtiger Faktor ist die **Schonhaltung** als Reaktion auf die Schmerzen, die sich die Patientin angewöhnt hat. Dies ist nachvollziehbar und womöglich durch ärztlichen und alltäglichen Rat mit bedingt. Leider führt jedoch Schonung bei unspezifischen Rückenschmerzen mit Ausnahme von sehr akutem Geschehen nicht zu einer Besserung, sondern eher zu einer Verschlechterung der Schmerzen.

FRAGE

Wie wollen Sie psychotherapeutisch vorgehen?

Zunächst ist es wichtig, mit der Patientin ihr **Krankheitskonzept** bezüglich der Rückenschmerzen zu besprechen. Sie muss verstehen, dass die Schmerzen nicht anzeigen, dass etwas kaputt ist und sie sich schonen muss – sondern im Gegenteil, dass sie sich wieder normal und aktiv bewegen muss, um die Schmerzen zu bekämpfen.

Dabei wird sich vermutlich das Problem zeigen, dass die Patientin ihre Schmerzen als übermäßig bedrohlich bewertet und deshalb in der Schonhaltung verharrt. Hier kann **kognitive Umstrukturierung** eingesetzt werden. Dadurch kann die Patientin lernen, ihre Schmerzen nicht mehr zu katastrophisieren.

In der Folge soll ihr Leben durch den **Aufbau positiver Aktivitäten** wieder erfüllter werden. Dabei sollte es sich um Aktivitäten handeln, die die Patientin als sinnvoll und wichtig erachtet (= werteorientierte Aktivierung).

FRAGE

Die Änderung der Einstellung vom Schwarzsehen und Katastrophisieren hin zu einer entspannten, relativierenden Sichtweise ist eine typische Aufgabenstellung der kognitiven Umstrukturierung.
Welche Theorie steckt hinter diesem Begriff?

Die **kognitive Umstrukturierung** ist ein zentrales Element der kognitiven Therapie. Es wird davon ausgegangen, dass Wahrnehmungen, Interpretationen und Bewertungen bei depressiven Patienten in spezifischer Weise fehlerhaft sind. Diese verzerrten Gedanken werden als „automatische Gedanken" bezeichnet, da sie vom Patienten nicht bewusst wahrgenommen werden.

Die **wichtigsten Denkfehler** sind das sog.
- Schwarz-Weiß-Denken,
- Übergeneralisierung,
- Katastrophisieren und
- selektives Wahrnehmen.

Beim **Schwarz-Weiß-Denken** werden nur Extreme in Betracht gezogen, z. B. die Überlegung eines Freizeitsportlers, der wöchentlich 15 km Jogging betreibt: „Man kann entweder sportlich oder unsportlich sein. Sportlich sind Menschen, die viele Sportarten gut beherrschen. Ich bin völlig unsportlich." Als **übergeneralisierend** wird eine Denkweise bezeichnet, mit der von einer Beobachtung auf viele andere, nicht unmittelbar vergleichbare Situationen geschlussfolgert wird (z. B. „Heute habe ich den Zug verpasst – mir gelingt einfach nie etwas!"). **Katastrophisierendes Denken** liegt vor, wenn von einer an sich unwesentlichen Begebenheit die Befürchtung schrecklicher Konsequenzen abgeleitet wird (z. B. Überlegung eines Patienten mit einer guten Beziehung zu seiner Vorgesetzten: „Heute hat mich meine Chefin auf dem Flur nur ganz kurz begrüßt. Sicher kann sie mich nicht leiden. Ich habe sicher keine großen Chancen in diesem Haus!"). **Selektives Wahrnehmen** besteht darin, dass lediglich diejenigen Aspekte einer Situation wahrgenommen werden, die sich negativ interpretieren lassen (z. B. beim Bericht über Kollegen in einem recht gut funktionierenden Team nur Probleme und Schwierigkeiten berichten).

FRAGE

Wie sieht die praktische Arbeit der kognitiven Umstrukturierung aus?

Das Ziel der kognitiven Umstrukturierung besteht darin, im therapeutischen Gespräch die verzerrten Gedanken zu identifizieren, sie auf ihren Realitätsgehalt zu überprüfen und sie auf eine realitätsgerechtere Denkweise hin zu verändern. Das Vorgehen umfasst vier Schritte:
- Beobachtung der negativen, automatischen Gedanken
- Diskussion der Evidenz, die jeweils für und gegen die automatischen Gedanken spricht
- Ersetzen der verzerrten Gedanken durch realistischere Interpretationen
- Lernen, negative automatische Gedanken selbstständig zu erkennen und zu verändern.

Zur Verdeutlichung und zur Übertragung der Methode auf den Alltag des Patienten werden Protokolle eingesetzt, in denen die Situation („Gedankenauslöser"), die automatischen Gedanken und daneben die realistischeren Alternativen eingetragen werden. Zusätzlich werden die jeweils mit den automatischen und den korrigierten Gedanken einhergehenden Gefühle notiert, um deren Zusammenhang mit depressiver Stimmung zu demonstrieren. ➤ Tab. 28.1 zeigt ein Beispiel für ein Tagesprotokoll nach Davison et al. 2002.

Tab. 28.1 Tagesprotokoll automatischer Gedanken nach Hautzinger.

Auslöser	Gefühl	Automatischer Gedanke	Realistischere Gedanken	Neues Gefühl

MERKE

Die kognitive Umstrukturierung ist ein wesentliches Element der kognitiven Verhaltenstherapie. Anhand der kognitiven Umstrukturierung werden automatische negativ verzerrte Gedanken identifiziert, auf ihren Realitätsgehalt überprüft und durch angemessene und positive Alternativen ersetzt.

FRAGE

Welche Methode der therapeutischen Gesprächsführung wird bei der kognitiven Umstrukturierung vorwiegend eingesetzt?

Die Diskussion der automatischen Gedanken findet in der Form des „sokratischen Dialogs" statt. Beim **sokratischen Dialog** hinterfragt der Therapeut die Annahmen und Interpretationen des Patienten in scheinbar „naiver" Weise. Ziel ist, dass der Patient nicht vom Therapeuten von der Fehlerhaftigkeit seiner Gedanken überzeugt wird, sondern diese selbst erkennt.

Beispiele für „sokratische Fragen" auf die Aussage des Patienten „Meine Chefin hat sicher was gegen mich, sie hat mich heute auf dem Flur nur ganz kurz gegrüßt":

„Das ist bei Ihrer Chefin wohl ein untrügliches Zeichen, wenn sie jemand nicht mehr leiden mag?"

„Könnte es womöglich noch irgendeine andere Ursache dafür geben, dass Ihre Chefin kurz angebunden ist?"

Gegenbeispiel (keine sokratische Reaktion): „Die hat Sie sicher nur so kurz gegrüßt, weil sie an irgendetwas anderes gedacht hat. Das muss doch nichts mit Ihnen zu tun haben!"

MERKE

Die zentrale Gesprächstechnik bei der kognitiven Umstrukturierung ist der sokratische Dialog. Damit soll der Patient zur eigenen Einsicht geleitet werden, dass seine Gedanken der Realität nicht angemessen sind.

FRAGE

Sie erläutern unserer Patientin das Vorgehen der kognitiven Umstrukturierung und die Protokollführung. In welchen Situationen soll sie ihre automatischen Gedanken protokollieren?

Im Erstgespräch klang bereits an, dass die Patientin viele Aktivitäten wegen der Schmerzen aufgegeben hat. Dabei ist bereits das stark katastrophisierende Denken aufgefallen, zum Beispiel in Aussagen wie: „Wenn ich es übertreibe, komme ich womöglich gar nicht mehr hoch." Die Patientin denkt auch übergeneralisierend, was z. B. in der Aussage deutlich wird, dass sie „alles" (Hobbys, Freizeitbeschäftigungen) wegen der Schmerzen nicht mehr machen könne. Daher tragen Sie ihr auf, ihre Gedanken in solchen Situationen zu protokollieren, in denen sie sich durch die Schmerzen beeinträchtigt fühlt. Dies können entweder Situationen sein, in denen ihr die Schmerzen direkt zu schaffen machen, oder Situationen, in denen sie eine Aktivität wegen der Schmerzen vermeidet.

Therapieverlauf

Zunächst erklären Sie der Patientin das Verfahren der kognitiven Umstrukturierung und üben das Ausfüllen der Protokolle anhand einiger Beispiele mit ihr in der Therapiestunde. In den nächsten Stunden bringt Ihnen die Patientin unter anderem folgende Aufzeichnungen mit. Sie diskutieren mit ihr die Evidenz für ihre automatischen Gedanken und lassen Sie die Protokolle um realistischere Gedanken (in ➤ Tab. 28.2 kursiv gedruckt) ergänzen.

Tab. 28.2 Tagesprotokoll automatischer Gedanken nach Hautzinger, ausgefüllt.

Auslöser	Gefühl	Automatischer Gedanke	Realistischere Gedanken	Neues Gefühl
Bekannte ruft an, ob Pat. mit zum Chorprojekt kommt	Bitterkeit, Enttäuschung	Beim Chor muss ich dauernd stehen, dann bekomme ich sicher wieder Rückenschmerzen, ich kann nicht mal mehr zum Chor gehen, ich kann nie mehr Musik genießen	*Wenn ich wirklich Schmerzen bekomme, kann ich mich kurz setzen, wenn ich vorher mit dem Dirigenten spreche. Es ist zwar etwas schwieriger als früher, aber ich kann noch aktiv Musik machen*	Freude, Erleichterung
Pat. sieht Werbung (fröhliche Badende) für Thermalbad	Ärger, Enttäuschung	Ich kann nichts mehr mit anderen machen, ich bin nur eine Last	*Ich kann noch viel mit anderen unternehmen, manchmal muss ich Kompromisse eingehen. Ich werde immer wieder zu Aktivitäten eingeladen, das zeigt, dass ich die anderen nicht nur störe*	Erleichterung

Davison, G. C.; Neale, J. M.; Hautzinger, M.: Klinische Psychologie, Beltz Psychologie Verlags Union, 2002, S. 173–174, 350

Auf der Basis dieser Aufzeichnungen erarbeiten Sie einerseits den Zusammenhang zwischen depressiv verzerrten Gedanken und depressiver Stimmung. Zum anderen lernt die Patientin, ihre Situation weniger pessimistisch zu sehen und ihre verbliebenen Ressourcen verstärkt wahrzunehmen.

Unterstützt durch die kognitive Umstrukturierung, wagt die Patientin sich aus ihrer Schonhaltung und nimmt wieder angenehme Aktivitäten auf, die sie lange vernachlässigt hatte. Dabei helfen ihr zunächst Hausaufgaben und Wochenprotokolle. In den ersten drei Monaten der Behandlung benötigt die Patientin noch intensive therapeutische Unterstützung, um ihren Rückzug und ihren Pessimismus zu bekämpfen. Schließlich gehen die kognitive Arbeit und der Aufbau angenehmer Aktivitäten zunehmend in die Eigenregie der Patientin über.

Nach 12 Stunden ambulanter Therapie innerhalb von fünf Monaten ist die Depression deutlich gebessert und die Patientin ist mit ihrem Leben wesentlich zufriedener. Die Rückenschmerzen treten etwas seltener auf, sind aber nicht verschwunden. Allerdings hat die Patientin gelernt, sie nicht mehr so ernst zu nehmen und sich von den Schmerzen nicht von ihren geplanten Aktivitäten abbringen zu lassen. Sie nimmt wieder regelmäßig am Chor teil, geht schwimmen und gelegentlich wandern und hat zusätzlich mit der Aquarellmalerei begonnen, mit der sie schon seit Jahren immer wieder geliebäugelt hatte. Die antidepressive Medikation wird in Rücksprache mit dem Hausarzt ohne negative Konsequenzen schrittweise abgesetzt.

Untersuchung

Die Frage, wer sie sei, wird von der Patientin einschließlich des Geburtsdatums korrekt beantwortet. Meist bleibt die Orientierung zur Person am längsten erhalten und die zeitliche Orientierung geht zuerst verloren. Bei der Frage nach dem heutigen Datum antwortet die Patientin nicht. Bei der Nachfrage nach der Jahreszeit antwortet sie „Frühjahr" statt Herbst, bei der Jahreszahl antwortet sie „89 haben wir".

Auch zu Ort und Situation ist sie offensichtlich nicht orientiert.

FRAGE
Wie fassen Sie den psychopathologischen Befund zusammen?

Die Patientin erscheint zur Person orientiert, zu Zeit, Ort und Situation jedoch desorientiert. Sie verkennt möglicherweise Personen („Du bist also der Hausmeister hier"), sie ist psychomotorisch erregt, der Gedankengang erscheint sprunghaft, eine geordnete Exploration und verständliche Kommunikation sind nicht möglich. Zusätzlich gibt es Hinweise auf ein wahnhaftes Erleben („Gebiss gestohlen"). Es besteht die Möglichkeit der Eigengefährdung aufgrund der schweren Desorientiertheit und für den Fall, dass die Patientin weiterhin die Nahrung verweigert.

MERKE
Schwere Desorientierung kann, besonders in Zusammenhang mit Nahrungsverweigerung, schnell zu vitaler Eigengefährdung führen.

FRAGE
Wie ordnen Sie den Zustand der Patientin diagnostisch ein?

Sie gehen von einem **Delir** aus, also einer organisch bedingten psychischen Störung (zur Einteilung dieser Störungen ➤ Fall 7). Ein Delir entsteht meist innerhalb weniger Tage oder gar einigen Stunden. Charakteristische Symptome bei unserer Patientin sind die Desorientiertheit, die Aufmerksamkeitsstörung, die psychomotorische Erregung, die Störung des Schlaf-Wach-Rhythmus und v.a. der plötzliche Beginn (zu den diagnostischen Kriterien ➤ Fall 7).

FRAGE
Was ist jetzt zu tun? Wie erleichtern Sie sich Ihre Aufgabe?

Es steht jetzt (wie immer!) die somatische Untersuchung an.

Die Patientin ist für eine orientierende Untersuchung zu gewinnen, nachdem sie trotz der Desorientiertheit von Ihnen aufgeklärt wurde („Sie sind hier im Krankenhaus, ich bin Arzt / Ärztin und muss Sie jetzt kurz untersuchen und Blut abnehmen"). Auch desorientierten oder hochgradig psychotischen Patienten muss immer erklärt werden, was geschehen wird.

Hilfreich ist dabei die Zuwendung und Ablenkung z. B. durch einen Mitarbeiter des Pflegepersonals.

Körperliche Untersuchung und Labor

Die Vitalparameter ergeben folgende Werte: Puls 98 / min regelmäßig, Blutdruck 145 / 90 mmHg, Temperatur axillär 37,4 °C, Herz und Lunge unauffällig. Neurologisch seitengleiche Muskeleigenreflexe, keine pathologischen Reflexe, bis auf Fazialis-Mundastschwäche links, sonst seitengleicher Befund (bei unzureichender Kooperation).

Das Labor wurde abgenommen (Blutbild, CRP, Blutzucker, Elektrolyte, Leber- und Nierenwerte, CK und TSH).

FRAGE
Die Exploration bringt Sie jetzt nicht weiter. Wie können Sie weitere notwendige Informationen erhalten?

Eine Fremdanamnese sollte eingeholt werden. Sie können z. B. beim Pflegepersonal des Altenheims, aus dem die Patientin kommt, anrufen.

FRAGE
Welche Informationen holen Sie ein?

Wichtig ist, die medizinischen Vordiagnosen, den psychopathologischen Befund vor der jetzigen akuten Verschlechterung und die medikamentöse Vorbehandlung zu erfragen. Insbesondere Letztere dürfen Sie auf keinen Fall vergessen.

Fremdanamnese

Die Altenpflegerin berichtet am Telefon, dass die Patientin seit zwei Jahren im Pflegeheim lebe. Im Krankenblatt seien die Diagnosen Hypertonus und vaskuläre Enzephalopathie aufgeführt. Auf Ihre Nachfrage berichtet die Altenpflegerin, dass sie sicher sei, dass der linke Mundwinkel der Patientin schon „die ganze Zeit" tiefer gestanden sei. Ein frisches zerebrovaskuläres Ereignis als Ursache für die Mundastschwäche ist daher unwahrscheinlich.

Die Patientin habe die ganze Zeit ein demenzielles Syndrom gezeigt, mit ausgeprägten Gedächtnisstörungen und zeitlicher Desorientiertheit. Sie sei aber ansonsten orientiert und immer freundlich gewesen.

Die Erregtheit sei gestern erstmals aufgefallen; sie habe bisher auch nie behauptet, dass ihre Zimmernachbarin Frau Müller sie bestehle.

Medikamentös werde sie schon seit Jahren mit einem Antihypertensivum behandelt.

Vor vier Tagen habe sie erstmals über Unterbauchschmerzen geklagt und leicht erhöhte Temperatur gehabt. Wegen eines Harnwegsinfekts habe sie vom Hausarzt seit drei Tagen das Antibiotikum Ciprofloxazin (ein Gyrasehemmer) verschrieben bekommen.

Ihre Nachfrage nach Benzodiazepinen (Benzodiazepin-Entzug als Ursache der Symptomatik?) wird nicht bestätigt.

FRAGE
Vor dem akut aufgetretenen Delir bestand also nach den vorliegenden Informationen ein demenzielles Syndrom auf dem Boden einer vaskulären Enzephalopathie, wahrscheinlich bedingt durch eine arterielle Hypertonie. Warum sollte Sie die Information bezüglich der antibiotischen Behandlung aufhorchen lassen?

Gyrasehemmer können erhebliche psychische Nebenwirkungen haben.

FRAGE
Welche Nebenwirkungen auf Nervensystem und Psyche sind Ihnen bei Gyrasehemmern bekannt?

Nebenwirkungen von Gyrasehemmern können unter anderem Schlaflosigkeit, Erregungszustände, Halluzinationen, Depressionen, Verwirrtheitszustände, akute Angstzustände und andere psychotische Symptome sein.

MERKE

Bei unklaren psychischen Auffälligkeiten sollte immer überprüft werden, ob die Medikation des Patienten dafür verantwortlich sein könnte!

FRAGE

Welche weiteren Medikamente können Delire auslösen?

➤ Tab. 29.1 zeigt eine Auswahl an Medikamenten, die zu Deliren führen können.

Tab. 29.1 Medikamente, die zu Deliren führen können.
Antibiotika
Antidepressiva
Antipsychotika
Benzodiazepine
Anticholinergika
Antiepileptika
Parkinson-Medikamente
Narkotika
Kortison-Präparate
Digitalis

FRAGE

Welche Patienten haben ein erhöhtes Risiko für psychische Nebenwirkungen, z. B. im Sinne eines Verwirrtheitszustands oder Delirs, durch Medikamente?

Patienten mit einer zerebralen Vorschädigung (z. B. in unserem Fall eine vaskuläre Enzephalopathie) haben ein deutlich erhöhtes Risiko. Viele schwere körperliche Erkrankungen können sekundär ein Delir auslösen.

Verlauf

Inzwischen sind die Laborwerte eingegangen. Nur das CRP ist geringfügig erhöht (passend zum Harnwegsinfekt), die anderen Werte liegen im Normbereich.

FRAGE

Wie lautet Ihre Verdachtsdiagnose? Wie kann sie bestätigt werden?

Sie stellen die Verdachtsdiagnose eines **medikamentös induzierten Delirs bei vorbestehender Demenz.** Erst der weitere Verlauf kann jedoch die Diagnose bestätigen. Wegen des zeitlichen Zusammenhangs von Medikamenteneinnahme und der Symptomatik sowie fehlenden diagnoseweisenden somatischen Befunden (➤ Fall 21) entscheiden Sie sich aktuell, nach Rücksprache mit dem Oberarzt, gegen eine weitere diagnostische Abklärung (z. B. zerebrale Computertomografie).

FRAGE
Wie gehen Sie therapeutisch vor?

Die auslösende Substanz muss abgesetzt werden. Da die Patientin drei Tage antibiotisch behandelt wurde, besteht kein zwingender Bedarf, vor Kontrolle des Urinbefunds mit einer anderen Substanzklasse antibiotisch weiterzubehandeln.

Eine **symptomatische sedierende Behandlung** über wenige Tage kann z. B. mit Pipamperon (Behandlungsprinzip und Dosierung ➤ Fall 7) bis zum Abklingen der Erregtheit und zur Stabilisierung des Nachtschlafs erfolgen. Bei unzureichender Wirkung oder Zunahme des wahnhaften Erlebens („Gebiss gestohlen") könnte **zusätzlich** ein **Antipsychotikum** in sehr niedriger Dosierung (z. B. Haloperidol, 2 x 0,5 mg / d oder Risperidon, 2 x 0,5 mg / d) verordnet werden.

Diese Behandlung sollte, wenn immer möglich, in der für die Patientin vertrauten Umgebung im Pflegeheim durchgeführt werden. Das Pflegepersonal dort sollte aber über die Verdachtsdiagnose und den Behandlungsplan informiert sein und das Angebot erhalten, die Patientin umgehend zu einer kurzen stationären Aufnahme bis zur Stabilisierung wieder vorzustellen, falls keine rasche Besserung eintreten oder die Aggressivität zunehmen sollte. Falls es nicht durch geduldige Zuwendung gelingen sollte, die Patientin, vor allem ausreichend mit Flüssigkeit, oral zu ernähren, müsste sie vorübergehend parenteral versorgt werden.

Verlauf

Die Patientin wird nach Information des Pflegeheims entsprechend dem obigen Vorschlag wieder zurückverlegt. Unter Medikation ist sie deutlich ruhiger und weniger aggressiv, sie isst und trinkt wieder. Nach wenigen Tagen hat sich die Symptomatik wieder vollständig auf das Ausgangsniveau vor der Einnahme des Antibiotikums zurückgebildet. Das Psychopharmakon wird drei Tage später problemlos abgesetzt.

Lernziele

Diagnostik bei Verwirrtheitszuständen im Alter
Therapieoptionen bei Verwirrtheitszuständen im Alter
Bedeutung medikamentöser Nebenwirkungen bei psychiatrischer Symptomatik

Konsultationsanlässe (NKLM)

Bewusstseinsverlust oder-störung
Verwirrung und psychische Dekompensation
Vigilanzstörung

ICD-10

F05.1 Delir bei Demenz

ICD-11

6D70.0 Delir
6D81 Demenz bei zerebrovaskulärer Krankheit

KAPITEL

30 Fraktur mit Folgen

Konsil

Sie werden im Nachtdienst von einer Krankenschwester auf die chirurgische Wachstation gerufen. Dort wird seit dem vergangenen Morgen ein 55-jähriger Patient nach einer operativ versorgten Oberschenkelfraktur behandelt. Die Krankenschwester berichtet, der Patient sei bereits tagsüber zunehmend unruhig geworden. Seit 15 Minuten mache er einen verwirrten Eindruck. Er behaupte, er sei zu Hause; er sitze im Bett und fingere unruhig herum. Ständig wolle er aufstehen, sei sehr ängstlich und schreckhaft. Im Arztbericht lesen Sie, dass die Operation und auch der bisherige postoperative Verlauf komplikationslos waren. Der körperliche Untersuchungsbefund hatte (von der Oberschenkelfraktur abgesehen) bis auf mehrere Spider naevi am Stamm und eine leicht vergrößerte Leber keine Auffälligkeiten gezeigt. Im Laborbericht finden Sie eine Erhöhung des MCV, der Gamma-GT und der GOT sowie eine leichte Thrombozytopenie. Die Elektrolyte und Nierenfunktionswerte sind normal.

FRAGE

Beschreiben Sie das psychopathologische Syndrom, das hier vorliegt. Welche Verdachtsdiagnose stellen Sie?

Aus der bisherigen Schilderung können Sie entnehmen, dass sich der Patient in einem Verwirrtheitszustand befindet, der durch Desorientiertheit (der Patient glaubt sich zu Hause!), Nesteln sowie Unruhe, Angst und Schreckhaftigkeit gekennzeichnet ist. Diese Symptomkonstellation lässt Sie an die Verdachtsdiagnose eines Delirs denken.

FRAGE

Welche psychopathologischen Symptome explorieren Sie ausführlich nach, um Ihre Verdachtsdiagnose zu erhärten? Welche Untersuchungen leiten Sie ein und welche weiteren Informationen benötigen Sie?

Hinsichtlich des psychopathologischen Befunds sind die Einschätzung der Bewusstseinslage, die genaue Beurteilung der Orientierung sowie die Frage, ob Halluzinationen, inhaltliche Denkstörungen sowie eine Eigen- und Fremdgefährdung vorliegen, entscheidend.

Sie untersuchen den Patienten auf das Vorliegen vegetativer Entgleisungen. Dazu gehört eine Inspektion auf Tremor und Schwitzen sowie eine Messung von Blutdruck, Puls und Temperatur.

Wenn möglich holen Sie Informationen von Dritten (z. B. Ehefrau) ein, die Angaben zur Anamnese machen können. Delirante Zustände treten häufig im Rahmen von Suchterkrankungen auf. Wichtig ist daher die Erhebung der weiteren körperlichen und psychiatrischen Anamnese sowie insbesondere der Suchtanamnese (z. B. Alkohol, Benzodiazepine).

Untersuchung

Bei Ihrer Untersuchung stellen Sie fest, dass der Patient schläfrig ist, sich aber durch Berühren an der Schulter leicht wecken lässt. Er weiß nicht, wo er ist und welchen Tag wir haben, kann aber seinen Namen und sein Alter korrekt angeben. Er spricht z. T. unzusammenhängende Sätze und ist leicht ablenkbar. Er blickt zeitweise erschreckt um sich und berichtet von im Zimmer umherhuschenden kleinen Tieren und dunklen Gestalten. Er sagt, dass er sich von den Gestalten bedroht fühle und glaube, von ihnen umgebracht zu werden. Er wirkt dabei sehr verängstigt, aber nicht aggressiv oder reizbar. Ihre Frage nach Gedanken, nicht mehr leben zu wollen, beantwortet er mit einer wegwerfenden Handbewegung.

Die körperliche Untersuchung ergibt eine Blutdruck- und Pulserhöhung (RR 160 / 100 mmHg; Pulsfrequenz 104 / min), eine leichte Temperaturerhöhung (38,2 °C), eine verstärkte Schweißneigung sowie ein Zittern der Hände.

Die erweiterte Labordiagnostik zeigt einen positiven Befund für Benzodiazepine und einen negativen Blutalkoholspiegel.

Aus der Anamnese vom Vortag entnehmen Sie, dass der Alkoholkonsum des Patienten täglich zehn Flaschen Bier betrug. Dies wird durch die Ehefrau bestätigt, die ergänzt, dass ihr Mann auch immer wieder Beruhigungsmittel („so ein Mittel mit Namen ‚Valum' oder so ähnlich") eingenommen habe.

FRAGE

Formulieren Sie den psychopathologischen Befund und Ihre diagnostische Einschätzung.

Der Patient zeigt eine Bewusstseinsstörung (Somnolenz) und ist zeitlich und örtlich desorientiert. Der **formale Gedankengang** ist teilweise inkohärent. Hinweise für wahnhaftes Erleben **(inhaltliche Denkstörung)** ergeben sich aus den Angaben des Patienten, dass er sich bedroht fühle und glaube, umgebracht zu werden. **Wahrnehmungsstörungen** bestehen in Form von optischen Halluzinationen (umherhuschende kleine Tiere und dunkle Gestalten!). **Psychomotorisch** ist der Patient unruhig, er nestelt. **Ich-Störungen** können nicht beurteilt werden. Aufgrund der schweren Realitätsstörung lässt sich eine **Eigen- oder Fremdgefährdung** nicht sicher ausschließen.

Der erweiterte psychopathologische Befund und die vegetative Symptomatik bestätigen die Verdachtsdiagnose eines **Delirs** (zu den Diagnosekriterien ➤ Fall 7).

FRAGE

Welche Ursache liegt dem Delir bei unserem Patienten wahrscheinlich zugrunde? Welche Informationen können Sie diesbezüglich aus der Anamneseschilderung und dem körperlichen Untersuchungsbefund entnehmen?

Bei unserem Patienten besteht ein **Alkoholentzugsdelir.** Dafür sprechen neben der Alkoholanamnese (zehn Flaschen Bier! Jetzt zwei bis drei Tage nüchtern) der körperliche Untersuchungsbefund (Spider naevi und vergrößerte Leber) und die Laborparameter, die alle auf einen chronischen Alkoholkonsum hinweisen.

Relativ typisch für ein Alkoholentzugsdelir sind auch die beschriebenen optischen Halluzinationen und das Nesteln sowie eine ausgeprägte Angst- und Schreckhaftigkeit und Suggestibilität. Zusätzlich muss man davon ausgehen, dass auch das Absetzen der eingenommenen Benzodiazepine die delirante Symptomatik verstärkt.

FRAGE
Welche Medikamente werden zur Behandlung eines Alkoholentzugsdelirs eingesetzt?

Zur spezifischen Therapie des Alkoholentzugsdelirs haben **Benzodiazepine** die Therapie mit **Clomethiazol** inzwischen weitgehend abgelöst. Wird das Entzugsdelir, wie in unserem Fall, kompliziert durch ein ausgeprägtes psychotisches Erleben (z. B. Wahn und Halluzinationen), wird zusätzlich **Haloperidol** gegeben. Wichtig ist auch die Flüssigkeits- und Elektrolytsubstitution, da die vegetative Entgleisung mit z. B. starkem Schwitzen zu Flüssigkeits- und Elektrolytverlust führt.

FRAGE
Diskutieren Sie die Vor- und Nachteile der genannten Medikamente. An welchem klinischen Symptom richten Sie die Dosierung aus?

Grundprinzip der Behandlung des Alkoholentzugsdelirs ist, neben der Sicherstellung der Vitalfunktionen (u.a. Elektrolyt- und Flüssigkeitssubstitution) der zerebralen Übererregung infolge des Entzugs von Alkohol durch die Gabe sedierender Substanzen entgegenzuwirken. Dadurch sollen die vegetativen Entzugssymptome gemildert und weitere Komplikationen verhindert werden. **Benzodiazepine** werden in der Behandlung des Alkoholentzugssyndroms und -delirs am häufigsten eingesetzt. Gebräuchlich sind z. B. Diazepam, Oxazepam oder Lorazepam. Sie werden oral gegeben; Diazepam und Lorazepam können auch parenteral verabreicht werden. Der Vorteil der Benzodiazepine liegt in ihrer guten Verträglichkeit sowie guten hypnotischen und antikonvulsiven Verträglichkeit. **Clomethiazol** wirkt ebenfalls gut hypnotisch und antikonvulsiv, darf aber wegen der Gefahr von Bronchospasmen durch eine gesteigerte Bronchialsekretion nicht mehr parenteral verabreicht werden. Es hat daher als Mittel der zweiten Wahl bei unkomplizierten Entzugsdeliren seinen Platz.

Clonidin wird selten eingesetzt und über einen Perfusor verabreicht. Es hat den Vorteil, dass es den Sympathikotonus senkt und die Atemwege nicht verschleimt. Der Nachteil liegt darin, dass es weniger sedierend und nicht antikonvulsiv wirkt.

Die Dosierung orientiert sich an der psychomotorischen Erregung. Sie erfolgt so, dass sie möglichst weitgehend verschwindet unter gleichzeitiger Verhinderung einer zu starken Sedierung, die die Verlaufsbeurteilung erschwert.

30

MERKE
Benzodiazepine sind wegen ihrer hypnotischen und antikonvulsiven Wirkung besonders gut zur Behandlung des Alkoholentzugsdelirs geeignet.

Weiterer Verlauf

Sie behandeln den Patienten mit dem Benzodiazepin Diazepam in einer Dosis von 4×5–10 mg. Zusätzlich geben Sie ausreichend Flüssigkeit und verordnen 2×5 mg Haloperidol zur Behandlung der psychotischen Symptomatik. Darunter kommt der Patient zur Ruhe, die psychotische Symptomatik ist rückläufig. Der Patient ist jederzeit leicht erweckbar.

FRAGE
Welche Anweisungen geben Sie dem Pflegepersonal?

Sie weisen das Pflegepersonal an, den Patienten an einen Monitor **mit kontinuierlicher Blutdruck- und Pulsüberwachung** anzuschließen und Ihnen zunächst halbstündlich die Werte mitzuteilen. Zusätzlich bitten Sie um das Anbringen von Bettgittern und eine engmaschige Überwachung auch der Atemfunktion. Bei anhaltender Agitiertheit und Desorientiertheit (und darin begründeter Eigengefährdung) wäre die Anordnung einer Sitzwache zu erwägen.

FRAGE

Wie hoch ist die Mortalität des unbehandelten Alkoholdelirs und welche Komplikationen können auftreten? Welche Folgezustände kennen Sie?

Das Alkoholdelir hat unbehandelt eine **Mortalität** von bis zu **25 %.**

Komplikationen des Alkoholdelirs können **zerebrale Krampfanfälle** sein. Diese treten praktisch immer innerhalb der ersten zwei Tage der Alkoholkarenz auf, weshalb eine schnelle Sicherstellung einer antikonvulsiven Behandlung mit Benzodiazepinen in ausreichend hoher Dosis von hoher Bedeutung ist.
Im Rahmen von Desorientiertheit und Verwirrtheit kann sich ein Patient selbst gefährden (Stürze, Unfälle) oder eine Bedrohung für andere darstellen (Gereiztheit mit Fremdaggressivität).

Außerdem können sich eine **Wernicke-Enzephalopathie** oder ein organisches amnestisches Syndrom **(sog. Korsakow-Syndrom)** entwickeln.

MERKE

Das unbehandelte Alkoholdelir hat eine Mortalität von bis zu 25 %. Schwere Folgezustände sind eine Wernicke-Enzephalopathie und ein organisches amnestisches Syndrom (sog. Korsakow-Syndrom).

FRAGE

Auf welche Symptome achten Sie, die auf eine Wernicke-Enzephalopathie hinweisen?

Die Wernicke-Enzephalopathie stellt die schwerste Alkoholfolgeerkrankung dar, die unbehandelt schnell zum Tod führen kann. Neben einem **schweren organischen Psychosyndrom** mit **Bewusstseinstrübung** und **amnestischem Syndrom** treten zusätzlich Symptome auf wie z. B. ein pathologischer Nystagmus, Augenmuskelparesen, Pupillenstörung und eine Ataxie.

FRAGE

Was wissen Sie zur Ursache der Wernicke-Enzephalopathie und was ist das pathologisch-anatomische Korrelat?

Pathologisch-anatomisch findet sich ein spongiöser Zerfall von Hirngewebe mit petechialen Einblutungen vor allem im Zwischen- und Mittelhirn. Ursache ist ein Vitamin-B_1-Mangel.

FRAGE

Welche prophylaktischen Maßnahmen ergreifen Sie, um die Entwicklung einer Wernicke-Enzephalopathie zu verhindern?

Zur Prophylaxe empfiehlt sich bereits zu Beginn der Behandlung des Alkoholdelirs die hoch dosierte Gabe von **Vitamin B_1** (Thiamin, 100 mg/d i.m. oder i.v.). Da die Gabe von Glukose einen Vitamin-B_1-Mangel verstärken kann, verzichten Sie auf die Infusion hochprozentiger Glukoselösungen.

FRAGE
Durch welche Symptomatik zeichnet sich ein organisches amnestisches Syndrom aus? Welche Behandlungsmöglichkeiten kennen Sie?

Das **organische amnestische Syndrom** zeichnet sich durch eine schwere Beeinträchtigung des Kurz- und Langzeitgedächtnisses aus, während Merkfähigkeit und Arbeitsgedächtnis (in der unmittelbaren Wiedergabe) weitgehend erhalten sind. Es bestehen eine ausgeprägte anterograde Amnesie und eine zeitliche Desorientiertheit. Darüber hinaus können Konfabulationen auftreten. Das Syndrom wird veraltet auch als Korsakow-Syndrom bezeichnet. Es kann sich durch Abstinenz und Gabe von hoch dosiertem Vitamin-B-Komplex bessern; eine vollständige Remission ist jedoch selten.

Weiterer Verlauf

Nach sieben Tagen hat der Patient das Delir überstanden: Er hat jetzt keine vegetativen Entzugserscheinungen mehr, und auch die psychopathologischen Symptome wie inhaltliche Denkstörungen und Wahrnehmungsstörungen haben sich zurückgebildet.

FRAGE
Wie gehen Sie weiter vor?

Leider ist es häufig so, dass Patienten nach durchgemachtem Alkoholentzugssyndrom bzw. Alkoholdelir nach kurzem Aufklärungsgespräch eine Weiterbehandlung oder die Hinzuziehung eines Psychiaters ablehnen. Wenn möglich, sollte ein längeres Gespräch mit dem Patienten geführt werden, in dem er ausführlich über die psychischen und körperlichen Folgen der Alkoholkrankheit aufgeklärt wird und in dem die Motivation für eine weitere Alkoholabstinenz geweckt werden sollte.

FRAGE
Wie klären Sie den Patienten über die Behandlungsmöglichkeiten auf?

Zunächst machen Sie dem Patienten die Begriffe **Entgiftungs-** und **Entwöhnungstherapie** deutlich. Bei der Entgiftung handelt es sich um den rein körperlichen Entzug vom Alkohol. Bei der Entwöhnungstherapie werden psycho- und sozialtherapeutische Techniken sowie medikamentöse Therapieverfahren eingesetzt, um den Patienten langfristig vom Alkohol wegzubringen, ihn also zu entwöhnen. Solche Entwöhnungstherapien werden in speziellen Kliniken typischerweise über zwei bis vier Monate durchgeführt. Sie haben immer noch die höchsten Erfolgsraten hinsichtlich der langfristigen Alkoholabstinenz.

Auch werden heute häufig zwei- bis dreiwöchige stationäre Kurzzeitprogramme angeboten, die einer Entwöhnungstherapie, für die der Patient ja auch erst motiviert sein muss, vorgeschaltet werden (➤ Fall 2).

An die Entwöhnungsbehandlung schließt sich eine **Nachsorgephase** an, die zur Aufrechterhaltung des Therapieerfolgs über Selbsthilfegruppen (z.B. Anonyme Alkoholiker), Psychotherapie sowie berufliche und soziale Rehabilitationsmaßnahmen beitragen soll. Besonders gute Ergebnisse werden erzielt, wenn die Phasen der Behandlung sehr eng miteinander verzahnt sind.

MERKE

Die Phasen der Suchttherapie sind Kontakt- und Motivationsphase, Entgiftung, Entwöhnung und Nachsorgephase. Sie sollten möglichst eng miteinander verzahnt sein.

Weiterer Verlauf

Der Patient entscheidet sich für eine stationäre Weiterbehandlung in einer Klinik für Psychiatrie und Psychotherapie. Als motivationale Gründe führt er an, dass er jetzt schon das zweite Delir durchgestanden und bereits drei Alkoholentzüge durchgemacht habe, ohne länger als zwei Tage nach Abschluss abstinent zu bleiben. In der Klinik wird er drei Wochen stationär behandelt. Das Therapiekonzept basiert auf einem verhaltenstherapeutischen Ansatz und beinhaltet auch Techniken des „motivational Interviewing“ (➤ Fall 2).

FRAGE

Was beinhaltet diese Therapie?

Sie beinhaltet unter anderem eine Analyse typischer Situationen, die Trinkverhalten auslösen, eine Erarbeitung der Positiv- und Negativ-Verstärker des Trinkkonsums, das Erlernen von Techniken, die den Griff zum Alkohol verhindern sollen, und eine motivationale Beratung für weitergehende Maßnahmen (z. B. Langzeitentwöhnungstherapie, ➤ Fall 2).

FRAGE

Welche medikamentösen Maßnahmen können Sie dem Patienten empfehlen, um einen Rückfall zu verhindern?

Zur medikamentösen Rückfallprophylaxe sind in Deutschland Acamprosat und Naltrexon (als Adepend®) sowie Nalmefen zugelassen. Diese Medikamente reduzieren das Verlangen nach Alkohol, das sogenannte Craving. Deshalb werden diese Mittel auch als Anti-Craving-Substanzen bezeichnet.

FRAGE

Welche ambulanten Einrichtungen stehen für alkoholkranke Menschen zur Verfügung, über die Sie unseren Patienten informieren?

Eine sehr wichtige Funktion haben die verschiedenen **Selbsthilfegruppen,** zu denen sich Patienten mit dem Ziel der Erhaltung der dauerhaften Abstinenz zusammenschließen (z. B. Anonyme Alkoholiker). Weiterhin gibt es in jeder Stadt **sozialpsychiatrische Dienste** und **Suchtberatungsstellen,** an die sich die Patienten wenden können. Von Psychiatern oder Psychologen werden psychotherapeutische Behandlungen angeboten, die zusätzlich die Fähigkeit zur Abstinenz verbessern können. Nicht zuletzt sollte jeder alkoholkranke Patient regelmäßig zu seinem Hausarzt und einem Psychiater gehen, um körperliche und psychische Symptome bzw. Folgeerkrankungen des Alkoholkonsums konsequent zu behandeln.

Lernziele

Symptomatik des Delirs
Medikamentöse Therapie des Alkoholdelirs
Schwere Folgeschäden des Alkoholkonsums
Therapieoptionen bei Alkoholabhängigkeit

Konsultationsanlässe (NKLM)

Bewusstseinsverlust oder -störung
Verwirrung und psychische Dekompensation
Vigilanzstörung
Intoxikation
Suchtverhalten
Abhängigkeit
Gebrauch und Missbrauch von Genussgiften und Medikamenten

ICD-10

F 10.4	Alkoholentzugssyndrom mit Delir
F 10.2	Alkoholabhängigkeit

ICD-11

6C40.5	Delir
6C40.2	Alkoholabhängigkeit

MERKE

Diagnostische Kriterien für eine Anorexia nervosa nach ICD-10 sind ein Gewichtsverlust (< 85 % des normalen Gewichts) durch willentliche Einschränkung der Nahrungszufuhr, eine Körperschemastörung (Selbstwahrnehmung als „zu fett") und endokrine Störungen, z. B. eine Amenorrhö.

FRAGE

Welche Diagnose würden Sie nach der ICD-11 stellen?

Auch unter Anwendung der Diagnosekriterien nach ICD-11 würden Sie die Diagnose einer Anorexia nervosa stellen. Als wesentliche Änderung ist nur das Kriterium Amenorrhö für die Diagnosestellung weggefallen, und der Gewichts-Cut-off wurde von $< 17,5\ kg/m^2$ auf $<18,5\ kg/m^2$ angehoben. Damit trägt die ICD-11 besser der Heterogenität der Störungsbilder Rechnung, so dass auch Personen, deren klinisches Erscheinungsbild von „typischeren" Fällen abweicht, eine Diagnose erhalten können. Als Subformen unterscheidet die ICD-11 eine Anorexia nervosa mit signifikant niedrigem Körpergewicht (definiert als BMI $< 18,5\ kg/m^2$ bei Erwachsenen) von einer mit gefährlich niedrigem Körpergewicht (definiert als BMI $< 14,0\ kg/m^2$ bei Erwachsenen). Außerdem wir ein restriktiver von einem Binge-Purge-Typ der Anorexia nervosa unterschieden (s. u.).

FRAGE

Berechnen Sie den Body-Mass-Index (BMI) der Patientin. Ab welchem BMI liegt (bei entsprechender Symptomatik) eine Anorexie vor?

Der BMI berechnet sich nach folgender Formel: BMI = Körpergewicht in kg: Quadrat der Körpergröße in m. Bei einer Anorexie liegt der BMI unter $17,5\ kg/m^2$ in der ICD-10 bzw. unter $18,5\ kg/m^2$ in der ICD-11. Bei unserer Patientin ergibt sich folgender $BMI = 43\ kg : 1,67\ m : 1,67\ m = 15,4\ kg/m^2$.

MERKE

Bei einer Anorexia nervosa liegt der BMI unter $17,5\ kg/m^2$. Der BMI errechnet sich nach folgender Formel: BMI = Körpergewicht in kg / Quadrat der Körpergröße in m oder Körpergewicht in kg : Körpergröße in m : Körpergröße in m.

FRAGE

Welche weitere wichtige Essstörung kennen Sie? Nach welchen Symptomen fragen Sie, um sie differenzialdiagnostisch abgrenzen zu können?

Eine weitere wichtige Essstörung ist die **Bulimia nervosa** (➤ Fall 38). Hier bestehen häufige Episoden von Essattacken, während derer die Patientinnen große Mengen an sonst „verbotenen" (= hochkalorischen) Nahrungsmitteln in sehr kurzer Zeit konsumieren. Die Patientinnen versuchen anschließend, einer Gewichtszunahme durch selbstinduziertes Erbrechen, Missbrauch von Abführmitteln, Gebrauch von Appetitzüglern, Schilddrüsenpräparaten oder Diuretika oder zeitweiligen Hungerperioden entgegenzuwirken. Auch die Patientinnen mit Bulimie nehmen sich selbst als zu dick wahr und leiden unter der Furcht, zu dick zu werden. Meist sind Patientinnen mit Bulimia nervosa normal- oder untergewichtig.

Auch bei einer Anorexia nervosa kann eine bulimische Symptomatik vorliegen. Die ICD-11 unterscheidet demzufolge drei Typen der Anorexia nervosa:

- Asketische Anorexia nervosa, **restriktiver Typ,** bei dem das Untergewicht in erster Linie durch Diäten, Fasten oder übermäßige körperliche Aktivität erreicht wird.
- Bulimischer Typ, **Binge-Purge-Typ,** der mit Essanfällen und anschließendem Erbrechen, Einnahme von Laxanzien, Diuretika oder anderen Substanzen (Insulin!) zur Gewichtsregulation einhergeht (engl. „purge", reinigen, entschlacken).
- Unspezifizierter Typ.

Weiterhin muss auch eine sogenannte **Binge-Eating-Störung** (➤ Fall 48) ausgeschlossen werden. Diese Störung ist in der ICD-10 nicht beschrieben, wurde aber in die ICD-11 aufgenommen. Da hier regelmäßige Essanfälle ohne gegensteuerndes Verhalten charakteristisch sind und daher häufig eine Komorbidität mit Übergewicht oder Adipositas besteht, kann diese Störung in unserem Fall schnell ausgeschlossen werden.

Auf Ihre Nachfrage berichtet die Patientin, sie leide nicht unter Essattacken und erbreche auch nicht. Sie können damit die Diagnose eines restriktiven Typs einer Anorexia nervosa stellen.

FRAGE

Welche weiteren Differenzialdiagnosen müssen in Betracht gezogen werden?

Differenzialdiagnostisch sind verschiedene **somatische** Erkrankungen auszuschließen, die zu Gewichtsabnahme bis zur Kachexie führen können, z. B. Tumoren, Hyperthyreose, Infektionskrankheiten, Pankreatitis oder Colitis ulcerosa.

Auch **psychische** Erkrankungen wie schwere Depressionen oder Schizophrenien (z. B. mit Vergiftungswahn) können zu deutlicher Gewichtsabnahme führen.

Entscheidend ist, dass im Vergleich zu den genuinen Essstörungen bei diesen Erkrankungen **keine Angst vor einer Gewichtszunahme** besteht. Die Diagnose einer Anorexia nervosa kann aufgrund des typischen klinischen Bilds meist leicht gestellt werden. Die differenzialdiagnostische Abklärung sollte auf das Nötigste begrenzt werden. Viel wichtiger ist es, frühzeitig eine Therapie zu beginnen, da die frühe Behandlung die Prognose verbessert.

FRAGE

Welche Aussagen zu Epidemiologie, Geschlechtsverteilung, Prognose und Komorbidität können Sie über die Anorexia nervosa und die Bulimia nervosa machen?

➤ Tab. 31.1 stellt Daten zur Epidemiologie, Prognose und zu häufigen Komorbiditäten bei Anorexie und Bulimie zusammen.

MERKE

Die Anorexia nervosa hat eine Lebenszeitprävalenz von 0,3–0,9 %. Über 90 % der Patienten sind Frauen. Das mittlere Erkrankungsalter liegt bei 16 Jahren.

Tab. 31.1 Epidemiologie, Prognose und häufige Komorbiditäten bei Anorexie und Bulimie.

	Anorexia nervosa	Bulimia nervosa
Epidemiologie	Erkrankungsbeginn im Durchschnitt mit 16 Jahren Lebenszeitprävalenz für Erwachsene: 0,3–0,9 %, Prävalenz bei Mädchen im Alter zw. 15 und 19 Jahren: 3 % Frauen sind 8- bis 15-mal häufiger betroffen als Männer Familiäre Häufung (auch mit affektiven Störungen und Suchterkrankungen)	Erkrankungsbeginn im 18./19. Lebensjahr Lebenszeitprävalenz für Frauen: 0,2–1,6 % In 20–30 % aller Fälle geht der bulimischen Symptomatik eine anorektische Phase voraus. Familiäre Häufung von Bulimie, Suchterkrankungen, affektiven Störungen
Prognose	Bei adoleszenten Patientinnen liegt die Prognose für eine vollständige Besserung bei 50–70 %, für eine partielle Besserung bei ca. 20 %. In ca. 10–20 % nimmt die Erkrankung einen chronischen Verlauf. Bei Erwachsenen ist die Prognose ungünstiger.	Günstiger als bei Anorexie (uneinheitliche Datenlage) Unter Behandlung bei ca. 60 % guter, bei 30 % mittlerer und bei 10 % ungünstiger Verlauf
Komorbidität	Depressive Syndrome, soziale Phobie, Persönlichkeitsstörungen, insbesondere des Clusters C nach DSM-5 (zwanghafte, selbstunsichere und dependente PS), Zwangsstörungen und Substanzabhängigkeiten	Suchterkrankungen, Persönlichkeitsstörungen (v. a. Borderline-Störung), Posttraumatische Belastungsstörung, Aufmerksamkeits-Defizit-Hyperaktivitäts-Störung, affektive Störungen, Angststörungen

FRAGE

Auf welche medizinischen Komplikationen des Gewichtsverlusts achten Sie?

Internistische Befunde sind fast immer Folge und nicht Ursache des Gewichtsverlusts. Medizinische Komplikationen können fast alle Organsysteme betreffen. Besonders zu beachten sind kardiale Symptome wie Bradykardie, Hypotonie, Arrhythmien und verlängerte QT-Intervalle, gastrointestinale Beschwerden oft mit Obstipation, Ödemen, trockener, rissiger Haut, Lanugobehaarung, Haarausfall, Leukopenie, Amenorrhö und Osteoporose (➤ Abb. 31.1).
Bei **bulimischer Symptomatik** treten zusätzlich **Komplikationen durch** das **Erbrechen** auf, z. B. Hypokaliämie (Herzrhythmusstörungen! Nierenversagen!), Ösophagitis, Schwellung der Speicheldrüsen, Erosionen der Zähne und Zahnverfall.

MERKE

Internistische Komplikationen wie Bradykardie, Hypotonie, Obstipation, Amenorrhö, Leukopenie sowie trockene, rissige Haut und Haarausfall sind Komplikationen, die sekundär durch den Gewichtsverlust auftreten.

FRAGE

Welche Therapiemöglichkeiten bieten sich an? Nehmen Sie die Patientin stationär auf?

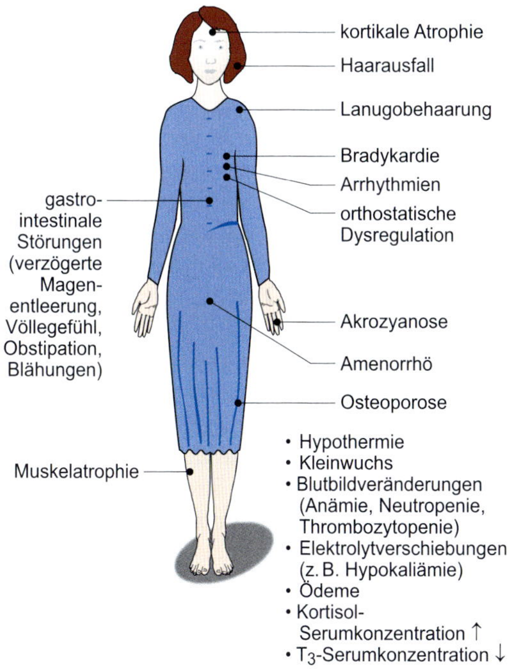

Abb. 31.1 Körperliche Folgeerscheinungen der Anorexia nervosa. [L141, M516]

Zur Behandlung bietet sich in erster Linie eine **multimodale Psychotherapie** (s. u.) an. Die wichtigsten Verfahren sind die **kognitive Verhaltenstherapie** (s. u.), **tiefenpsychologisch orientierte Verfahren** sowie **familientherapeutische Verfahren.**

Wenn komorbid eine andere psychische Erkrankung, z. B. eine Depression, vorliegt, muss diese auch konsequent behandelt werden.

Etwa ab einem BMI < 14,5 ist eine stationäre Aufnahme indiziert, weil dann eine vitale Gefährdung besteht, insbesondere, wenn sich die Gewichtsabnahme schnell entwickelt hat. Wenn die Gewichtsabnahme weniger stark ausgeprägt ist, kann eine ambulante oder teilstationäre Behandlung ausreichend sein. Das Ziel aber, das Essverhalten zu normalisieren, kann im Rahmen einer stationären Aufnahme durch Entlastung von Alltagsbelastungen und Konflikten oft schneller erreicht werden.

MERKE

Die Therapie der Anorexie umfasst entsprechend ihrer Priorität folgende Behandlungsschritte:
- Abwenden lebensbedrohlicher Zustände (körperliche Komplikationen, Suizidalität)
- Gewichtsnormalisierung
- Behandlung weniger akuter körperlicher Folgen der Anorexie
- Vermittlung eines normalen Essverhaltens
- Bearbeitung von Defiziten der Emotionsregulation, dysfunktionalen Gedanken, Beziehungskonflikten.

FRAGE

Welcher Umstand aus der Anamneseschilderung ist bezüglich eines Therapieerfolgs als ungünstig einzuschätzen?

Die Patientin wurde von der Mutter geschickt und äußert, dass sie „alles im Griff" habe. Dies weist darauf hin, dass die Patientin keine oder zumindest nur eine begrenzte Krankheitseinsicht hat und damit aktuell wenig Therapie- und Veränderungsmotivation bestehen könnte. Ein erster Schritt der Therapie wäre deshalb, die Krankheitseinsicht bei der Patientin zu fördern und die Motivation für eine Therapie aufzubauen.

Verlauf

Im Verlauf des Gesprächs haben Sie den psychopathologischen Befund vervollständigt. Bei der Patientin liegen bis auf leichtere soziale Ängste keine weiteren psychopathologischen Auffälligkeiten vor. Insbesondere konnten Sie keine Hinweise auf eine derzeitige affektive Symptomatik mit akuter Eigengefährdung eruieren. Sie ziehen Ihren **Oberarzt** hinzu, der Ihre Verdachtsdiagnose bestätigt und selbst mit der Patientin spricht. Sie informieren die Patientin über die Verdachtsdiagnose einer Anorexia nervosa und bieten ihr an, da sie eine stationäre Behandlung sofort ablehnt, zunächst an einer **ambulanten Motivationsgruppe** für eine Psychotherapie teilzunehmen. Die Patientin weicht jedoch auch diesem Angebot aus und verabschiedet sich mit den Worten, sie werde sich wieder melden, wenn sie Hilfe brauche. Da keine akute Eigengefährdung vorliegt, lassen Sie die Patientin gehen.

Zwei Stunden später ruft aufgebracht die Mutter der Patientin bei Ihnen an und äußert großes Unverständnis darüber, dass Sie ihre Tochter nicht „dabehalten" hätten. Sie klären die Mutter über fehlende Rückhaltegründe im juristischen Sinne auf. Sie weisen aber auch auf die Möglichkeit hin, dass bei chronischer Erkrankung eine Betreuung für die Patientin beantragt werden kann, wenn diese mit der Bewältigung ihrer Angelegenheiten (und dazu gehört auch z. B. die Sorge für die eigene Gesundheit) nicht mehr zurechtkommt (zum Betreuungsgesetz ➤ Fall 11). Die Mutter berichtet Ihnen am Telefon, dass die Patientin täglich nur etwa einen Apfel, einen Becher fettarmen Joghurt und ein paar Salatblätter zu sich nehme. Ihre Tochter behaupte zwar, dass sie viel mehr esse, aber das könne sie ihr nicht glauben. Beim Essen sitze die Patientin gemeinsam mit der Familie am Tisch, schneide aber die kleinen Mahlzeiten in winzigste Stücke, schiebe sie auf dem Teller hin und her und kaue „ewig" an jedem Bissen. Wegen dieses Verhaltens gebe es viel Streit in der Familie. Die Gewichtsabnahme versuche die Tochter durch das Tragen weiter Kleidung zu verheimlichen; von der Mutter auf das Essverhalten angesprochen, reagiere sie häufig sehr gereizt oder bagatellisierend.

Ein Jahr später wird die Patientin bei einem Gewicht von 38 kg (BMI 13,6) in deutlich reduziertem körperlichen Allgemeinzustand in die Medizinische Abteilung der Universitätsklinik aufgenommen. Die Einweisung erfolgt auf Drängen der Eltern. In der Medizinischen Klinik wurde eine Gewichtszunahme durch Nahrungszufuhr über Magensonde auf 40 kg erreicht.

Im Anschluss erfolgt erneut die Vorstellung in Ihrer Ambulanz. Die Patientin berichtet nun, sie sei nach dem Abitur vor sechs Monaten von zu Hause ausgezogen, um ein Kunststudium aufzunehmen. Damals sei sie auf ihr Gewicht von 42 kg noch sehr stolz gewesen und habe ihre Gewichtsabnahme bei den Wochenendbesuchen zu Hause in ihrer Bedeutung heruntergespielt. Außerdem habe sie versucht, ihre Eltern durch das Vermeiden gemeinsamer Mahlzeiten wegen erfundener Gründe über ihre Störung hinwegzutäuschen, obwohl sie schon längst völlig die Kontrolle über ihre Gewichtsabnahme verloren gehabt habe und die Entwicklung nicht mehr habe stoppen können. Seit ca. drei Monaten fühle sie sich schwach, müde und könne sich nur noch schlecht konzentrieren. Sie habe den Eindruck, dass sie mit ihren Schwierigkeiten doch nicht alleine zurechtkomme, und wolle durch eine Therapie etwas an ihrem Zustand ändern.

Sie nehmen die Patientin daher zur stationären Psychotherapie auf eine offene Psychotherapiestation mit Behandlungsschwerpunkt „Essstörungen“ auf.

FRAGE

Nennen Sie drei allgemeine Problembereiche, die in einer kognitiven Verhaltenstherapie der Anorexia nervosa neben individuellen Problembereichen der Patientin fokussiert werden.

Die kognitive Verhaltenstherapie fokussiert folgende allgemeine Problembereiche:

- Essverhalten und Gewichtsregulation
- Körperwahrnehmung (Körperschemastörung)
- Selbstwerterleben (Selbstbild, Wert- und Hilflosigkeitsgefühl).

MERKE

Kognitiv-verhaltenstherapeutische Ansätze fokussieren drei Problembereiche der Anorexia nervosa: Essverhalten und Gewichtsregulation, Körperwahrnehmung und Selbstwerterleben.

FRAGE

Schildern Sie den Verlauf der Therapie und die therapeutischen Möglichkeiten, die zur Bearbeitung der jeweiligen Schwerpunkte eingesetzt werden.

Zur Bearbeitung des Problembereichs „Essverhalten und Gewichtsregulation“ erarbeiten Sie mit der Patientin eine Vereinbarung über die anzustrebende Gewichtszunahme: Definiertes Ziel ist eine Gewichtszunahme von mindestens 750 g und max. zwei Kilogramm pro Woche. Es ist sinnvoll, mit der Patientin Verstärker zu suchen, die ein sinnvolles Essverhalten fördern können. So vereinbaren Sie mit der Patientin z. B. als Wochenziel, dass sie bei einer Gewichtszunahme von 750 g mit Besuch die Station verlassen kann oder in einem weiteren Schritt Zugang zu einem Malkurs erhält, um ihren künstlerischen Begabungen nachzugehen. Außerdem bieten Sie der Patientin Hilfestellungen zur regelmäßigen und ausreichenden Nahrungsaufnahme auch bisher tabuisierter Lebensmittel an. Eine Möglichkeit kann z. B. Essen unter Anleitung des Pflegepersonals sein.

Essenziell ist auch eine intensive Beratung zu ausgewogener Ernährung und sinnvollem Essverhalten. Obwohl essgestörte Patientinnen gedanklich fast ständig mit „Essen“ und „Kalorien“ beschäftigt sind, liegen in den genannten Bereichen ausgeprägte Fehlinformationen oder -überzeugungen vor.

Zur Arbeit am zweiten Problembereich „**Körperwahrnehmung**“ nimmt die Patientin in der physiotherapeutischen Abteilung der Klinik an **körperorientierten Therapien,** z. B. einer Tanztherapie, teil, um eine bessere Wahrnehmung und Akzeptanz des eigenen Körpers zu erreichen. Videoaufnahmen des eigenen Körpers, die dann im Rahmen der Einzeltherapie angeschaut werden, bilden ein weiteres sinnvolles

Stabilisierung und Rückfallprophylaxe sind Teil der ärztlichen pharmakologischen Behandlung und ärztlichen Patientenedukation. Zur Rückfallprophylaxe gehören weiterhin psychotherapeutische Programme zum Umgang mit Frühwarnsymptomen, die auch von Psychologen durchgeführt werden. An der Wiederherstellung der kognitiven, sozialen und beruflichen Leistungsfähigkeit sind verschiedene Berufsgruppen beteiligt (➤ Tab. 32.1).

Tab. 32.1 Elemente der multidisziplinären Rehabilitation schizophrener Patienten.

Ziel	Methode	Berufsgruppe
Aufbau der kognitiven Leistungsfähigkeit	Kognitives Training	Ergotherapeut, Neuropsychologe
Aufbau der sozialen Leistungsfähigkeit	Training sozialer Kompetenz	Psychologe, Pflege
Aufbau der beruflichen Leistungsfähigkeit	Beschäftigungstherapie, Arbeitsversuche, stufenweise Wiedereingliederung	Ergotherapeut, Sozialarbeiter
Stabilisierung und Rückfallprophylaxe	Medikation, Frühwarnzeichenprogramme	Arzt, Psychologe

FRAGE

Nennen Sie beispielhaft Maßnahmen, die im Rahmen von Trainings sozialer Kompetenzen durchgeführt werden!

Im **Training sozialer Kompetenzen** (SK-Trainings) werden vor allem **edukative** und **übende Elemente** eingesetzt. In den edukativen Trainingsabschnitten erarbeitet die Gruppe mithilfe von Arbeitsblättern u. ä. Material angemessenes Sozialverhalten für verschiedene Situationsklassen. Im Rahmen der übenden Anteile wird das Sozialverhalten zunächst im Rollenspiel – idealerweise mit Videofeedback – und anschließend als Hausaufgabe im „echten" sozialen Umfeld geübt.

Es gibt verschiedene manualisierte SK-Trainings, die in etwas unterschiedlichen Variationen verschiedene Klassen sozialer Situationen behandeln. Typischerweise werden in SK-Trainings die Themen „Forderungen stellen" (z. B. gerade gekaufte Ware umtauschen; jemanden um etwas bitten), „Neinsagen" (z. B. Haustürverkäufer ablehnen, ungerechtfertigte Anforderungen ablehnen) und „Sympathie erwerben" (z. B. ein Gespräch auf einer Party beginnen) behandelt.

Verlauf

Sie übernehmen den Patienten direkt von Station in die Tagesklinik. Im Rahmen Ihres interdisziplinären Therapieangebots wird für ihn folgender Wochentherapieplan erstellt (➤ Tab. 32.2): Hinzu kommen jeweils zwei wöchentliche 25-minütige Gespräche mit dem behandelnden Arzt sowie dem Bezugspfleger und nach Bedarf Termine bei der Sozialarbeiterin.

FRAGE

Da der Patient über die weitere pharmakologische Behandlung bereits umfassend informiert ist, legen Sie in Ihren Einzelgesprächen den Schwerpunkt auf die Erarbeitung eines sog. Frühwarnzeichenprogramms als wichtige Ergänzung der medikamentösen Rückfallprophylaxe. Wie erklären Sie dem Patienten das Programm?

Sie informieren den Patienten darüber, dass sich psychotische Episoden in vielen Fällen bereits einige Zeit vor ihrem akuten Ausbruch durch interindividuell sehr unter-

Tab. 32.2 Beispielhafter Wochentherapieplan der tagesklinischen Nachbehandlung für einen Patienten mit schizophrener Psychose.

Zeit	Montag	Dienstag	Mittwoch	Donnerstag	Freitag
8–9	Frühstück, Visite	Frühstück, Visite	Frühstück, Visite	Frühstück, Oberarztvisite	Frühstück, Visite
9–10	Ergotherapie, Beschäftigung	Ergotherapie, Beschäftigung	Konzentrationstraining		Ergotherapie, Beschäftigung
10–11				Konzentrationstraining	
11–12					Kochgruppe
12–13	Mittagessen	Mittagessen	Mittagessen	Mittagessen	Mittagessen
13–14	Training sozialer Kompetenz		Abschlussrunde	Training sozialer Kompetenz	
14–15		Sport			Sport
15–16					
16–17	Abschlussrunde	Abschlussrunde		Abschlussrunde	Abschlussrunde

schiedliche, aber intraindividuell häufig recht stabile frühe Anzeichen, sog. **Frühwarnsymptome** ankündigen. Typisch sind Ruhelosigkeit, Nervosität, Schlafstörungen, Schwierigkeiten bei der Arbeit, Konzentrations- und Gedächtnisstörungen sowie sozialer Rückzug. Wenn auf die Frühwarnsymptome rasch und angemessen reagiert wird, lässt sich mit einiger Wahrscheinlichkeit der Ausbruch der akuten psychotischen Phase verhindern oder zumindest abschwächen. Um ein angemessenes Vorgehen im Umgang mit Frühwarnzeichen zu planen, explorieren Sie zunächst seine individuellen Frühwarnzeichen.

MERKE

Schizophrene Episoden kündigen sich häufig durch sog. Frühwarnzeichen an. Typische Frühwarnzeichen sind Ruhelosigkeit, Nervosität, Schlafstörungen, Schwierigkeiten bei der Arbeit, Konzentrations- und Gedächtnisstörungen sowie sozialer Rückzug.

Untersuchung

In einer ausführlichen Exploration kristallisieren sich bei Ihrem Patienten folgende Frühwarnsymptome heraus, die bei beiden bisherigen Episoden aufgetreten sind: eine Verschlechterung des Schlafs mit frühmorgendlichem Erwachen sowie eine Veränderung der Stimmungslage in ängstlich-gereizte Richtung. Darüber hinaus habe er Farben viel lebendiger und kräftiger wahrgenommen als normal. Diese diskreten Symptome hätten jeweils ca. 1–2 Monate vor Ausbruch der akuten Psychose begonnen und bis zum Ausbruch mit geringfügigen Schwankungen angehalten.

FRAGE

Wie erstellen Sie auf der Grundlage dieser Informationen einen Krisenplan mit dem Patienten?

Zunächst besprechen Sie mit dem Patienten, welche **Maßnahmen** im Falle des Auftretens von Frühwarnsymptomen sinnvoll sind. Dazu zählen

- das Aufdosieren bzw. Wiederansetzen der bisher wirksamen antipsychotischen Medikation,

- die Reduktion der Belastung im Alltag, z. B. durch Krankschreibung, Abgabe von familiären und anderen sozialen Aufgaben,
- die Verbesserung des Schlafs (ggf. auch medikamentös) sowie
- die strikte Vermeidung von Alkohol und Drogen.

Im zweiten Schritt besprechen Sie mit dem Patienten, welchen **Arzt seines Vertrauens** er mit den entsprechenden medizinischen Aufgaben (Medikation, Krankschreibung) betrauen möchte und welche **Person in seinem engen sozialen Umfeld** geeignet ist, ihn bei der Umsetzung seines Frühwarnprogramms zu unterstützen. Diese soziale Unterstützung ist extrem wichtig, da bei psychotischen Erkrankungen bereits in der Frühphase typischerweise keine Krankheitseinsicht mehr besteht.

MERKE

Ein **Krisenplan** zur Rückfallprophylaxe bei schizophrenen Patienten enthält (1) typische individuelle Frühwarnsymptome, (2) gegensteuernde Maßnahmen beim Auftreten dieser Symptome sowie (3) Vereinbarungen zur Inanspruchnahme von medizinischer oder sozialer Unterstützung bei Frühwarnsymptomen.

Im letzten Schritt füllt der Patient ein **Formular** aus, in dem Frühwarnsymptome, gegensteuernde Maßnahmen sowie Unterstützungspersonen und mit ihnen getroffene Abmachungen dokumentiert werden. Dies wird auch mit den Unterstützungspersonen abgesprochen, eine Kopie des Formulars wird ihnen zur Verfügung gestellt. Damit der Patient diese Informationen jederzeit zugänglich hat, lässt sich das Formular auf Scheckkartengröße zusammenfalten (➤ Tab. 32.3, ➤ Tab. 32.4).

Tab. 32.3 Krisenplan, Außenseite des Formulars.

Adressen und Telefonnummern	Frühwarnzeichenplan von
Psychiater Mustermann Musterweg 12 12345 Musterdorf Tel. 0123/45678 Hausarzt Musterdoktor Musterstraße 10 Tel. 0123/90123	Musterpatient

Tab. 32.4 Krisenplan, Innenseite des Formulars.

Meine wichtigsten Frühwarnzeichen	Maßnahmen beim Auftreten von Frühwarnzeichen	Unterschriften
• Gereizt-ängstliche Stimmung • Frühes Erwachen • Veränderte Farbwahrnehmung	• Nach 1 Woche vereinbart Mutter einen Termin beim Psychiater • Patient nimmt diesen Termin wahr	• Musterpatient • Mutter Musterpatient • Psychiater

FRAGE

Ihr Ziel ist es, den Patienten für seine psychotischen Frühsymptome zu sensibilisieren. Wie verhindern Sie, dass er übermäßig sensibilisiert wird und zukünftig jedes frühmorgendliche Erwachen als Hinweis auf eine nahende Psychose interpretiert?

32

Sie thematisieren diese Gefahr explizit im Gespräch mit dem Patienten und erfragen anhand konkreter Beispiele, welche Abweichungen des Schlafs, der Stimmung und der Wahrnehmung für ihn normal sind und durch welche Ausprägungen der pathologische Bereich beschrieben werden kann. Aufgrund dessen legen Sie gemeinsam **Zeitkriterien** für die Abgrenzung von Frühwarnsymptomen fest.

Gesprächsverlauf

Der Patient versteht die notwendigen gegensteuernden Maßnahmen beim Auftreten von Frühwarnsymptomen ebenso wie die Notwendigkeit von sozialer Unterstützung, da auch bei ihm vor und während der psychotischen Episoden keine Störungseinsicht bestanden hatte. Als Arzt seines Vertrauens nennt er seinen niedergelassenen Psychiater. Im engen sozialen Umfeld traut er seiner Mutter am ehesten zu, die entsprechenden Veränderungen wahrzunehmen und ihn zu einem Arztbesuch zu bewegen.

In einem gemeinsamen Gespräch mit der Mutter bestätigt diese die genannten Frühwarnsymptome und gibt an, dass sie die gereizte Stimmung und den schlechten Schlaf am genauesten wahrnehmen könne. Es wird schriftlich festgelegt, dass sie, wenn sie die Frühwarnsymptome über mindestens eine Woche wahrnimmt, ihren Sohn darauf ansprechen und für ihn einen Termin beim niedergelassenen Psychiater ausmachen darf. Der Patient verpflichtet sich, diesen Termin wahrzunehmen. Der niedergelassene Psychiater wird von diesen Abmachungen in Kenntnis gesetzt und erhält eine Kopie der entsprechenden Dokumentation.

Der Patient besucht die Tagesklinik insgesamt zehn Wochen. Er kommt daheim zunehmend selbstständiger zurecht, die Leistungsfähigkeit verbessert sich in jeder Hinsicht. In den letzten zwei Wochen beginnt er wieder mit dem Besuch einzelner Vorlesungen, denen er recht gut folgen kann. Nach der tagesklinischen Betreuung wird er zu seinem niedergelassenen Psychiater entlassen.

Lernziele

Elemente der multidisziplinären Rehabilitation der Schizophrenie
Psychotherapeutische Rückfallprophylaxe („Frühwarnzeichen-Programm“)

Konsultationsanlässe (NKLM)

Rehabilitation und Nachsorge

ICD-10

F20.04 Paranoide Schizophrenie mit unvollständiger Remission

ICD-11

6A20.11 Schizophrenie, multiple Episoden, ggw. in partieller Remission

KAPITEL

33 Finanzielle Sorgen

Aufnahmegespräch

Eine 72-jährige Dame kommt in Begleitung ihrer Tochter zur stationären Aufnahme. Da die Patientin kaum sprechen möchte, übernimmt die Tochter die Anamneseschilderung: Sie berichtet, die Mutter lebe allein in einer separaten Wohnung im Haus der Tochter. Der Ehemann sei vor zwei Jahren an Herzversagen verstorben. Früher sei sie Schneiderin und Hausfrau gewesen. Vor 15 Jahren habe sie an einer zwei Monate dauernden Depression gelitten, als der Ehemann schwer erkrankte. Den Tod des Ehemanns vor zwei Jahren habe sie jedoch relativ gut überwunden und sei damals auch nicht depressiv gewesen.

Aktuell gehe es ihr seit etwa drei Monaten immer schlechter. Erst habe sie nicht mehr gut schlafen können, dann sei sie weniger aktiv gewesen und habe ihre Freundinnen nicht mehr besucht. Sie sei nicht mehr in die Kirche gegangen, sodass sie fast nur noch in ihrer Wohnung gesessen sei und am Tisch vor sich hingestarrt habe. Freude und Interesse habe sie nicht mehr empfinden können. Wenn sie ihre Mutter gefragt habe, was denn mit ihr los sei, habe sie nicht viel gesprochen. Bemerkenswert sei jedoch, dass sie sich übermäßig viel wegen der Finanzen und dem Auskommen der Kinder gesorgt habe, womit sie sich sonst eigentlich nie beschäftigt habe. Auch mit Gott habe die Mutter sehr gehadert, was sie sehr gewundert habe, da ihre Mutter doch sonst immer ein so gläubiger Mensch gewesen sei.

Sie habe ihre Mutter nur mit Mühe und Not in die Praxis eines Psychiaters bringen können. Dieser habe sie eine Woche mit 10 mg Escitalopram und seit fünf Wochen mit 20 mg behandelt. Es sei ihr nur gelungen, die Mutter zur stationären Aufnahme zu überreden, weil sie ihr erzählt habe, dass man wegen ihrer Brustkrebserkrankung vor zwölf Jahren wieder einmal nachschauen müsse und weil sie eine Therapie zur Verbesserung des Schlafs benötige.

Zur weiteren Vorgeschichte befragt, berichtet die Tochter, ihre Mutter sei früher nie in psychiatrischer Behandlung gewesen. Die depressiven Symptome vor 15 Jahren seien ohne Behandlung abgeklungen, eine Tumornachsorge sei zuletzt vor fünf Jahren erfolgt. Seit drei Jahren leide sie an einem grünen Star.

FRAGE

Welche psychopathologischen Symptome konnten Sie der bisherigen Anamneseschilderung entnehmen? Auf welche Diagnose weisen die Symptome hin?

Hinsichtlich der Affektivität (Freud- und Interesselosigkeit), des Antriebs (Antriebshemmung) sowie des Schlafs (Schlafstörungen) haben Sie bereits Informationen erhalten oder sich im Kontakt mit der Patientin ein Bild gemacht: Es liegen damit die Hauptsymptome einer depressiven Episode vor, nämlich depressive Verstimmung, Verlust von Freude und Interesse an normalerweise angenehmen Aktivitäten sowie eine starke Antriebshemmung (zu den Diagnosekriterien einer depressiven Episode ➤ Fall 5).

Bei einer psychotischen Depression besteht eine klare **Indikation** für eine **medikamentöse Therapie.** Eine psychotherapeutische Behandlung als alleinige Therapie wäre also in diesem Akutstadium nicht ausreichend (und auch nicht durchführbar, weil die Patientin kaum spricht und wenig zugänglich ist)! Dies sollte insbesondere angesichts des deutlich erhöhten Suizidrisikos bei wahnhafter Depression bedacht werden. Nach Abklingen der psychotischen Symptomatik soll aber den aktuellen Leitlinien zufolge eine psychotherapeutische Behandlung angeboten werden.

Bei der medikamentösen Therapie einer psychotischen Depression wird üblicherweise eine zweigleisige Behandlung mit einem **Antidepressivum** zur Behandlung des depressiven Syndroms und mit einem **Antipsychotikum** zur Behandlung der Wahnsymptomatik durchgeführt.

FRAGE

Wie würden Sie bei der antidepressiven Behandlung unserer Patientin weiter vorgehen?

Prinzipiell ist für die Wahl eines Antidepressivums bei älteren Patienten v. a. das Nebenwirkungsprofil der Substanz bzw. das Vorliegen von Kontraindikationen entscheidend, da häufig kardiale oder zerebrovaskuläre Erkrankungen, z. B. eine Herzrhythmusstörung, vorliegen.

Unsere Patientin wurde bei guter Verträglichkeit fünf Wochen erfolglos mit dem SSRI Escitalopram in ausreichender Dosis und mit ausreichender Plasmakonzentration behandelt. Entsprechend den Regeln bei Therapieresistenz (➤ Tab. 19.3) empfiehlt sich jetzt z. B. eine Kombinationstherapie mit Mirtazapin. Dies ist in unserem Fall besonders sinnvoll, da die Patientin unter schweren Schlafstörungen leidet und Mirtazapin gut sedierend wirkt. Ein Wechsel auf ein anderes Antidepressivum wird in den aktuellen Leitlinien nicht empfohlen. Auch eine Umstellung auf ein tri- oder tetrazyklisches Antidepressivum wie Amitriptylin, das unter den Antidepressiva die stärksten Effekte hat, kommt weniger infrage, da anticholinerge Nebenwirkungen den Einsatz von trizyklischen Antidepressiva bei älteren Patienten häufig verkomplizieren.

FRAGE

Die Tochter hatte berichtet, dass ihre Mutter an einem Glaukom (grüner Star) leide. Stellt ein Glaukom grundsätzlich eine Kontraindikation für ein tri- oder tetrazyklisches Antidepressivum dar?

Tri- und tetrazyklische Antidepressiva können aufgrund ihrer anticholinergen Eigenschaften zu einer Verengung des Winkels in der vorderen Augenkammer führen, sodass die Resorption des Augenwassers eingeschränkt ist. Dies ist aber nur bei Vorliegen eines Engwinkelglaukoms problematisch. Beim Weitwinkelglaukom können tri- und tetrazyklische Antidepressiva durchaus eingesetzt werden.

FRAGE

Wie würden Sie bezüglich der antipsychotischen Therapie weiter vorgehen?

Die wissenschaftliche Datenlage zur Behandlung von psychotischen Depressionen ist recht schmal, da Patienten mit psychotischen Symptomen in der Regel aus medikamentösen Depressionsstudien ausgeschlossen werden. Es gibt dennoch Hinweise darauf, dass die Kombination eines (oder zweier) Antidepressiva mit einem Antipsychotikum besser wirksam ist, als eine jeweilige Monotherapie. Welche Antipsychotika besonders gut geeignet sind, ist unklar, weshalb die Auswahl nach Vorerfahrungen, Nebenwirkungsspektrum und Effektstärke erfolgen sollte.

Antipsychotika **der 1. Generation** können zu **extrapyramidalmotorischen Nebenwirkungen** führen (➤ Fall 3) und kommen bei unserer Patientin daher weniger infrage.

Antipsychotika der 2. Generation haben zwar keine oder nur gering ausgeprägte extrapyramidalmotorische Nebenwirkungen, ihr Einsatz ist bei älteren Patienten jedoch ebenfalls eingeschränkt, da sie z. T. stark **sedierend** und **anticholinerg** wirken (z. B. Olanzapin) oder eine **orthostatische Dysregulation** induzieren können (z. B. Quetiapin).

Grundsätzlich wäre in unserem Fall die Kombination von Escitalopram mit Quetiapin sinnvoll, da dieses Antipsychotikum bei Therapieresistenz zur Augmentierung zugelassen ist und man einen augmentierenden antidepressiven und schlaffördernden Effekt mit einem antipsychotischen Effekt verbinden könnte. Wenn man die besseren Effektstärken ausnutzen will, kommen als additive Therapie auch Risperidon oder Amisulprid infrage. Insbesondere mit Risperidon besteht bei älteren Patienten viel Erfahrung, da es zur Behandlung aggressiven Verhaltens bei Patienten mit Alzheimer-Krankheit zugelassen ist.

FRAGE

Was müssen Sie hinsichtlich der Dosierung bei älteren Patienten im Vergleich zu jüngeren Patienten beachten?

Bei älteren Patienten reicht meist eine niedrigere Dosis eines Antidepressivums oder Antipsychotikums aus. Als Faustregel kann man davon ausgehen, dass etwa 50 % der Dosis eines jungen Menschen erforderlich sind. Grundsätzlich sollte dabei wie immer die Dosis unter Bestimmung der Plasmaspiegel der Medikamente eingestellt werden.

Verlauf

Sie entscheiden sich für eine Kombinationstherapie mit dem Alpha-2-Antagonisten **Mirtazapin**. Zunächst verordnen Sie 15 mg zur Nacht und erhöhen die Dosis nach zwei Tagen bei guter Verträglichkeit auf 30 mg. Zusätzlich setzen Sie als Antipsychotikum 2 × 1 mg **Risperidon** an und geben zur Anxiolyse 3 × 0,5 mg **Lorazepam.** Die Therapie mit Escitalopram setzen Sie unverändert fort.

Trotz fortgesetzter Kombinationsbehandlung von Escitalopram, Mirtazapin und Risperidon (bei ausreichenden Plasmakonzentrationen) für vier Wochen und einer zusätzlichen Gabe von Lithium (Lithiumaugmentierung, ➤ Fall 19) für ebenfalls vier Wochen kommt es zu keiner Remission der psychotischen Depression. Obwohl sich die wahnhaften Symptome etwas gebessert haben, ist das depressive Syndrom nur unwesentlich verändert. Im weiteren Verlauf wird die Patientin akut suizidal und ist weglaufgefährdet, sodass sie auf eine geschlossene Station verlegt werden muss.

FRAGE

Welche therapeutische Option haben Sie, um auf diese Therapieresistenz und weitere Verschlechterung zu reagieren?

Es besteht die Möglichkeit, eine **Elektrokonvulsionsherapie** (EKT) durchzuführen. Die EKT hat sich bei therapieresistenten und insbesondere bei psychotischen Depressionen als sehr effektives und schnell wirksames Therapieprinzip erwiesen (zur Definition von Therapieresistenz ➤ Fall 19). Gegenüber einer Ansprechrate psychotischen Depressionen von 30–50 % auf Psychopharmaka erreicht die EKT Responderraten von bis zu 90 %!

Obwohl die EKT sehr gut wirksam und meist auch gut verträglich ist, wird sie aufgrund des relativ hohen Aufwands meist erst spät im Verlauf einer Erkrankung eingesetzt. Dies liegt zum einen daran, dass die EKT nicht in allen Kliniken angeboten wird und der Patient daher oft in eine andere Klinik verlegt werden muss. Zum anderen ist die zurückhaltende Anwendung im deutschsprachigen Raum auch dadurch zu erklären, dass nicht selten sowohl bei Patienten als auch bei Angehörigen und Therapeuten aufgrund historisch begründeter Vorbehalte nicht berechtigte Einwände gegen diese Therapieform bestehen. Ein Hauptgrund der Ablehnung scheint aber auch die Unwissenheit bezüglich der Anwendung und Effektivität der Behandlung zu sein.

MERKE

Die EKT ist ein hocheffektives, schnell wirksames und gut verträgliches Therapieverfahren zur Behandlung therapieresistenter, insbesondere psychotischer Depressionen.

FRAGE

Welche Kontraindikationen bestehen für eine EKT? Welche Untersuchungen führen Sie bei der 72-jährigen Patientin durch?

Abhängig von der Akuität und Schwere des psychischen Syndroms gibt es keine absoluten Kontraindikationen für die Elektrokonvulsionsbehandlung. Es sollte immer eine ausführliche, individuelle und interdiziplinäre Nutzen-Risiko-Abwägung durchgeführt werden, besonders bei schweren somatischen Vorerkrankungen, z.B. bei:

- Kürzlich überstandenem Herzinfarkt/Hirninfarkt (< 3 Monate)
- Schwersten kardiopulmonalen Funktionseinschränkungen (keine Narkosefähigkeit)
- Schwerer arterieller Hypertonie (hypertensive Krise)
- Erhöhtem Hirndruck
- intrazerebraler Raumforderung mit Begleitödem
- Akutem Glaukomanfall
- Instabiler Gefäßfehlbildung (zerebrales Aneurysma, zerebrales Angiom)
- Phäochromozytom
- Ablatio retinae.

Vor der Durchführung der EKT müssen **Begleiterkrankungen,** z. B. chronisch-obstruktive Lungenerkrankungen, Asthma bronchiale, arterielle Hypertonie, koronare Herzkrankheit und Herzrhythmusstörungen, **gut eingestellt** sein. Da die EKT in Narkose durchgeführt wird, ist das **Narkoserisiko** zuvor abzuschätzen. Gemeinsam mit den Anästhesisten und den beteiligten Fachkolleginnen muss eine Nutzen-Risiko-Abwägung für die EKT erfolgen.

Bei unserer Patientin, die an keinen wesentlichen körperlichen Erkrankungen leidet, würde sich die Durchführung eines Ruhe-EKGs, einer Laboruntersuchung vor der EKT und zum weiteren Monitoring einmal die Woche während der Serienbehandlung anschließen. Ein MRT wurde bereits am Anfang der Behandlung zum Ausschluss von intrazerebralen Metastasen durchgeführt. Weitere notwendige Untersuchungen bezüglich der Narkosefähigkeit obliegen den Anästhesisten.

FRAGE
Wie wird eine EKT durchgeführt? Welche Stimulationsmöglichkeiten kennen Sie?

Bei der EKT wird in Vollnarkose und unter Muskelrelaxation durch die elektrische Stimulation des rechten temporoparietalen Schädelbereichs (rechts unilateral, RUL) ein elektrisches Feld erzeugt, das einen epileptischen Anfall auslöst, der etwa 20–40 s anhält. In der Regel werden 6–12 Sitzungen durchgeführt, wobei, je nach Verträglichkeit, meist 2–3 Sitzungen pro Woche erfolgen.

Neben der standardmäßigen **rechts unilateralen Stimulation (RUL)** gibt es weitere Stimulationsorte, z.B. eine links unilaterale Positionierung (LUL), wenn eine RUL nicht möglich ist. Eine bilaterale/bitemporale Stimulation (BT) hat grundsätzlich eine höhere Wirksamkeit und wird daher insbesondere bei Behandlungen eingesetzt, die einen schnellen Therapieerfolg benötigen, beispielsweise bei einer Katatonie. Allerdings sind hier auch die vorübergehenden Nebenwirkungen ausgeprägter. Darüber hinaus gibt es die bifrontale Stimulation (BF) und die links anteriore, rechts temporale Stimulation (LARD).

FRAGE
Wie erklären Sie der Patientin und den Angehörigen die Durchführung und den Wirkmechanismus der EKT?

Es ist wichtig, der Patientin das Vorgehen genau zu erklären und feinfühlig auf etwaige Vorbehalte und Ängste einzugehen. Viele Patienten haben von dieser Therapieform schreckliche Dinge gehört und teilen nicht Ihre Auffassung, dass es sich dabei um ein nebenwirkungsarmes und sicheres Therapieverfahren handelt. Sie haben auch Angst, dass ihr Gehirn irreversibel geschädigt wird. Dafür gibt es jedoch nach Erfahrungen aus jahrzehntelanger Anwendung keine Hinweise, und die EKT gehört zu den sichersten Behandlungsmethoden in Narkose.

Die evidenzbasierte Indikation der EKT stützt sich auf zahlreiche Wirksamkeitsnachweise. Die durch zahlreiche Studien und Metaanalysen nachgewiesenen Effekte der EKT zeigen sich in Veränderungen in immunologischen Parametern, Neuroplastizität und funktioneller Konnektivität von Gehirnnetzwerken. Hilfreich bei der Aufklärung der Patientin und deren Angehörigen ist auch der Hinweis, dass die biochemischen Veränderungen bei depressiven Patienten bisher nicht genau bekannt sind, die EKT aber eine hoch effektive Behandlungsmöglichkeit darstellt.

Es gibt gut validierte und standardisierte Aufklärungsbögen, die genau den Ablauf der EKT schildern und in der die Patientin ihre schriftliche Einwilligung in die Behandlung dokumentiert. Das Aufklärungsgespräch muss im Krankenblatt dokumentiert werden. Es empfiehlt sich, die Angehörigen in das Aufklärungsgespräch einzubeziehen.

FRAGE
Über welche Nebenwirkungen einer EKT klären Sie die Patientin auf?

Als **vorübergehende Nebenwirkungen** der EKT sind beschrieben:
- Kopfschmerzen
- Übelkeit
- Muskelkater
- Anterograde und retrograde Amnesie sowie leichtere kognitive Störungen (Gedächtnis / Merkfähigkeit).

Kurzzeitige und länger anhaltende kognitive Störungen treten in der Regel nur leicht bis moderat auf und bilden sich im weiteren Verlauf vollständig zurück. Beeinflusst werden können diese durch die Verbesserung der Narkose, des Stimulationsortes und der Behandlungshäufigkeit. Die Mortalität bei sachgerechter Durchführung liegt bei ca. 1:50.000 Behandlungen, was in etwa dem allgemeinen Narkoserisiko bei chirurgischen Eingriffen entspricht.

FRAGE

Die Patientin wird mit einem Benzodiazepin (Lorazepam) behandelt. Was müssen Sie deshalb bei der EKT beachten?

Bei einer Benzodiazepinbehandlung kann die „Krampffähigkeit" des Gehirns und damit die Wirksamkeit der EKT eingeschränkt sein. In der Regel ist eine symptomorientierte Behandlung mit Lorazepam bis zu einer Tagesgesamtdosis von 4 mg kein Problem für die Durchführung einer EKT. Zur Verbesserung der Krampfqualität können die Benzodiazepine in der Narkose mit dem Antidot Flumazenil antagonisiert werden. Im weiteren Behandlungsverlauf kann durch die GABAerge Wirksamkeit der EKT die Lorazepam-Dosis in der Regel symptomorientiert schnell reduziert werden.

FRAGE

Wie führen Sie die medikamentöse Therapie während der EKT fort?

Im Prinzip kann die antidepressive Pharmakotherapie während der Therapie fortgesetzt werden, wenn hinsichtlich der Narkose keine Bedenken des Anästhesisten bestehen und die Medikation nicht die Krampffähigkeit reduziert (z. B. Antikonvulsiva wie Carbamazepin oder Benzodiazepine, s. o.).

Lithium sollte vor dem Beginn einer Behandlungsserie auf einen Blutserumspiegel unter 0,4 mmol/l gesenkt werden, da es ansonsten zu einem serotonergen Syndrom kommen kann. Es empfiehlt sich auch, die morgendliche Lithiumdosis an den EKT-Tagen zu pausieren und nach der EKT nicht nachzugeben. Insgesamt zeigt Lithium nach einer erfolgreichen EKT-Serie und in der Erhaltungsbehandlung einen besseren Rückfallschutz.

Auf der anderen Seite ist es nicht sinnvoll, Medikamente, die vor der EKT nicht wirksam waren, beizubehalten. Unter der EKT kommt es bei den affektiven Störungen zu keinem synergistischen Effekt von EKT und Pharmakotherapie (anders als bei der Anwendung bei der Schizophrenie). Daher sollte parallel zur EKT auch die Pharmakotherapie optimiert werden. Beispielsweise könnte in unserem Fall eine Umstellung von Escitalopram auf Venlafaxin erfolgen (➤ Fall 19). Bei Umstellung auf ein anticholinerg wirksames Antidepressivum müsste beachtet werden, dass bei Durchführung einer EKT die Gefahr der Entwicklung eines anticholinergen Delirs erhöht ist.

FRAGE
Wie stellen Sie während der Behandlung fest, dass Sie bei der Patientin tatsächlich einen Krampfanfall induzieren, obwohl Sie aufgrund der Muskelrelaxation unter Narkose keine Muskelkontraktionen sehen können?

Vor Gabe des Muskelrelaxans (z. B. Suxamethoniumchlorid) wird ein Arm oder ein Bein durch einen Stauschlauch abgebunden, um den arteriellen Zufluss zu verhindern (Cuff-Methode). Dadurch kann in diese Extremität kein Muskelrelaxans gelangen, sodass hier die Krampfaktivität zu erkennen ist. Gleichzeitig können durch eine kontinuierliche Ableitung eines EEG im Frontalhirnbereich Beginn und Ende des epileptischen Anfalls sicher detektiert werden.

Verlauf

Nach neun Sitzungen EKT kommt es zu einer Remission der wahnhaften Depression. Zwei weitere Sitzungen werden zur Stabilisierung des Erfolgs durchgeführt.

FRAGE
Was empfehlen Sie der Patientin zur Rezidivprophylaxe?

Sie empfehlen der Patientin, die Medikamente in voller Dosis weiter zu nehmen. Da es sich um die erste schwere wahnhafte Depression handelt, sollten die Medikamente mindestens neun bis zwölf Monate unverändert weitergegeben werden. Dann könnten Escitalopram und Mirtazapin ausschleichend abgesetzt werden und eine weitere Therapie mit Lithium erfolgen. Obwohl formal keine rezidivprophylaktische Therapie indiziert ist, da die 1. Phase mehr als 5 Jahre zurücklag, würde sich aufgrund der Schwere der Erkrankung jedoch eher eine längere Behandlung mit Lithium über z. B. zwei Jahre empfehlen.

Zusätzlich empfehlen Sie der Patientin eine Psychotherapie, und es sollte auch eine anschließende **Erhaltungs-EKT** angeboten werden. Eine solche wird in der Regel im tagesklinischen Setting anfänglich einmal pro Woche durchgeführt. Nach einer anschließenden sechsmaligen wöchentlichen Behandlung wird die EKT jeweils sechsmal in 2-, 3- und 4-wöchentlichen Abständen durchgeführt. Anschließend werden symptomorientiert die Abstände ausschleichend vergrößert.

FRAGE
Welche weiteren Indikationen für eine EKT kennen Sie?

Es gibt verschiedene syndromale Indikationen für eine EKT. In der neuen Indikationsliste der Deutschen Gesellschaft für Psychiatrie, Psychotherapie, Psychosomatik und Nervenheilkunde (DGPPN) wurde auf eine pauschale hierarchische Einteilung nach Therapie der ersten oder zweiten Wahl verzichtet, da sich auch innerhalb derselben syndromalen Indikation die Ansprechraten abhängig von bestimmten klinischen Faktoren unterscheiden. Die aktuell existierenden Leitlinienempfehlungen sind ebenfalls zur Indikationsstellung heranzuziehen.

Indikation

- Unipolare Depression/depressive Syndrome
- Schizophrenie und schizoaffektive Syndrome
- Bipolare affektive Störung (inkl. depressive und manische Syndrome, Mischzustände, rapid cycling, delirante Manie und delirante Depression)
- Katatone Syndrome (inkl. perniziöse Katatonie und malignes neuroleptisches Syndrom)
- Organisch/neuropsychiatrisch bedingte Syndrome
- Therapieresistente schwere Verhaltensstörungen (z.B. schwere [Auto-] Aggression) i. R. neuropsychiatrischer Störungen, Demenzen, Autismus-Spektrum-Störungen und anderer intellektueller Entwicklungsstörungen
- Autoimmunenzephalitis (mit therapieresistenten, schweren psychiatrischen Symptomen)
- Therapierefraktäres Parkinson-Syndrom (motorische und psychiatrische Symptome)
- Therapierefraktärer Status epilepticus (wiederholte EKT-Anwendungen erhöhen die Krampfschwelle)
- Therapieresistente delirante Syndrome (inkl. therapieresistenten Benzodiazepin- oder Barbiturat-Entzugsdelirien)

Lernziele

Erkennen wahnhafter Symptome bei Depression
Organische Ursachen psychotischer Depressionen
Medikamentöse Behandlung der psychotischen Depressionen
Besonderheiten der Psychopharmakotherapie im Alter
Vor- und Nachteile verschiedener Antipsychotika bei der Behandlung der psychotischen Depression
Indikationen, Kontraindikationen und Durchführung der Elektrokonvulsionstherapie

Konsultationsanlässe (NKLM)

Sozialer Rückzug
Denk- und Wahrnehmungsstörung
Stimmungsschwankungen

ICD-10

F33.3 Schwere depressive Episode mit psychotischen Symptomen bei rezidivierender depressiver Störung

ICD-11

6A71.4 Rezidivierende depressive Störung, gegenwärtig schwere depressive Episode mit psychotischen Symptomen

KAPITEL

34 Zitternde Hände

Erstgespräch beim Psychotherapeuten

Ein 38-jähriger Bauingenieur sucht Sie aus eigener Initiative zum psychotherapeutischen Erstgespräch auf. Er habe gravierende berufliche Probleme, weil er kaum in der Lage sei, sich in Gegenwart anderer Personen zu Wort zu melden. In seiner Tätigkeit als angestellter Statiker sei dies jedoch häufig notwendig; dabei würden in den Besprechungen mit üblicherweise multiprofessionellen Projektteams (Architekten, Bauträger, Haustechniker etc.) teilweise hitzige Debatten geführt. Wenn er dann das Wort ergreifen müsse, weil sein Aufgabengebiet angesprochen werde, fange er an zu schwitzen und zu zittern. Er sei sicher, dass die anderen Anwesenden das Zittern seiner Hände sehen und die Unsicherheit in seiner Stimme hören könnten. Daher bringe er sich meistens so wenig wie möglich ein. Allerdings bringe dieses Verhalten Folgeprobleme mit sich, da es dazu führe, dass statische Aspekte in der Planung nicht von Anfang an ausreichend berücksichtigt würden. Er empfinde seine Reaktionen selbst als irrational, könne das Problem jedoch trotzdem nicht in den Griff bekommen. Seine fehlende Durchsetzungskraft sei auch seinem Vorgesetzten schon aufgefallen. Eigentlich halte er sich für einen ordentlichen Statiker und würde beruflich gerne weiterkommen, mit diesem Problem sei das aber ausgeschlossen. Er habe immer gehofft, dass es sich von alleine legen würde, aber seit Beginn seiner beruflichen Laufbahn kämpfe er nun damit. Von einer psychotherapeutischen Hilfe erwarte er sich, Strategien zu lernen, um mit den problematischen Situationen kompetent und selbstsicher umgehen zu können.

FRAGE

An welche Störung denken Sie? Welche weiteren Informationen benötigen Sie zur Sicherung der Diagnose?

Der Patient berichtet über seine **Angst in sozialen Situationen**, daher vermuten Sie eine soziale Phobie. Um diese Diagnose stellen zu können, muss die Furcht vor Bewertung durch andere oder vor eigenem peinlichen Verhalten in sozialen Situationen im Mittelpunkt stehen. Die Ängste treten nur in sozialen Situationen auf, und der Betroffene erlebt seine Ängste selbst als übertrieben. Sie explorieren daher die in ➤ Tab. 34.1 aufgeführten diagnostischen Kriterien.

Gesprächsverlauf

Auf Ihre genauere Nachfrage hin gibt der Patient an, dass sich seine Ängste darauf bezögen, etwas Lächerliches zu sagen oder inkompetent zu wirken. Dabei wisse er im Grunde, dass er fachlich kompetent sei und dass es wichtig sei, sich in Besprechungen einzubringen. Neben dem Schwitzen und Zittern träten auch Herzklopfen und ein flaues Gefühl im Magen auf, außerdem müsse er vor und während der gefürchteten Situationen häufig die Toilette aufsuchen. Wenn es möglich sei, weil z. B. ein Kollege dabei sei, vermeide er entsprechende Situationen. Depressiv gestimmt sei er im Allgemeinen nicht, Schlaf und Appetit seien unauffällig, Zwangssymptome oder Halluzinationen kenne er nicht. Auch eine wahnhafte Symptomatik lässt sich nicht explorieren.

Tab. 34.1 Diagnosekriterien der sozialen Phobie bzw. sozialen Angststörung.

Soziale Phobie (ICD-10)	
A.	Entweder 1. oder 2.: 1. deutliche Furcht, im Zentrum der Aufmerksamkeit zu stehen oder sich peinlich oder erniedrigend zu verhalten; 2. deutliche Vermeidung, im Zentrum der Aufmerksamkeit zu stehen, oder von Situationen, in denen die Angst besteht, sich peinlich oder erniedrigend zu verhalten. Diese Ängste treten in sozialen Situationen auf wie Essen oder Sprechen in der Öffentlichkeit, Hinzukommen oder Teilnahme an kleinen Gruppen (z. B. Partys, Konferenzen, Klassenräume).
B.	Mindestens zwei Angstsymptome in den gefürchteten Situationen (➤ Fall 9) sowie zusätzlich mindestens eins der folgenden Symptome: Erröten oder Zittern Angst zu erbrechen Miktions- oder Defäkationsdrang bzw. Angst davor.
C.	Deutliche emotionale Belastung durch die Angstsymptome oder das Vermeidungsverhalten. Einsicht, dass die Symptome oder das Vermeidungsverhalten übertrieben und unvernünftig sind.
D.	Die Symptome beschränken sich ausschließlich oder vornehmlich auf die gefürchteten Situationen oder auf Gedanken an diese.

Die **soziale Angststörung (ICD-11)** ist ähnlich definiert. Kriterium B und D fallen allerdings weg, und es wird stärker betont, dass die Situationen die Möglichkeit beinhalten, von anderen beobachtet zu werden. Außerdem wird die Bedeutung der Erwartungsangst, also der Angst vor einer ängstlichen Reaktion in der jeweiligen Situation, hervorgehoben.

FRAGE

Aufgrund Ihrer Informationen denken Sie an eine soziale Phobie. Welche psychische Störung kommt differenzialdiagnostisch häufig vor, und wie grenzen Sie diese ab?

Die **soziale Phobie** und die **ängstlich-vermeidende (selbstunsichere) Persönlichkeitsstörung** (PS) sind häufig schwer zu unterscheiden, da die Symptomatik stark überlappt. Insbesondere generalisierte soziale Phobien bieten praktisch das gleiche Bild wie eine ängstlich-vermeidende (selbstunsichere) PS. Bei Letzterer tritt in mehreren Lebensbereichen Angst vor Bewertung und eigener Unzulänglichkeit auf, die Betroffenen halten sich für minderwertig, weniger kompetent als die meisten Menschen und fürchten sich in ungerechtfertigter Weise vor Kritik und Abwertung. Zudem besteht die Problematik bereits seit der Kindheit oder Adoleszenz (➤ Fall 16, ➤ Fall 50). Die soziale Phobie ist dagegen eine umschriebene Furcht vor spezifischen Situationen, wobei die Betroffenen selbst die Furcht als unangemessen bewerten. Bei der ängstlich-vermeidenden PS ist die Furcht stark generalisiert und die Betroffenen bewerten sie als relativ angemessen, da sie sich für unzulänglich halten.

MERKE

Die soziale Phobie überlappt, insbesondere in der generalisierten Form, stark mit der selbstunsicheren Persönlichkeitsstörung. Zur Abgrenzung muss geklärt werden, ob sich die soziale Angst auf eine oder wenige Situationsklassen beschränkt oder ob sie in (fast) allen Lebensbereichen auftritt.

Gesprächsverlauf

Der Patient berichtet Ihnen, dass sich seine Ängste ausschließlich auf berufliche Situationen bezögen. Bei privaten sozialen Anlässen wie Familienfesten oder Treffen mit Freunden sei er entspannt und habe keine Sorgen, von den anderen nicht gemocht oder kritisiert zu werden. Damit können Sie das Vorliegen einer selbstunsicheren PS ausschließen und sich bei der Behandlungsplanung auf die auf berufliche Situationen beschränkte soziale Phobie konzentrieren.

FRAGE
Welches therapeutische Vorgehen schlagen Sie vor?

Der Patient kommt mit dem klaren Wunsch, kompetenter mit den für ihn problematischen Situationen umzugehen. Daher konzentrieren Sie sich auf ein **übungsorientiertes Vorgehen,** bei dem mit ansteigendem Schwierigkeitsgrad kompetentes Auftreten in den gefürchteten Situationen geübt wird. Dies entspricht vom Grundprinzip her dem bei Angststörungen üblichen und wirksamen Verfahren der Exposition (➤ Fall 9).

FRAGE
Ist eine medikamentöse Therapie der sozialen Phobie indiziert?

Die besten Erfolge in der Behandlung der sozialen Phobie sind für verhaltenstherapeutische Programme, insbesondere in Form einer Gruppentherapie, belegt. Mittlerweile liegen jedoch auch für einige Online-Programme so gute Wirksamkeitsnachweise vor, dass im DiGA-Verzeichnis bereits mehrere digitale Gesundheitsanwendungen mit der Indikation Soziale Phobie gelistet sind (z.B. Invirto, Mindable, velibra). Auch diese können Sie empfehlen, insbesondere wenn die Wartezeiten auf einen Therapieplatz lang sind.

In einzelnen Fällen können **bestimmte Antidepressiva** mit günstigem Effekt unterstützend eingesetzt werden, insbesondere SSRI (zugelassen sind Escitalopram, Sertralin und Paroxetin) und SSNRI (zugelassen ist Venlafaxin). Eine dauerhafte Remission durch die alleinige Gabe von Medikamenten ist jedoch selten. Besondere Fälle von isolierten sozialen Phobien (z. B. Lampenfieber bei Schauspielern) können häufig durch die Gabe eines β-Rezeptoren-Blockers positiv beeinflusst werden, da dieser körperliche Symptome der Angst mindert. Benzodiazepine sollten dagegen nicht eingesetzt werden (Gefahr der Toleranz- und Suchtentwicklung!).

FRAGE
Welche Besonderheiten der sozialen Phobie müssen Sie bei der Therapieplanung berücksichtigen?

Bei der sozialen Phobie müssen Sie drei Besonderheiten beachten, worin sich die Behandlung von der anderer Angststörungen (➤ Fall 6, ➤ Fall 9) unterscheidet:

- Soziale Phobien können – müssen aber nicht! – **vor dem Hintergrund real vorhandener sozialer Kompetenzdefizite** entstehen. In solchen Fällen haben die Betroffenen die soziale Phobie häufig entwickelt, nachdem sie soziale Misserfolgserlebnisse hatten, die tatsächlich auf die eigene Ungeschicklichkeit zurückzuführen waren.

- Patienten mit sozialer Phobie konzentrieren sich in besonderem Maße auf ihre **körperlichen Symptome** wie Schwitzen oder Zittern (hohe Innenaufmerksamkeit), da sich die Angst oft darauf richtet, dass Außenstehende ebendiese Symptome wahrnehmen und als Zeichen von Unsicherheit und Inkompetenz interpretieren. Diese Innenaufmerksamkeit verhindert jedoch u. U. die durch die Exposition angestrebte Veränderung der Erfahrung. Wenn der Blick angstvoll nach innen gerichtet bleibt, kann sich der Patient nicht als „kompetenter als erwartet“ wahrnehmen – dazu wäre die Einnahme einer Außenperspektive notwendig. Außerdem wird der Patient kaum ein Nachlassen der Angst erleben, da eine hohe Innenaufmerksamkeit praktisch immer zu einer intensiven Wahrnehmung von Phänomenen wie Herzschlag, Schwitzen, Zittern etc. führt.
- Häufig entwickeln Patienten mit sozialer Phobie spezielle Strategien, um die gefürchteten Situationen durch das Überspielen von Symptomen zu überstehen oder auch im Notfall zu verlassen. Beispiele für solche auch als „**Sicherheitsverhalten**“ bezeichnete Strategien sind etwa, sein Getränkeglas immer fest zu umklammern, damit niemand das vermeintliche Zittern der Hände bemerkt, oder die Jacke immer anzulassen, damit niemandem das selbst wahrgenommene Schwitzen auffällt. Wenn die Patienten während des Übens das Sicherheitsverhalten weiter unverändert einsetzen, lernen sie keinen spontanen Umgang mit den gefürchteten Situationen.

FRAGE

Wie ermitteln Sie, ob bei Ihrem Patienten im beruflichen Bereich Defizite der sozialen Kompetenz vorhanden sind?

Zum einen befragen Sie Ihren Patienten genau nach seinen **Erfahrungen mit den gefürchteten Situationen.** Um eventuelle frühere Misserfolgserlebnisse auch erzählt zu bekommen, formulieren Sie Ihre Fragen in einer Weise, die Fehler als normal erachtet. Zum Beispiel können Sie fragen: „Wenn man neu im Beruf oder in einer Firma ist, dann kennt man sich ja oft mit den Feinheiten noch nicht so aus und tritt schon mal in ein Fettnäpfchen. Ist Ihnen so was auch passiert?“ Darüber hinaus lassen Sie sich einige der problematischen Besprechungen genau schildern.

Besonders wertvolle Informationen bekommen Sie im Rahmen von **Verhaltensexperimenten,** wenn Sie mit dem Patienten im Rollenspiel die problematischen Situationen üben. Dabei können Sie sein soziales Verhalten unmittelbar beobachten.

Verlauf

In der nächsten Stunde fasst der Patient seine bisherigen Erfahrungen zusammen. Er erzählt, dass er sich nie richtig blamiert habe, auch seine Kindheit und Jugend seien unproblematisch verlaufen. Allerdings hätten „großmäulige“ Projektleiter Einwände von ihm häufig einfach beiseite gewischt. Er sei sich jeweils vorgekommen wie ein gemaßregelter kleiner Junge und habe sich nicht getraut, seine berechtigten Einwände zu verteidigen. Er fürchte, dass es ihm auch in Zukunft wieder so gehen könnte. Über diese fehlende Fähigkeit zur Selbstbehauptung hinaus können Sie einstweilen keine konkreten Kompetenzdefizite erkennen.

FRAGE

In welcher Form tragen Sie diesem Defizit in der Therapieplanung Rechnung?

Der Patient möchte üben, seine Position auch gegenüber lautstark agierenden Gesprächspartnern zu verteidigen. Da solche Übungen in der Realität schwer planbar sind, führen Sie sie in Form von **Rollenspielen** durch. Dabei markieren zunächst Sie das lautstarke Gegenüber, das Sie sich vorher von Ihrem Patienten genau beschreiben lassen. Wenn der Patient die Situation im Rollenspiel gut meistern kann, können Sie zur Steigerung des Schwierigkeitsgrads einen Ihrer Kollegen bitten, das Rollenspiel mit dem Patienten zu wiederholen, oder das Rollenspiel mit mehreren Teilnehmern durchführen. Die Rollenspiele werden vorbereitet, auf **Video** aufgenommen und hinterher hinsichtlich der bereits erfolgten Fortschritte und weiterer Verbesserungsmöglichkeiten des Patienten ausgewertet.

MERKE

Expositionsübungen sind bei Patienten mit sozialer Phobie häufig nicht leicht in der natürlichen Umgebung durchzuführen, da die gefürchteten Situationen kaum zu Übungszwecken arrangiert werden können. In diesem Fall können Rollenspiele als Expositionsübungen eingesetzt werden.

FRAGE

Die für Sozialphobiker typische Innenaufmerksamkeit spielt auch bei Ihrem Patienten eine Rolle. Wie beziehen Sie dies in die Therapie ein?

Der Patient hat gleich zu Beginn seine Angst vor zitternden Händen und einer zitternden Stimme erwähnt. In den gefürchteten Situationen konzentriert er sich fast durchgehend auf Bewegungen seiner Hände und den Klang seiner Stimme.

Sie beziehen dieses Problem in die Therapie ein, indem Sie zunächst mit ihm die Konsequenzen dieser Innenaufmerksamkeit für seine Selbstwahrnehmung und den Verlauf der Angst besprechen. Als Alternative schlagen Sie vor, seine Aufmerksamkeit gezielt auf Dinge außerhalb seiner Person zu lenken. Zum Beispiel kann er sich in kritischen Situationen, wenn er etwa im Besprechungsraum auf seine Gesprächspartner wartet, damit ablenken, dass er die Größe der Fenster schätzt, die Stäbe der Heizung zählt etc. Zur Verdeutlichung können Sie mit dem Patienten in der Therapiestunde ein Verhaltensexperiment durchführen. Dazu soll der Patient zunächst eine Minute die Aufmerksamkeit nach innen richten und sich auf Wahrnehmungen wie Zittern, Herzklopfen etc. konzentrieren. Zum Vergleich soll er die Wahrnehmung danach eine Minute in der beschriebenen Weise nach außen richten. Im Anschluss soll er mit dieser Strategie in sozialen Situationen experimentieren.

FRAGE

In welcher Form gehen Sie auf die Problematik des Sicherheitsverhaltens ein?

Zunächst explorieren Sie, ob der Patient Sicherheitsverhalten zeigt. Sie fragen ihn, ob er irgendwelche Strategien hat, um seine Ängste vor anderen zu verbergen oder um die Situation verlassen zu können, ohne die Angst als Grund nennen zu müssen.

Gesprächsverlauf

Zum Thema vorsorglicher Sicherheitsstrategien berichtet Ihnen der Patient, dass er manchmal eine Vorbereitung träfe, die es ihm erlaube, die gefürchtete Situation unauffällig zu verlassen. Dazu stecke er neben seinem eigenen Handy das Handy seiner Frau ein, das er so einstelle, dass es bei zweimaligem Drücken der grünen Taste sein Handy anrufe. Wenn er glaube, die Situation nicht mehr aushalten zu können, bediene er unauffällig das Handy seiner Frau so, dass sein eigenes Handy in der Tasche klingele. Daraufhin greife er zum Telefon, murmele eine Entschuldigung und verlasse den Raum. Letztendlich habe er diesen „Notausgang" erst zweimal verwendet. Allerdings sei es auch schon vorgekommen, dass er mitten in einer Besprechung furchtbar erschrocken sei, als er gemerkt habe, dass er das zweite Handy nicht mitgenommen habe.

Für eine erfolgreiche Therapie ist wichtig, dass der Patient auch übt, auf sein Sicherheitsverhalten zu verzichten. Ansonsten kann der Effekt eintreten, dass der Patient sich ohne seine Sicherheitsvorkehrungen hilflos fühlt und so letztlich keine wirkliche eigene Kompetenz erleben kann.

MERKE
Bei der sozialen Phobie treten im Vergleich zu anderen Angststörungen einige Besonderheiten auf, die bei der Durchführung der übungsorientierten Expositionsbehandlung beachtet werden müssen. Dazu gehören (1) möglicherweise bestehende soziale Kompetenzdefizite, die behoben werden müssen, (2) die Tendenz zur Innenaufmerksamkeit, der durch gezielte Aufmerksamkeitslenkung auf externe Reize entgegengesteuert werden kann, sowie (3) möglicherweise bestehendes Sicherheitsverhalten, das abgebaut werden muss.

Therapieverlauf

Nach der ausführlichen Problemanalyse unter Einbeziehung von Kompetenzdefiziten, Innenaufmerksamkeit und Sicherheitsverhalten erstellen Sie mit dem Patienten einen **Übungsplan.** Dieser sieht zunächst Rollenspiele mit verschieden „schwierigen" Gesprächspartnern vor, die auf Video aufgenommen und gemeinsam analysiert werden. Um die Schwierigkeit zu steigern, ziehen Sie gegen Ende der Rollenspielübungen einen älteren Kollegen und zwei Ihrer Praktikanten hinzu. In den Rollenspielen übt der Patient, das Wort zu ergreifen und insbesondere kontrovers diskutierte Standpunkte zu vertreten. Durch die Videoaufnahmen bekommt der Patient einerseits die Möglichkeit, die kontinuierlichen Verbesserungen seines Auftretens zu beobachten. Zum anderen kann er feststellen, dass das von ihm so befürchtete Zittern aus der Außenperspektive nicht wahrzunehmen ist.

Im Anschluss an die Rollenspiele übt der Patient in seinem realen beruflichen Umfeld. Dabei treffen Sie in den ersten drei Wochen konkrete Vereinbarungen, in welchen geplanten Besprechungen er sich wie häufig zu Wort meldet. Nachdem er sich daran zunehmend gewöhnt, werden die Vereinbarungen überflüssig und der Patient übt von sich aus intensiv weiter. In dieser Zeit trifft es sich, dass der Patient mit seinem Vorgesetzten das Gespräch sucht, um seine Beteiligung an einem besonders interessanten Projekt zu erreichen. Dieses Gespräch, das er vor Therapiebeginn nach eigener Einschätzung keinesfalls gewagt hätte, verläuft zum Erstaunen des Patienten erfolgreich. Diese soziale Verstärkung seines offensiveren Verhaltens reicht aus, um das selbstbewusstere Auftreten des Patienten weiter zu stabilisieren. Sie können die Therapie nach 25 Stunden innerhalb von 10 Monaten beenden.

Lernziele

Diagnostik der sozialen Phobie
Differenzialdiagnostik der sozialen Phobie
Besonderheiten der Expositionsbehandlung bei sozialer Phobie

Konsultationsanlässe (NKLM)

Angst und Ängstlichkeit

ICD-10

F40.1 Soziale Phobie

ICD-11

6B04 Soziale Angststörung

KAPITEL

35 Ein spezielles Problem

Erstgespräch

Ein 44-jähriger verheirateter Lehrer stellt sich zur Verlaufskontrolle und Medikamentenverordnung in Ihrer Sprechstunde vor. Er berichtet, dass er vor vier Monaten eine zweite schwere depressive Episode erlitten habe. Wie in der ersten depressiven Episode vor drei Jahren sei er sehr niedergestimmt gewesen, antriebslos, habe immerzu grübeln müssen und sich kaum mehr konzentrieren können. Wegen des mangelnden Appetits habe er abgenommen. Auch sein Intimleben habe darunter gelitten und seine sexuelle Lust (Appetenz, Libido) sei in der Depression stark vermindert gewesen. Es sei ihm zeitweise so schlecht gegangen, dass er gedacht habe, es wäre besser, nicht mehr zu leben. Wegen seiner Familie habe er aber nie einen konkreten Suizidplan gehegt.

Seit 12 Wochen nehme er Paroxetin (ein Serotonin-Wiederaufnahme-Hemmer, SSRI) in einer Dosierung von 20 mg am Morgen ein. Unter dieser Medikation sei es nach zwei bis drei Wochen zu einer deutlichen Stimmungsaufhellung gekommen. Nach insgesamt fünf Wochen sei er wieder arbeitsfähig gewesen und habe sich im Beruf wieder als voll belastbar erlebt. Inzwischen gehe es ihm, was Stimmungslage, Antrieb, Leistungsfähigkeit und Konzentration anbelange, seit vier Wochen wieder sehr gut.

Zur weiteren Vorgeschichte berichtet er, dass er erstmals vor drei Jahren an einer etwa vier Monate dauernden Depression erkrankt sei. Vorher habe er weder unter psychischen noch ernsthaften somatischen Erkrankungen gelitten. Die erste Depression sei unter einer Behandlung mit Nortriptylin (ein nichtsedierendes trizyklisches Antidepressivum) in einer Dosis von 150 mg pro Tag und einer psychotherapeutischen Behandlung vollständig abgeklungen. Er habe die medikamentöse Rezidivprophylaxe trotz Mundtrockenheit und Neigung zu Obstipation über sechs Monate fortgeführt und das Medikament dann langsam ausgeschlichen, ohne dass die depressiven Symptome wieder aufgetreten seien.

Seine Ehe mit einer Lehrerin beschreibt er als glücklich; die Kinder seien 15 und 12 Jahre alt. Die Arbeit in der Schule mache ihm Freude, in der Freizeit sei er außerhalb seiner depressiven Phasen sportlich aktiv und in der Kirchengemeinde engagiert.

Die Erhebung der Familienanamnese erbringt, dass eine erhebliche familiäre Belastung für depressive Erkrankungen besteht (Mutter und Großvater mütterlicherseits wiederkehrend depressiv, Tod einer Kusine durch Suizid im Rahmen einer schweren Depression).

Herr M. berichtet freundlich zugewandt und im Affekt schwingungsfähig, dass die Depression vollständig abgeklungen sei; Stimmung, Antrieb und Konzentration seien gut. Die Suizidgedanken seien schon mit Abklingen der Herabgestimmtheit verschwunden, wegen seiner Familie sei er ohnehin sicher, dass er sich „nie etwas antun" werde.

FRAGE

Ist der aktuelle psychopathologische Befund nach den bisherigen Informationen auffällig?

Nein, die Verlaufskontrolle hat ergeben, dass die zweite depressive Episode abgeklungen ist. Sie müssen nun die Medikamentenanamnese erheben.

Weitere Anamnese

Ihre Frage, ob er durch das Medikament irgendwelche Nebenwirkungen habe, verneint er zunächst, wirkt dabei aber etwas verlegen. Ohne wie bisher im Gespräch den Blickkontakt zu halten, berichtet er, dass es da noch „ein spezielles Problem" gebe, was aber auch „möglicherweise noch ein Restsymptom der Depression" sein könnte. Etwas scheint ihm peinlich zu sein.

FRAGE

Woran denken Sie, und wie könnten Sie dem Patienten den Einstieg in das Thema erleichtern?

Das Verhalten des Patienten bei seiner Schilderung lässt an eine sexuelle Funktionsstörung denken. Sie kann sowohl Symptom einer depressiven Episode sein (meist in Form einer Appetenz- oder Libidominderung, s. o.) als auch im Rahmen einer medikamentösen Behandlung auftreten.

Nicht nur vielen Patienten fällt es schwer, das persönliche und intime Thema „Sexualität" anzusprechen, sondern auch vielen Ärzten. Durch aktives Fragen nach Sexualität kann Patienten aber vermittelt werden, dass dieser Bereich des menschlichen Daseins genauso zur Anamnese gehört wie die Frage nach „Appetit und Verdauung". Gleichzeitig vermittelt das direkte und aktive Fragen Professionalität seitens des Arztes.

Die folgende Einleitung kann in unserem Fall hilfreich sein: „Manchen Patienten fällt es anfangs nicht leicht, darüber zu sprechen, aber ich könnte mir vorstellen, dass das ‚spezielle Problem' Ihr Sexualleben betrifft? Sie haben gerade eine schwere Depression überwunden und nehmen zudem ein Medikament ein, das Nebenwirkungen im Bereich der Sexualität haben kann."

MERKE

Sexuelle Funktionsstörungen sind ein wesentlicher Bestandteil der Anamnese und müssen aktiv erfragt werden, jedoch ohne dabei das Bedürfnis des Patienten nach Intimität zu verletzen.

Gesprächsverlauf

Herr M. berichtet sichtlich entspannter, dass mit Abklingen der Depression „die Lust wieder da" sei, dass auch die Erektion „nicht das Problem" sei, dass es aber mehrmals hintereinander mit seinem Orgasmus „Schwierigkeiten" gegeben habe. Jetzt ist es wichtig, genau nachzufragen, was damit gemeint ist: Herr M. berichtet, es habe „wesentlich länger als sonst gedauert" und „mehrfach gar nicht mit dem Orgasmus geklappt".

FRAGE

Wie beantworten Sie die Frage des Patienten: „Kann das am Medikament liegen?"

Antwort: „Im Prinzip ja." Alle SSRI können sexuelle Funktionsstörungen verursachen, die auch nach dem Absetzen persistieren können (sog. Post SSRI sexual dysfunction). Beim Mann können sowohl erektile Dysfunktionen als auch eine deutlich verlängerte Zeit bis zur Ejakulation beobachtet werden. Auch bei Frauen sind Orgasmusstörungen möglich.

Sie sollten aber auch nachfragen, ob er früher ohne das Medikament bereits ähnliche Symptome beobachtet hat.

Sexualanamnese

Herr M. berichtet, dass er bisher weder mit der Erektion noch mit dem Orgasmus „Schwierigkeiten gehabt" habe. Er habe auch in sexueller Hinsicht eine harmonische Ehe geführt. Seine Frau habe „zum Glück mit Humor reagiert", auf den Beipackzettel des Medikaments verwiesen und gesagt, er solle das heute ansprechen.

FRAGE

Welche Formen sexueller Funktionsstörungen werden unterschieden? Welche Form liegt bei unserem Patienten vor?

In der ICD-11 wurden die Kriterien der sexuellen Funktionsstörungen umfassend überarbeitet. Grundsätzlich können alle Phasen des sexuellen Reaktionszyklus gestört sein oder ausfallen. ➤ Tab. 35.1 gibt einen Überblick über die Formen sexueller Funktionsstörungen nach der ICD-11.

Tab. 35.1 Formen sexueller Funktionsstörungen nach der ICD-11.

Vermindertes sexuelles Verlangen	Anhaltende Verminderung oder Fehlen des sexuellen Verlangens
Störung der sexuellen Erregung	Erektile Dysfunktion und weibliche sexuelle Erregungsstörung
Orgasmusstörung	Trotz adäquater Stimulation Ausbleiben, Verzögerung oder herabgesetzte Intensität des Orgasmus
Ejakulationsstörung	Ejaculatio praecox oder retarda (vorzeitiger oder verzögerter Samenerguss)
Sexuelle Schmerzstörung bei Penetration	Schmerzen bei Penetration und Dyspareunie (Brennen, Schmerzen, Jucken beim Geschlechtsverkehr) durch psychische oder physikalische Ursachen
Organische und substanzinduzierte sexuelle Funktionsstörung	Wenn ein Gesundheitszustand (z. B. postoperativ) oder ein anderer Faktor entscheidend ist (z. B. Medikamente, Drogen)

Bei unserem Patienten handelt es sich um eine neu aufgetretene Orgasmusstörung beziehungsweise eine substanzinduzierte sexuelle Funktionsstörung, die in zeitlichem Zusammenhang mit der Einnahme eines SSRIs erstmals auftrat.

FRAGE

Wodurch können sexuelle Funktionsstörungen verursacht werden?

Meist ist die Genese einer sexuellen Funktionsstörung multifaktoriell bedingt. Im Rahmen zahlreicher **psychischer Störungen** können sexuelle Funktionsstörungen auftreten. Beispiele sind ein Mangel an sexuellem Verlangen bei depressiven Störungen oder Suchterkrankungen (z. B. chronische Alkoholabhängigkeit) oder ein gesteigertes sexuelles Verlangen bei manischen Syndromen.

Jede Art von **Stress** (z. B. in Beruf oder Partnerschaft, Lebensereignisse) kann vorübergehende sexuelle Funktionsstörungen auslösen. Unterschiedliche Vorstellungen von erfüllter Sexualität führen zu – möglicherweise auch verdeckten – Beziehungskonflikten. Schuld- oder Schamgefühle und sexuelles Insuffizienzerleben können einen Teufelskreis von Erwartungsangst, Funktionsstörungen und gestörtem Selbstwertgefühl zur Folge haben (➤ Fall 49). Viele Menschen leiden durch die zunehmende Sexualisierung unserer Gesellschaft (z. B. in Werbung, Film) unter erheblichem sexuellen Leistungsdruck.

Auch **somatische Erkrankungen** internistischer Ätiologie (z. B. Diabetes mellitus, arterielle Hypertonie, pAVK) oder neurologischer Genese (z. B. Polyneuropathie) können die sexuelle Funktionsfähigkeit beeinträchtigen. Eine engmaschige Zusammenarbeit mit Kollegen der Urologie bzw. Gynäkologie ist sinnvoll.

Die **Medikamenten-, Alkohol- und Drogen-Anamnese** darf nicht vergessen werden. Zahlreiche Medikamente (z. B. Antidepressiva, Antipsychotika, Antihypertensiva, Steroide) haben unerwünschte Effekte auf das Sexualleben; zur Abklärung sollte im Einzelfall in der Fachinformation des jeweiligen Medikaments nachgelesen werden.

Als Faustregel kann gelten, dass bei jungen Menschen psychische Ursachen (z. B. Unsicherheit mit Versagensangst, mangelnde Erfahrung) und besonders bei älteren Männern zunehmend somatische Faktoren eine Rolle spielen.

Unauffällige Sexualfunktionen ohne Anwesenheit eines Partners (z. B. regelmäßige nächtliche Spontanerektionen, Orgasmus bei Masturbation), aber Auftreten von sexuellen Störungen zusammen mit einem Partner (z. B. erektile Dysfunktion ausschließlich beim Geschlechtsverkehr) sprechen eher für einen psychogenen Auslöser.

Während Männer häufiger unter isolierten Erektionsstörungen oder einer Ejaculatio praecox leiden, treten bei Frauen die einzelnen sexuellen Funktionsstörungen oft kombiniert auf.

Frauen leiden häufiger als Männer unter einem verminderten sexuellen Verlangen, und die damit verbundenen Erregungsstörungen oder Schmerzen beim Koitus führen dann zu Orgasmusstörungen. Dabei ist jedoch zu berücksichtigen, dass reduziertes sexuelles Interesse nicht grundsätzlich als pathologisch zu betrachten ist. Das Bedürfnis nach Sexualität ist interindividuell sehr unterschiedlich ausgeprägt. Schwierigkeiten treten insbesondere dann auf, wenn die sexuellen Wünsche zweier Partner stark differieren.

MERKE

Sexuelle Funktionsstörungen sind meist multifaktoriell bedingt. Sowohl psychische als auch somatische Ursachen müssen abgeklärt werden. Auch Medikamente oder Alkohol und andere Drogen können zu sexuellen Funktionsstörungen führen.

FRAGE

Wie häufig sind sexuelle Funktionsstörungen?

In epidemiologischen Untersuchungen gaben in der Allgemeinbevölkerung (in Abhängigkeit vom Alter) 4–9 % aller Männer Erektionsstörungen, 4–10 % verzögerten oder ausbleibenden Samenerguss und 36–38 % einen vorzeitigen Samenerguss an. 5–10 % aller Frauen gaben Orgasmusstörungen an.

Kurz dauernde vorübergehende sexuelle Funktionsstörungen sind noch häufiger. Bei Patienten mit psychischen Störungen liegen diese Zahlen deutlich höher.

FRAGE
Wie sehen die allgemeinen Therapieprinzipien bei sexuellen Funktionsstörungen aus?

Zunächst sollte eine primäre psychische Erkrankung, z. B. eine Depression, ausgeschlossen bzw. behandelt werden. Falls eine somatische Ursache vorliegt, sollte diese behandelt werden. Bei erektiler Dysfunktion kann, nach Ausschluss einer kardialen Erkrankung, eine medikamentöse Behandlung, z. B. mit Sildenafil, 25–100 mg ungefähr eine Stunde vor dem Geschlechtsverkehr, hilfreich sein.

Immer sind Information und Beratung ein wesentlicher Bestandteil der Behandlung. Sind die sexuellen Probleme durch Persönlichkeitszüge des Patienten erklärbar oder treten sie im Rahmen von Anpassungsstörungen auf, richten sich die psychotherapeutischen Interventionen nach der Grundproblematik. Bei Partnerschaftskonflikten ist eine psychotherapeutische Paartherapie indiziert.

Bei spezifischen isolierten sexuellen Problemen werden verschiedene Therapieformen eingesetzt, die meist Variationen der Behandlung nach Masters und Johnson darstellen. In Einzel- oder Paartherapie wird dabei in einem gestuften Behandlungsprogramm mit Verhaltensübungen das schrittweise Erlernen angenehmer sexueller Erfahrungen angestrebt (zunächst Verzicht auf Geschlechtsverkehr; Beginn mit Streicheln des gesamten Körpers außer des Genitalbereichs, als nächste Stufe z. B. erkundendes Streicheln der Genitalien usw., ➤ Fall 49).

FRAGE
Welche weiteren Störungen des Sexualverhaltens kennen Sie?

Die ICD-11 versucht sexuelles Verhalten zu entpathologisieren. Daher entfallen einige der in der ICD-10 gelisteten Störungen. Aufgeführt werden die folgenden weiteren Störungen mit Bezug zur Sexualität:

1. **Paraphilien** (ICD-11) oder **Sexuelle Präferenzstörungen** (ICD-10) beschreiben ungewöhnliche sexuelle Interessen, z. B. das Erreichen sexueller Erregung, indem man sich vor anderen nicht einwilligenden Personen entblößt (Exhibitionismus) oder sexuelles Interesse an Kindern (Pädophilie). Das ungewöhnliche sexuelle Interesse muss zu Leidensdruck führen oder zu einer Schädigung anderer Personen. Die Paraphilien zählen in der ICD-11 zu den psychischen Störungen.
2. **Zwanghafte sexuelle Verhaltensstörung:** Diese in der ICD-11 neu geschaffene Diagnose beschreibt unkontrollierbare sexuelle Gedanken, Handlungen und Verhaltensweisen mit individuellem Leidensdruck (z. B. exzessive Masturbation). Die zwanghafte sexuelle Verhaltensstörung wird in der ICD-11 bei den Impulskontrollstörungen kodiert.
3. **Geschlechtsinkongruenz** (ICD-11) bzw. **Transsexualismus** (ICD-10) beschreibt das Erleben, sich nicht seinem bei Geburt zugewiesenen, sondern einem anderen Geschlecht zugehörig zu fühlen. Die Geschlechtsinkongruenz stellt keinen pathologischen Zustand dar und hat eigentlich auch nichts mit Sexualität zu tun, wird in der ICD-11 aber trotzdem im neu geschaffenen Kapitel der „Zustände mit Bezug zur sexuellen Gesundheit“ kodiert (ebenso wie die sexuellen Funktions-

Basierend auf den Angaben von Herrn T. lässt sich die Verdachtsdiagnose eines Transsexualismus nach der ICD-10 stellen. Um die Diagnose **Transsexualismus** stellen zu können, wird gefordert, dass bei einer Person der Wunsch, im anderen Geschlecht zu leben, vorliegt sowie ein Gefühl des Unbehagens oder der Nichtzugehörigkeit zum eigenen Geschlecht. Darüber hinaus muss bei den Betroffenen der Wunsch nach hormoneller oder chirurgischer geschlechtsangleichender Therapie vorliegen.

Sowohl der Begriff Transsexualismus als auch die Diagnosekriterien der ICD-10 werden mittlerweile als veraltet und stigmatisierend angesehen. Dieser Kritik versucht die ICD-11 entgegenzutreten und spricht nun von **Geschlechtsinkongruenz**. Geschlechtsinkongruenz wird definiert als die empfundene Diskrepanz zwischen dem Zuweisungsgeschlecht, also dem nach der Geburt i. d. R. aufgrund der primären Geschlechtsmerkmale zugewiesenen Geschlecht, und der Geschlechtsidentität. Mit dieser Definition wird zum einen die Voraussetzung einer geschlechtsangleichenden Therapie als obligates Diagnosekriterium entfernt. Zum anderen wird die geschlechtliche Vielfalt anerkannt, d.h. es wird keine eindeutige Zuordnung zum männlichen oder weiblichen Geschlecht mehr gefordert. Die Geschlechtsinkongruenz an sich stellt auch keinen pathologischen Zustand dar, sondern erreicht erst Krankheitswert, wenn sie zu individuellem Leidensdruck führt. Zuletzt wird die Geschlechtsinkongruenz auch nicht mehr als psychische Störung gesehen, sondern wird im neu geschaffenen ICD-11-Kapitel der Zustände mit Bezug zur sexuellen Gesundheit kodiert.

FRAGE

Zum weiteren diagnostischen Prozess gehört auch die Erhebung der psychosexuellen Entwicklung in Bezug auf die Geschlechtsinkongruenz. Welche Punkte sollten hierbei u. a. berücksichtigt werden?

Die **Erhebung der psychosexuellen Entwicklung** kann folgende Punkte berücksichtigen:

Kindheit

- Umgang mit dem Körper innerhalb der Herkunftsfamilie
- Bevorzugte Spielkamerad/-innen und präferierte Rolle in Rollenspielen
- Umgang mit den primären Geschlechtsmerkmalen

Pubertät

- Wahrnehmung des Brustwachstums, der Menarche bzw. des Stimmbruchs, des Bartwachstums
- Erleben bei der Selbstbefriedigung, sexuelle Fantasien
- Entwicklung des Bedürfnisses sich gegengeschlechtlich zu kleiden
- Reaktionen im sozialen Umfeld

Erwachsenenalter

- Strategien der Geheimhaltung der Geschlechtsinkongruenz
- Leidensdruck hinsichtlich der Geschlechtsinkongruenz
- Ängste vor dem Coming-out oder Erfahrungen bei bereits erfolgtem Coming-out
- Ablehnungserfahrungen
- Angestrebte psychotherapeutische sowie körpermodifizierende Behandlungen

Verlauf

Sie erheben im weiteren Verlauf des Erstgesprächs eine ausführliche Anamnese der psychosexuellen Entwicklung und erfahren, dass sich Herr T. derzeit nicht in einer festen Partnerschaft befindet. Er sei durch seine Eltern, seine älteren Geschwister sowie in der Schule über die Sexualität aufgeklärt worden. Traumatisierende Erfahrungen, beispielsweise sexuellen Missbrauch, habe es nicht gegeben. Sexuell fühle er sich sowohl zu Männern als auch zu Frauen hingezogen und er habe bereits mit Männern wie mit Frauen sexuelle Erfahrungen gesammelt. Der Wunsch, im anderen Geschlecht zu leben, bestehe bereits seit seiner frühen Kindheit. Er habe damals viel lieber mit Puppen gespielt und gerne die Kleider seiner um ein Jahr älteren Schwester angezogen. Seine Eltern seien dann häufig sauer geworden und hätten mit ihm geschimpft, wenn sie ihn in den Kleidern der Schwester gesehen hätten. Auch heute trage er gerne Frauenkleider, wobei er hierbei keine sexuelle Erregung verspüre. Er empfinde einen ausgeprägten Leidensdruck, jedoch gar nicht so sehr aufgrund des Wunsches, im weiblichen Geschlecht zu leben, sondern vielmehr aufgrund der Ablehnung, die er durch andere Menschen, u.a. auch durch seine Familie, erfahre.

FRAGE

Basierend auf den Beschreibungen der psychosexuellen Entwicklung erhärtet sich der Verdacht auf das Bestehen einer Geschlechtsinkongruenz. Welche Differenzialdiagnosen müssen Sie dennoch bedenken?

Es existieren keine Ausschlussdiagnosen, aber einige wenige psychische Störungen sollten differenzialdiagnostisch bedacht werden. Löst sich das geschlechtsinkongruente Erleben nach leitliniengerechter Behandlung der differenzialdiagnostisch in Betracht gezogenen psychischen Störungen auf, sollte keine Geschlechtsinkongruenz diagnostiziert werden.

- **Fetischismus und Transvestitismus:** Beim Fetischismus wird sexuelle Erregung durch leblose Objekte (v.a. Kleidung und Schuhwerk) erreicht. Der fetischistische Transvestitismus gilt als Spezialform des Fetischismus und beschreibt das Erleben sexueller Erregung durch das Tragen der Kleidung des anderen Geschlechts (Crossdressing).
- **Dissoziative Störung:** Im Rahmen von dissoziativen Störungen können in sehr seltenen Fällen verschiedengeschlechtliche Ego-States bestehen.
- **Borderline-Persönlichkeitsstörung:** Patienten mit einer emotional-instabilen Persönlichkeitsstörung vom Borderline-Typ empfinden teilweise eine Ambivalenz in engen Beziehungen sowie eine Instabilität des eigenen Selbst. Diese Symptome können ebenfalls zu einem starken Unbehagen gegenüber der eigenen Person und auch des eigenen Geschlechts führen.
- **Varianten der Geschlechtsentwicklung** (veraltet: Intersexualität): Bei Personen mit einer Variante der Geschlechtsentwicklung ist bei Geburt aufgrund der genetischen, anatomischen und hormonellen Konstitution keine eindeutige Zuordnung zum männlichen oder weiblichen Geschlecht möglich, z.B. beim Turner-Syndrom (45,X) oder dem Klinefelter-Syndrom (45,XXY).

FRAGE

Anhand welcher Angaben in der psychosexuellen Entwicklung können Sie einen transvestitischen Fetischismus als mögliche Differenzialdiagnose zu einer Geschlechtsinkongruenz sicher ausschließen? Welche weiteren Störungen der Sexualpräferenz bzw. Paraphilien kennen Sie?

Herr T. beschreibt zwar, dass er sich beim Tragen weiblicher Kleidung wohl fühlt, allerdings hat er hierbei noch nie sexuelle Erregung erlebt. Beim transvestitischen Fetischismus geht das Tragen gegengeschlechtlicher Kleidung hingegen mit sexueller Erregung einher. Außerdem besteht beim transvestitischen Fetischismus kein dauerhaftes Verlangen nach Zugehörigkeit zum anderen Geschlecht, während bei der Geschlechtsinkongruenz der dauerhafte Wunsch besteht, in einem anderen als dem bei Geburt zugewiesenen Geschlecht zu leben.

Der transvestitische Fetischismus gehört zu den Störungen der Sexualpräferenz, die auch als Paraphilien bezeichnet werden. Weitere Störungen der Sexualpräferenz entsprechend der ICD-10 sind in ➤ Tab. 36.1 aufgeführt.

Tab. 36.1 Die häufigsten Störungen der Sexualpräferenz, die in der ICD-10 als eigenständige Diagnosen aufgeführt werden. Fetischismus, Transvestitismus und Masochismus sind in der ICD-11 keine Störungen mehr.
Exhibitionismus: Sexuelle Erregung wird durch die anonyme Präsentation der eigenen Genitalien vor fremden Personen in der Öffentlichkeit erreicht.
Voyeurismus: Sexuelle Erregung wird dadurch erreicht, dass anderen Menschen bei sexuellen Aktivitäten oder intimen Tätigkeiten (z. B. beim Entkleiden) zugesehen wird ohne dass die beobachtete Person sich dessen bewusst ist oder einwilligt.
Sexueller Sadismus: Sexuelle Erregung wird dadurch erreicht, dass einer anderen Person Schmerzen zugefügt werden oder die andere Person während des sexuellen Aktes erniedrigt wird.
Sexueller Masochismus: Beim sexuellen Masochismus werden die vom Sexualpartner zugefügten Schmerzen oder die Unterwerfung als sexuell erregend erlebt.
Fetischismus und Transvestitismus: Beim Fetischismus wird sexuelle Erregung durch leblose Objekte (v. a. Kleidung und Schuhwerk) erreicht. Der fetischistische Transvestitismus gilt als Spezialform des Fetischismus und beschreibt das Erleben sexueller Erregung durch das Tragen der Kleidung des anderen Geschlechts (Crossdressing).
Pädophilie: Die Pädophilie beschreibt ein sexuelles Interesse an Kindern. Die zu diagnostizierende Person muss dabei mindestens 16 Jahre alt sein und mindestens fünf Jahre älter als das fantasierte oder reale kindliche Opfer.
Frotteurismus: Beim Frotteurismus erreicht die Person sexuelle Erregung durch das Sich-Reiben an einer nicht einwilligenden Person.
Sonstige Störungen der Sexualpräferenz: Als seltene Ausdrucksformen paraphiler menschlicher Sexualität seien noch die Sodomie (sexuelle Erregung durch sexuelle Kontakte mit Tieren), Urophilie und Koprophilie (sexuelle Erregung durch die Einbindung von Urin bzw. Fäkalien in den Sexualakt) und die Nekrophilie (sexuelle Erregung durch sexuelle Kontakte mit Leichen) genannt.

FRAGE

Welche Möglichkeiten einer somatischen, geschlechtsangleichenden Behandlung gibt es bei Personen mit einem bei Geburt zugewiesenen männlichen Geschlecht? Welche bei Personen mit einem bei Geburt zugewiesenem weiblichen Geschlecht?

Somatische geschlechtsangleichende Behandlungen beziehen hormonelle, chirurgische, kosmetische und logopädische Behandlungen ein.

Ausgehend von einem **bei Geburt zugewiesenen männlichen Geschlecht:** Androgensuppression und Östrogensubstitution, chirurgische Entfernung der Hoden,

Neubildung weiblicher Geschlechtsorgane (z. B. Mamma-, Vulva- und Vaginalplastik), logopädische Modifikation der Stimmhöhe, Epilation der Gesichts- und Körperbehaarung.

Ausgehend von einem **bei Geburt zugewiesenen weiblichen Geschlecht:** Testosteronsubstitution und Östrogensuppression, Mastektomie und Plastik des männlichen Brustprofils, Tub-, Ovar- und Hysterektomie, Neubildung männlicher Geschlechtsorgane (z. B. Phallusplastik, Schwellkörper- und Hodenprothesen).

FRAGE

Welche Besonderheiten sind bei einer Psychotherapie mit Personen mit einer Geschlechtsinkongruenz zu bedenken und was sind mögliche Inhalte?

Der Behandler sollte sich im Klaren darüber sein, dass „Heilung" kein Ziel der Therapie ist. Außerdem ist die therapeutische Haltung, die von Respekt und Akzeptanz gekennzeichnet sein und die Vielfalt der geschlechtlichen Identitäten akzeptieren und anerkennen sollte, von besonderer Bedeutung. **Mögliche Ziele** einer psychotherapeutischen Behandlung könnten sein:

- Förderung der Selbstakzeptanz, des Selbstwertgefühls und der Selbstsicherheit in Bezug auf die eigene Geschlechtsidentität
- Behauptung der eigenen Identität gegenüber dem sozialen Umfeld
- Unterstützung des Coming-out und Bearbeitung der Auswirkungen der Reaktionen anderer auf das Coming-out
- Unterstützung bei familiären oder partnerschaftlichen Problemen
- Bearbeitung diskriminierender Reaktionen des näheren und weiteren sozialen Umfelds
- Unterstützung bei der Entscheidung für oder gegen körpermodifizierende Behandlung
- Behandlung komorbider psychischer Störungen (z.B. depressiver Störungen).

Verlauf

Sie begleiten Herrn T. in den folgenden Jahren auf seinem Weg zu einer gelungenen Geschlechtstransition. Psychotherapeutisch steht insbesondere die Bearbeitung von Diskriminierungserfahrungen und daraus erwachsender psychischer Probleme im Vordergrund. Außerdem besprechen Sie im weiteren Therapieverlauf auch somatische, geschlechtsangleichende Behandlungen sowie eine Namens- und Personenstandsänderung. Im Alter von 25 Jahren heißt Herr T. nun Bettina T. und lebt seit mehreren Monaten in einer glücklichen Beziehung mit ihrem neuen Partner.

Lernziele

Diagnostische Kriterien der Transsexualität bzw. Geschlechtsinkongruenz
Vielfalt der Geschlechtsidentitäten
Psychotherapeutische und somatische Therapie bei Geschlechtsinkongruenz
Einteilung der Störungen der Sexualpräferenz

ICD-10

F64.0 Transsexualismus

ICD-11

HA60 Geschlechtsinkongruenz

KAPITEL

37 Schlaflose Nächte

Erstgespräch

Eine 45-jährige Mutter von zwei Kindern stellt sich in Ihrer ambulanten Sprechstunde vor. Sie beklagt, seit der Geburt des zweiten Sohnes vor zehn Jahren unter Schlafstörungen zu leiden. Sie brauche derzeit mehr als eine Stunde, um in den Schlaf zu finden, wache nachts durchschnittlich dreimal auf und könne dann erst nach 15 Minuten wieder einschlafen. Anfangs habe sie dies noch auf den unruhigen Schlaf der Kinder zurückgeführt; jetzt schliefen die Kinder aber durch, sodass sie in der Nacht eigentlich Ruhe habe. Seit ungefähr einem Jahr träten die Schlafstörungen praktisch jede Nacht auf. Tagsüber sei sie missgelaunt, müde, leide unter Konzentrationsstörungen und fühle sich nicht leistungsfähig. Irgendwie sei sie innerlich ständig „aufgedreht". Sie arbeite halbtags als Verkäuferin; in den letzten Monaten fühle sie sich überfordert und überlastet. Dazu komme auch, dass es wegen der Schulprobleme der ältesten Tochter Auseinandersetzungen gebe. Sie leide außerdem unter Kopfschmerzen und Schweißausbrüchen.

FRAGE
An welchen Leitsymptomen leidet die Patientin?

Die Leitsymptome sind Ein- und Durchschlafstörungen sowie eine erhöhte Tagesmüdigkeit. Schlafstörungen dieser Art werden auch mit dem Fachterminus „Insomnie" bezeichnet.

FRAGE
Welche einfachen Mittel können Sie einsetzen, um das Ausmaß der Schlafstörung genauer zu erfassen?

Sie empfehlen der Patientin, ein **Schlaftagebuch** zur Erfassung von Schlafdauer und Schlafverhalten zu führen. In diesem Protokoll werden für jeden Tag die Bettzeiten, die Schlaf- und Wachzeiten, die individuellen Strategien, um in den Schlaf zu kommen, und besondere Vorkommnisse während des Tages und der Nacht sowie etwaige Medikamenteneinnahme oder Alkoholkonsum dokumentiert.

FRAGE
Welche Ursachen können Schlafstörungen haben? Welche Fragen stellen Sie im Rahmen der Anamneseerhebung, um die Ursache der Schlafstörung weiter einzugrenzen?

Grundlage für eine adäquate Behandlung ist die differenzialdiagnostische Abklärung der Insomnie. ➤ Tab. 37.1 gibt einen Überblick über die häufigsten Ursachen von Schlafstörungen sowie spezifische anamnestische Hinweise.

Tab. 37.1 Differenzialdiagnose der häufigsten Ursachen von Schlafstörungen.

Ursache	Anamnestische Hinweise
Insomnie im Rahmen einer psychischen Erkrankung	s. u.
Insomnie bei körperlichen Erkrankungen	Gezielte Anamnese für kardiale/pulmonale Erkrankungen, Stoffwechselstörungen (vor allem Schilddrüsenüberfunktion), Schmerzerkrankungen, Refluxösophagitis/Ulkus, Nierenerkrankung, Infektionen/Tumoren, neurologische Erkrankungen
Insomnie durch Medikamente	Zeitlicher Zusammenhang mit der Einnahme von Kortikosteroiden, Schilddrüsenhormonen, Antihypertensiva, Asthmamedikamenten, Stimulanzien, Antibiotika, Antiepileptika, Nootropika
Insomnie bei Störung des Schlaf-wach-Rhythmus	Unregelmäßiger Schlaf-wach-Rhythmus bei Schichtarbeit, Zeitzonenflügen
Schlafbezogene Atmungsstörung (Schlafapnoe-Syndrom)	Leitsymptom ist hier weniger die Schlafstörung als die erhöhte Tagesmüdigkeit. Weiterhin kommt es zu Schnarchen, Atemaussetzern, Kopfschmerz am Morgen und Konzentrationsstörungen
Restless-Legs-Syndrom (RLS)	In Ruhe treten Missempfindungen und Unruhe in den Beinen, die mit Bewegungsdrang einhergehen, auf. Verstärkung der Symptome am Abend und in der Nacht, Besserung bei Bewegung
Nichtorganische Insomnie/primäre Insomnie	Nikotin, Alkohol, Koffeinkonsum, psychosoziale Belastungsfaktoren, schlafhygienische Fehler (s. u.)

Ihre **Anamnese** sollte demnach folgende Elemente beinhalten:

- Erhebung psychischer und körperlicher (Vor-)Erkrankungen
- Medikamentenanamnese inkl. Alkohol, Drogen, Koffein und Nikotin
- Anamnese beruflicher und sozialer Faktoren (z. B. Schichtdienst, häufige Zeitzonenflüge, psychosoziale Belastungen etc.)
- Erhebung von Symptomen, die auf eine spezifische Schlafstörung hinweisen: Schnarchen, Atempausen (Schlafapnoe?), Bewegungsunruhe und Missempfindungen der Beine (Restless Legs?).

Auch eine **Narkolepsie** kann zu nächtlichen Durchschlafstörungen führen. Hier bestehen aber charakteristischerweise imperative Einschlafattacken am Tage, Schlaflähmungen und hypnagoge Halluzinationen (Sinnestäuschungen beim Einschlafen) sowie Kataplexien (plötzlicher Tonusverlust der Muskulatur).

MERKE

Die differenzialdiagnostische Abklärung der Ursachen von Schlafstörungen ist unabdingbare Voraussetzung für eine adäquate Behandlung.

FRAGE

Schlafhygienische Fehler können bei allen Schlafstörungen relevant sein. Welche erfragen Sie bei der Patientin?

Die Erfragung schlafhygienischer Fehler gehört zu jeder Anamneseerhebung bei Insomnien. Sie erfragen daher:

- Unregelmäßige nächtliche Schlafzeiten mit langem Im-Bett-Liegen (v. a. am Wochenende)
- (zu langes) Schlafen am Tag
- Einnahme von koffeinhaltigen Getränken und Alkohol vor dem Schlafengehen
- Schwere Mahlzeiten am Abend
- Schwere körperliche Aktivität in den Abendstunden (z. B. Sport)
- Unruhige Schlafumgebung
- Auf-die-Uhr-Schauen während der Nacht.

MERKE

Schlafhygienische Fehler sind bei allen Schlafstörungen relevant. Sie sollten immer erfragt werden, da sie eine häufige Ursache von Schlafstörungen sind und teilweise leicht korrigierbar sind.

FRAGE

Welche diagnostischen Maßnahmen führen Sie durch?

Im Anschluss an die ausführliche Anamneseerhebung führen Sie eine internistische, neurologische und psychiatrische Untersuchung zum Ausschluss einer körperlichen bzw. psychischen Erkrankung durch, die die Schlafstörung erklären könnte.

FRAGE

Welche psychischen Erkrankungen gehen häufig mit Schlafstörungen einher? Auf welche Symptome des psychopathologischen Befunds geben Sie daher besonders acht?

Schlafstörungen treten bei fast allen psychischen Erkrankungen auf. Am häufigsten sind sie bei affektiven Störungen, bei Angststörungen (vor allem der generalisierten Angststörung) und der posttraumatischen Belastungsstörung, bei Suchterkrankungen (Alkohol- und Drogenabhängigkeit), bei Schizophrenien und demenziellen Erkrankungen.

Um eine **affektive Störung** zu erfassen, achten Sie daher insbesondere auf die Stimmungslage, auf Freude und Interesse, Hoffnungslosigkeit, Antrieb, Störungen des Denkens, Appetitstörung und Suizidalität (➤ Fall 5).

In Bezug auf die **Angsterkrankungen** ist die differenzialdiagnostische Abklärung einer generalisierten Angststörung sehr wichtig. Die **generalisierte Angststörung** (➤ Fall 16) ist charakterisiert durch ein starkes und anhaltendes Erleben von Angst und Sorgen, das nicht an spezifische Situationen und Objekte gebunden ist (im Gegensatz zu den Phobien) und auch nicht in Form attackenartiger Angstanfälle auftritt (im Gegensatz zur sogenannten Panikstörung, ➤ Fall 9). Die generalisierte Angststörung geht mit vegetativen Symptomen einher und kann aufgrund ständiger Besorgnis und Anspannung auch zu Einschlafstörungen führen. Überdies sollten Sie auch eine **posttraumatische Belastungsstörung** ausschließen (➤ Fall 39).

Zur differenzialdiagnostischen Abklärung von **Suchterkrankungen** fragen Sie gezielt nach dem Konsum von Alkohol und Drogen. Zur Abklärung einer Schizophrenie erheben Sie die spezifischen schizophrenen Symptome (➤ Fall 3).

FRAGE

Welche Laboruntersuchungen führen Sie durch?

Bei jeder länger anhaltenden Insomnie ist es sinnvoll, ein Routinelabor zum Ausschluss relevanter internistischer Erkrankungen durchzuführen. Gezielte Untersuchungen sollten abhängig vom klinischen Befund erfolgen. Bei Verdacht auf Drogeneinnahme muss ein Drogenscreening durchgeführt werden. In jedem Fall empfiehlt sich der Ausschluss einer Schilddrüsenerkrankung (Hyperthyreose!) durch die Bestimmung von TSH, FT_3 und FT_4.

FRAGE

Was ist eine Polysomnografie? Wäre die Durchführung einer Polysomnografie bei unserer Patientin jetzt angeraten?

Zur Diagnostik von Schlafstörungen kann die Methode der Schlafpolysomnografie verwendet werden, bei der während des Schlafs simultan das **EEG,** das Elektrookulogramm **(EOG)** und das Elektromyogramm **(EMG)** der Kinnregion im Schlaflabor aufgezeichnet werden. Für erweiterte Fragestellungen (z. B. zum Ausschluss eines Schlafapnoe-Syndroms oder eines Restless-Legs-Syndroms) können auch die motorische Aktivität und atmungsphysiologische Parameter differenziert erfasst werden.

Es wäre völlig unpraktikabel, jeden Patienten mit Schlafstörungen in einem Schlaflabor zu untersuchen. Eine Schlafpolysomnografie kann aber eingesetzt werden, wenn Schlafstörungen objektiviert und organische Ursachen von Schlafstörungen, z. B. Schlafapnoe- und Restless-Legs-Syndrom, ausgeschlossen werden sollen. Unserer Patientin würden Sie eine Polysomnografie nur dann empfehlen, wenn sich anamnestisch Hinweise für eine organische Ursache der Schlafstörung ergäben oder die Schlafstörung durch schlafhygienische und andere Therapieverfahren nicht korrigierbar wäre.

Verlauf

Ihre erweiterte Anamnese und alle Untersuchungsverfahren haben keine Hinweise auf eine organische oder andere psychische Erkrankung als Ursache für die Schlafstörung ergeben. Auch die Laboruntersuchungen waren unauffällig.

Beim Durchsprechen des Schlaftagebuchs haben Sie gemeinsam mit der Patientin folgende schlafhygienischen Probleme identifiziert: Die Patientin legt sich wegen Erschöpfung manchmal tagsüber hin, kann dabei aber nicht einschlafen. Sie geht abends zu unregelmäßigen Zeiten ins Bett und schläft kompensatorisch am Wochenende lange aus. Etwa dreimal wöchentlich trinkt sie abends ein bis zwei Viertel Weißwein. Außerdem sieht sie nachts im Bett immer wieder auf den Wecker und berechnet, wie viel „Schlafzeit" ihr noch verbleibt.

FRAGE

Welche Diagnose stellen Sie nach der ICD-10?

Sie stellen die Diagnose einer **nichtorganischen bzw. primären Insomnie.** Sie ist dann zu diagnostizieren, wenn über mindestens einen Monat Ein- bzw. Durchschlafstörungen mindestens 3 x pro Woche bestehen, die nicht auf eine andere Erkrankung zurückzuführen sind und die zu klinisch signifikantem Leiden oder Beeinträchtigungen in sozialen, beruflichen oder anderen wichtigen Funktionsbereichen führen.

Bei unserer Patientin bestehen die Schlafstörungen chronisch seit mindestens einem Jahr, und sie haben zu Funktionseinschränkungen bei der Arbeit und im familiären Bereich geführt.

FRAGE
Welche Diagnose stellen Sie nach der ICD-11?

Nach der ICD-11 würden Sie die Diagnose einer **chronischen insomnischen Störung** stellen, da die Symptome mehrmals pro Woche für mehr als 3 Monaten bestehen. Die Diagnose einer kurzzeitigen insomnischen Störung würden Sie dann stellen, wenn die Symptome weniger als 3 Monate anhalten. Im Prinzip sind die Diagnosekriterien ansonsten ähnlich, die ICD-11 betont diagnostisch aber die Beeinträchtigung am Tag (insbesondere Müdigkeit, gedrückte Stimmung oder Reizbarkeit, allgemeines Unwohlsein und kognitive Beeinträchtigungen) und hebt hervor, dass die Schlafstörungen „trotz angemessener Gelegenheit und Umstände für den Schlaf" auftreten müssen.

FRAGE
Wie häufig sind Schlafstörungen?

Schlafstörungen haben eine Lebenszeitprävalenz von ca. 10 %, wobei Frauen häufiger als Männer betroffen sind. Besonders häufig treten Schlafstörungen bei Frauen zwischen dem 40. und 60. Lebensjahr auf. Psychische Erkrankungen sind in sehr vielen Fällen die Ursache von Schlafstörungen.

FRAGE
Welche Behandlung empfehlen Sie der Patientin?

Jede Insomniebehandlung sollte individuell und gestuft erfolgen. Es empfiehlt sich folgendes **Stufenschema:**

- Informationsvermittlung und schlafhygienische Maßnahmen
- Zusätzlicher Einsatz nichtmedikamentöser Behandlungsverfahren
- Zusätzlicher Einsatz von Medikamenten.

MERKE
Bei Schlafstörungen, denen eine organische oder psychische Erkrankung zugrunde liegt, steht die Behandlung der Grunderkrankung im Vordergrund. Primäre Insomnien sollten nie initial medikamentös behandelt werden. Oft reichen Informationsvermittlung, schlafhygienische Maßnahmen und nichtmedikamentöse Therapieverfahren aus.

FRAGE
Welche schlafhygienischen Maßnahmen empfehlen Sie der Patientin?

➤ Tab. 37.2 gibt eine Übersicht über schlafhygienische und psychoedukative Strategien. Der Patientin in unserem Fall empfehlen Sie vor allem, regelmäßige Bettzeiten einzuhalten, auf Alkohol und Kaffee nach der Mittagszeit zu verzichten, tagsüber nicht zu schlafen und nachts im Bett alle Uhren und Wecker „außer Sichtweite" aufzustellen.

Tab. 37.2 Schlafhygienische Maßnahmen und Psychoedukation.	
1.	Regelmäßige nächtliche Schlafzeiten mit Bettzeiten von max. acht Stunden auch am Wochenende; tagsüber oder abends vor dem Fernseher nicht schlafen, eine halbstündige Ruhepause am frühen Nachmittag ist „erlaubt"
2.	Konsequenter Verzicht auf Alkohol und koffeinhaltige Getränke nach dem Mittagessen
3.	Keine schweren Mahlzeiten am Abend
4.	Regelmäßige körperliche Aktivität, jedoch nicht in den späten Abendstunden
5.	Allmähliche Verringerung geistiger und körperlicher Anstrengung vor dem Zubettgehen
6.	Kein Arbeiten oder Fernsehen im Bett!
7.	Abgedunkelte und ruhige Schlafumgebung
8.	In der Nacht nicht auf die Uhr schauen

FRAGE

Welche nichtmedikamentösen Therapieverfahren empfehlen Sie der Patientin?

➤ Tab. 37.3 zeigt Möglichkeiten nichtmedikamentöser Therapieverfahren bei Schlafstörungen. Sie empfehlen der Patientin die Maßnahmen A–D. Zusätzlich bieten Sie der Patientin Gespräche an, um z. B. die Konflikte mit der Tochter zu besprechen.

Tab. 37.3 Nichtmedikamentöse Therapieverfahren bei Insomnien.	
A	Regelmäßiges Einsetzen der **progressiven Muskelentspannung**
B	**Paradoxe Intervention** („Symptomverschreibung": Patient wird angewiesen, möglichst lange wach im Bett liegen zu bleiben)
C	**Stimuluskontrolle:** Das Bett nur bei ausgeprägter Müdigkeit aufsuchen, keine Aktivitäten im Bett wie Essen, Lesen, Fernsehen; bei längeren Wachphasen in der Nacht nicht im Bett grübeln, sondern aufstehen und etwas Angenehmes tun, bis Müdigkeit einsetzt; regelmäßig aufstehen und die Dauer des Nachtschlafs begrenzen, auch am Wochenende; kein Tagesschlaf
D	**Schlafrestriktion** mit dem Ziel, den Schlafdruck zur Nacht zu erhöhen
E	**Kognitive Restrukturierung,** d.h. Erheben und Überprüfen verzerrter Kognitionen (z.B. „Ich benötige 10 h Schlaf, um fit zu sein", „Ich muss jetzt einschlafen, sonst bin ich morgen nicht zu gebrauchen")
F	**Biofeedbackmaßnahmen**

Verlauf

Sie haben mit der Patientin schlafhygienische Maßnahmen besprochen, und sie hat ihr Schlaftagebuch weitergeführt. Mit der progressiven Muskelrelaxation gelingt es ihr gelegentlich, abends besser zu entspannen. Durch Hilfestellungen in psychotherapeutischen Gesprächen hat sich die Situation mit der Tochter entspannt. Nach vier Wochen hat sich die Schlafstörung leicht gebessert, die Patientin hat jedoch immer noch einen erheblichen Leidensdruck und bittet um Einleitung weiterer Maßnahmen.

FRAGE

Empfehlen Sie jetzt der Patientin eine medikamentöse Therapie? Wenn ja, welche Medikamente setzen Sie ein?

Bei Therapieresistenz auf schlafhygienische und nichtmedikamentöse Therapieverfahren ist eine medikamentöse Therapie indiziert. Auch diese sollte gestuft erfolgen.

➤ Tab. 37.4 gibt eine Übersicht über Substanzen, die bei Schlafstörungen eingesetzt werden können, sowie wichtige Vor- und Nachteile. Zum Problem der Benzodiazepine ➤ Fall 15.

Tab. 37.4 Medikamente zur Behandlung von Schlafstörungen.

Medikamentengruppe	Beispiele für Wirkstoffe	Vor- und Nachteile
Pflanzliche Präparate	Baldrian, Melisse, Hopfen	Geringe hypnotische Wirkung
Antihistaminika	Diphenhydramin, Doxylamin	Relativ geringe hypnotische Wirkung, anticholinerge Nebenwirkungen
Sedierende Antidepressiva	Trimipramin, Doxepin, Trazodon, Mirtazapin, Agomelatin	Gute Wirksamkeit, Nebenwirkungen beachten (➤ Fall 5)
Sedierende niederpotente Antipsychotika	Pipamperon, Melperon	Weniger gute Wirksamkeit als sedierende Antidepressiva; vor allem im geriatrischen Bereich eingesetzt, Nebenwirkungen beachten (➤ Fall 11)
Benzodiazepin-Rezeptor-Agonisten	Zolpidem (bei Einschlafstörungen), Zopiclon (bei Ein- und Durchschlafstörungen)	Gute hypnotische Wirkung; etwas geringeres Suchtpotenzial als Benzodiazepine
Benzodiazepine	Diazepam, Oxazepam	Gute hypnotische Wirkung, Nebenwirkungen und Abhängigkeitspotenzial (➤ Fall 15)

MERKE

Die medikamentöse Therapie bei primären Insomnien sollte immer gestuft und zeitlich begrenzt erfolgen. Benzodiazepine sollten wegen der Abhängigkeitsgefahr nur bei vorhersagbar vorübergehenden Schlafstörungen, z.B. in schwer belastenden Situationen, eingesetzt werden.

Verlauf

Sie setzen bei unserer Patientin zunächst ein pflanzliches Präparat ein (Extrakt aus Hopfen, 2 Tabletten zur Nacht), worunter sich keine zufriedenstellende Besserung einstellt. Anschließend empfehlen Sie, nach Durchführung eines EKGs (**cave:** Überleitungsstörungen bei anticholinerg wirkenden Antidepressiva), einschleichend in 25-mg-Schritten die Einnahme des sedierenden Antidepressivums Trimipramin bis zu einer Dosis von 75 mg. Unter Trimipramin bildet sich die Schlafstörung innerhalb von zwei Monaten komplett zurück. Da sedierende Antidepressiva hinsichtlich der sedierenden Wirkung eine Wirklatenz von 1–2 Stunden haben, weisen Sie die Patientin auf die rechtzeitige Einnahme vor der gewünschten Schlafzeit hin.

Sie bestellen die Patientin in 1- bis 2-monatigen Abständen ein, kontrollieren die Schlaftagebücher und versuchen ein langsames Absetzen der Medikation über mehrere Monate. Sie geben Trimipramin dabei in Tropfenform, was eine sehr feinstufige Dosisreduktion ermöglicht. Inzwischen konnte die Patientin durch psychotherapeutische Interventionen lernen, mit den Problemen bzgl. der Tochter besser umzugehen. Sie setzt die von Ihnen empfohlenen schlafhygienischen Maßnahmen konsequent um. Nach einem Jahr kann sie Trimipramin absetzen und ist weiterhin beschwerdefrei.

Lernziele	Diagnostik und Differenzialdiagnostik von Schlafstörungen Nichtmedikamentöse Therapie von Schlafstörungen Medikamentöse Behandlung von Schlafstörungen	
Konsulations-anlässe (NKLM)	Schlafstörungen	
ICD-10	F51.0	Nichtorganische Insomnie
ICD-11	7A00	Chronische insomnische Störung

KAPITEL

38 Rein und raus

Erstgespräch beim Psychotherapeuten

In Ihrer Psychotherapiepraxis stellt sich eine 32-jährige, relativ unauffällig und zurückhaltend wirkende Büroangestellte vor. Vor zwei Wochen sei sie bei ihrem Hausarzt gewesen, den sie wegen häufigem Sodbrennen und schlechtem Geschmack im Mund aufgesucht hätte. Er habe nach einer körperlichen Untersuchung einschließlich Laboruntersuchungen gesagt, dass sie keine ernsthafte körperliche Erkrankung habe, und habe ihr ein Antazidum verschrieben. Da sie psychisch so labil sei (sie habe ihn schon mehrfach um Krankschreibungen wegen psychischer Erschöpfung gebeten), solle sie sich beim Psychotherapeuten vorstellen. Die Patientin berichtet Ihnen, sie sei häufig unausgeglichen und mit sich selbst sehr unzufrieden. Auf Ihre Nachfrage gibt sie an, mit ihrer Figur sehr unglücklich zu sein. Aber auch sonst könne sie mit nichts zufrieden sein, weder beruflich noch privat. Deshalb habe ihr Hausarzt sie wohl auch überwiesen. Die Patientin ist mit 62 kg bei einer Körpergröße von 167 cm (BMI = 22) normalgewichtig und wirkt sportlich. Auf Nachfrage gibt sie an, dass sie früher viel dünner gewesen sei.

FRAGE

Wie gehen Sie in der weiteren Diagnostik vor?

Die Patientin erwähnt von sich aus **keine eindeutigen psychopathologischen Symptome.** Aufgrund eines spürbaren Leidensdrucks der Patientin und der Zuweisung durch den Hausarzt gehen Sie jedoch davon aus, dass ein behandlungsbedürftiges Problem vorliegen könnte. Sie erheben daher zunächst den kompletten psychopathologischen Befund.

Untersuchung

Die Patientin ist bewusstseinsklar und allseits orientiert. Sie ist affektiv etwas gereizt, aber auslenkbar und schwingungsfähig. Depressive Verstimmung wird verneint, ausgeprägtes Grübeln über ihre Figur und viele andere Themen bejaht. Interesselosigkeit, Antriebsprobleme und Suizidalität bestehen nicht. Bei der Frage nach Zwangssymptomen gibt sie an, dass sie andere manchmal mit ihrer Gründlichkeit nerven würde, Zwangshandlungen oder -gedanken liegen aber nicht vor. Häufig sei sie ängstlich, z. B. wenn sie an einem Tag mit eher schlechter Stimmung einen neuen Auftrag in der Arbeit bekomme oder wenn sie – was selten vorkomme – nachts nach einem schlechten Traum wach werde. Allerdings trete Angst nicht regelmäßig in bestimmten Situationen auf, sie vermeide nichts und habe auch keine attackenartigen Ängste. Hinweise für psychotisches Erleben oder eine Suchterkrankung finden sich nicht.

FRAGE

Der psychopathologische Befund ergibt keine offensichtlichen Auffälligkeiten. Auf welches Thema gehen Sie genauer ein?

Die Patientin hat trotz Normalgewicht und sportlicher Figur mehrfach ihre **Unzufriedenheit mit ihrer Figur** angesprochen und erwähnt, dass sie früher viel dünner gewesen sei. Daher wenden Sie sich einer möglichen Essproblematik zu, indem Sie noch einmal auf ihre Figur zu sprechen kommen.

Gesprächsverlauf

Auf die Frage nach ihrem früheren Gewicht gibt die Patientin an, dass sie bis zum Alter von ca. 20 Jahren weniger als 50 kg (= BMI < 18) gewogen habe. Danach sei ihr Gewicht gestiegen und schwanke seitdem zwischen 50–60 kg. So viel wie jetzt habe sie aber noch nie gewogen. Die Frage nach ihrem Wohlfühlgewicht kann sie nicht genau beantworten, es liege auf jeden Fall unter 50 kg. Auf Ihr Nachfragen berichtet die Patientin, dass sie das niedrige Gewicht durch extreme Diäten und viel Bewegung erreicht habe. Ihre Mutter habe sie immer für zu dünn befunden. Sie habe oft mit ihr über ihr Essverhalten gestritten, dann aber immer klein beigegeben.

FRAGE

Wie interpretieren Sie diese Informationen?

Die Patientin hat offensichtlich eine **Körperschemastörung,** da sie berichtet, sich auch bei offensichtlichem Untergewicht (um 50 kg) noch als zu dick zu empfinden. Darüber hinaus weist ihre Schilderung darauf hin, dass sie in der Jugend eine (scheinbar unbehandelte) **Anorexia nervosa** hatte, da neben dem Kriterium der Körperschemastörung auch die Kriterien des Untergewichts und der restriktiven Maßnahmen zur Gewichtsreduktion gegeben waren (➤ Fall 31). Aktuell liegt keine Anorexia nervosa vor, da die Patientin normalgewichtig ist.

FRAGE

Die Patientin hatte in ihrer Jugend vermutlich eine Anorexia nervosa. Welche Bedeutung hat das für Ihre weitere Exploration?

Essstörungen nehmen häufig einen **chronischen Verlauf,** wobei die Form der Essstörung wechseln kann. Nicht selten ist der Übergang einer Anorexia nervosa in eine Bulimia nervosa. Weiterhin finden sich bei einer Anorexia nervosa komorbide psychische Störungen wie Depressionen, Persönlichkeitsstörungen, Suchterkrankungen und Zwangsstörungen. Auch diese Störungen können chronisch verlaufen.

Es liegt also in diesem Fall nahe, die Patientin hinsichtlich einer Bulimia nervosa zu befragen, da durch die ausgeprägte Unzufriedenheit mit der Figur zumindest ein deutlicher Hinweis darauf vorliegt, dass immer noch eine Körperschemastörung besteht. Außerdem ist der vorläufige Befund für andere psychische Störungen negativ.

FRAGE

Sie vermuten, dass bei der Patientin eine Bulimia nervosa vorliegen könnte, obwohl die Patientin bisher nicht über eine bulimische Symptomatik berichtet hat. Wie erklären Sie sich das Verhalten der Patientin, welche Konsequenzen hat das für Ihre Interaktion?

Bulimische **Symptome** werden **häufig verheimlicht,** weil sowohl die Essattacken als auch gegensteuernde Maßnahmen wie Erbrechen oder der Gebrauch von Laxanzien stark mit Scham und Ekel besetzt sind. Dabei erleben die Betroffenen sich als völlig machtlos, weil sie das Problemverhalten zwar erkennen, aber nicht kontrollieren können.

Um von der Patientin im Falle des Vorliegens einer bulimischen Symptomatik eine möglichst ehrliche Auskunft zu bekommen, müssen Sie ihr Verständnis für ihre Problematik und ihre Situation vermitteln, d. h. sie validieren. Dazu sind Äußerungen geeignet wie „Essanfälle sind für viele Menschen ein sehr heikles Thema, für das sie sich auch sehr schämen" oder „Es kann am Anfang sehr unangenehm sein, darüber zu reden".

Da die Betroffenen häufig mit niemandem über ihre Probleme sprechen, haben sie oft das Gefühl, damit ganz allein zu sein und von niemandem verstanden zu werden. Diesem Phänomen begegnen Sie mit Formulierungen, die verdeutlichen, dass die Patientin mit ihrem vermuteten Problem kein Einzelfall ist, z. B.: „Es klingt fast so, als ob Sie in Ihrer Jugend magersüchtig gewesen wären. Sehr viele Menschen halten die Diäten irgendwann nicht mehr durch und bekommen dann Heißhungeranfälle, nach denen sie sich dann erbrechen."

MERKE

Symptome, die stark mit Scham oder Ekel besetzt sind, werden fast nie spontan berichtet. Um den Patienten das Gespräch darüber zu erleichtern, sollte die Thematik offen und in wertschätzender Weise angesprochen werden. Dieses Phänomen ist typisch für bulimische Symptome, Suchterkrankungen oder sexuelle Probleme, aber auch für Zwangsgedanken und -handlungen.

Gesprächsverlauf

Auf Ihre Frage nach Essanfällen kommen der Patientin zunächst kurz die Tränen. Sie beruhigt sich jedoch sehr rasch und sagt, dass sie irgendwie erleichtert sei, dass Sie das Thema ansprächen, da es ihr schwer falle, von sich aus darüber zu reden. Sie habe tatsächlich seit ihrem 20. Lebensjahr Essanfälle, deren Schwere und Häufigkeit über die Jahre variiert hätten. In letzter Zeit sei es wieder schlimmer geworden.

FRAGE

Welche Punkte müssen Sie abklären, um die Diagnose einer Bulimia nervosa zu sichern?

Sie fragen die Patientin,

- wie häufig die Essanfälle auftreten,
- welche Mengen Nahrung sie dabei zu sich nimmt und
- in welcher Form sie gegensteuernde Maßnahmen betreibt.

Für die Diagnose einer Bulimia nervosa nach ICD-10 ist erforderlich, dass die Attacken über einen Zeitraum von drei Monaten mindestens zweimal pro Woche auftreten und in kurzer Zeit erheblich mehr verzehrt wird, als bei gesunden Menschen üblich ist. Als mögliche gegensteuernde Maßnahmen kommen neben dem typischen selbstinduzierten Erbrechen auch der Missbrauch von Abführmitteln, zeitweilige Fastenperioden sowie der Gebrauch von Appetitzüglern oder Diuretika infrage (➤ Tab. 38.1).

Weiteres Gespräch

Die Patientin berichtet, dass sie fast tägliche Essanfälle habe, nach denen sie sich erbräche. Außerdem verwende sie unregelmäßig verschiedene Abführmittel. Als typisch schildert sie einen Essanfall vom Vortag, bei dem sie 500 g Spaghetti mit Tomatensoße, 250 g Schokoladenkekse, 500 g Fruchtjoghurt, einen Sahnepudding und zwei Schokoriegel gegessen habe. Danach habe sie alles erbrochen und einen Liter Abführtee getrunken. Die geschilderten Mengen erfüllen die Kriterien einer Essattacke.

Tab. 38.1 Diagnostische Kriterien der Bulimia nervosa nach ICD-10.

A.	Häufige Episoden von Essattacken (in einem Zeitraum von drei Monaten mindestens zweimal pro Woche), bei denen große Mengen an Nahrung in sehr kurzer Zeit konsumiert werden.
B.	Andauernde Beschäftigung mit dem Essen, eine unwiderstehliche Gier oder ein Zwang zu essen.
C.	Die Patienten versuchen, der Gewichtszunahme durch die Nahrung mit einer oder mehreren der folgenden Verhaltensweisen entgegenzusteuern: 1. selbstinduziertes Erbrechen 2. Missbrauch von Abführmitteln 3. zeitweilige Hungerperiode 4. Gebrauch von Appetitzüglern, Schilddrüsenpräparaten oder Diuretika. Wenn Bulimie bei Diabetikern auftritt, kann es zu einer Vernachlässigung der Insulinbehandlung kommen.
D.	Selbstwahrnehmung als „zu fett", mit einer sich aufdrängenden Furcht, zu dick zu werden (was meist zu Untergewicht führt).

FRAGE

Unterscheiden sich die Diagnosekriterien für eine Bulimia nervosa in der ICD-11 und wenn ja, inwiefern?

Die Diagnosekriterien sind in der ICD-11 ähnlich, so dass Sie auch nach der ICD-11 die Diagnose einer Bulimia nervosa stellen würden. Betont wird in der ICD-11 einerseits die diagnostische Bedeutung des Kontrollverlusts bei den Essattacken und andererseits, dass nicht mehr der Verzehr objektiv großer Nahrungsmengen diagnostisch erforderlich ist, sondern auch schon Nahrungsmengen, die üblicherweise als normal angesehen, aber von der betroffenen Person subjektiv als große Mengen empfunden werden. In beiden Fällen ist das Kernsymptom einer Essattacke die Erfahrung eines Kontrollverlusts über das Essen. Als eine der Gewichtszunahme gegensteuernden Maßnahme wird auch die exzessive körperliche Aktivität genannt mit dem Ziel, den Energieverbrauch erheblich zu steigern.

FRAGE

Welche körperlichen Untersuchungen müssen Sie durchführen?

Im Rahmen einer gründlichen körperlichen Untersuchung sollten auch das Körpergewicht, die Körpergröße und der Blutdruck erfasst werden. Eine Blutentnahme vervollständigt die Diagnostik. Sie sollte folgende Basisparameter beinhalten: Differenzialblutbild, Natrium, Kalium, Kalzium, Magnesium, Phosphat, Harnstoff, Kreatinin, Amylase, Leberenzyme (GOT, GPT, γ-GT, AP), Schilddrüsenparameter und den Urinstatus. Aufgrund der teilweise massiven Elektrolytverschiebungen durch das Erbrechen sollte auch ein EKG durchgeführt werden. Weitere Untersuchungen werden bei speziellen Fragestellungen veranlasst. Zu weiteren körperlichen Folgen der Bulimie siehe ➤ Abb. 38.1.

FRAGE

Welche Informationen geben Sie der Patientin über ihre Erkrankung?

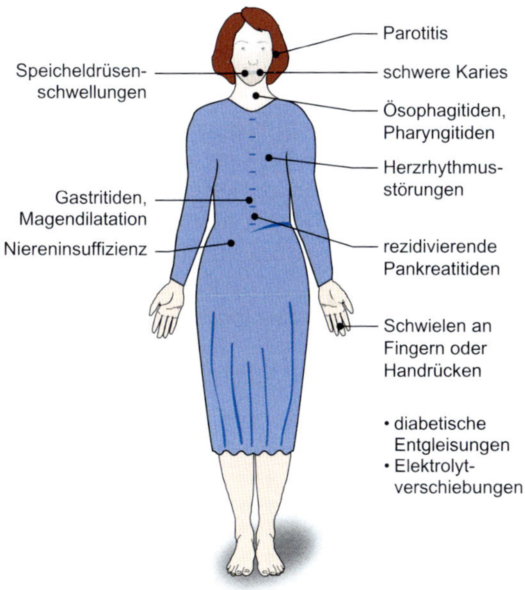

Abb. 38.1 Mögliche körperliche Folgen der Bulimia nervosa. [L141]

Etwa 1 % aller Frauen leidet an einer Bulimia nervosa, v. a. im Alter zwischen 15 und 35 Jahren. Häufig geht eine anorektische Phase voraus. Die Störung kann – abhängig vom Schweregrad, von den organischen Folgeerkrankungen (z. B. Elektrolytentgleisungen bis zur Niereninsuffizienz!) und der psychischen Komorbidität – ambulant oder stationär behandelt werden. Im Vordergrund steht neben einer umfassenden Ernährungsrehabilitation die psychotherapeutische Behandlung. Sowohl verhaltenstherapeutische als auch tiefenpsychologische Ansätze haben sich als wirksam erwiesen. Begleitend kann, insbesondere bei depressiver Stimmungslage, eine Pharmakotherapie mit Antidepressiva (insbesondere SSRI) durchgeführt werden (weitere Informationen zur Behandlung, die sich mit der Behandlung der Anorexie zu großen Teilen deckt, ➤ Fall 31). Zudem steht aktuell bereits eine Digitale Gesundheitsanwendung zur Behandlung der Bulimia nervosa (Selfapy Online-Kurs bei Bulimia nervosa) zur Verfügung. Diese kann insbesondere dann empfohlen werden, wenn ein Therapieplatz nicht zur Verfügung steht oder eine Patientin z.B. aufgrund von Schamgefühlen noch nicht für eine persönliche Therapie bereit ist.

Therapieverlauf

Da bei der Patientin eine Symptomatik ohne körperliche Folgen und keine psychische Begleiterkrankung vorliegt und sie weiterhin ihrer Berufstätigkeit nachgehen will, entschließt sie sich zu einer ambulanten Verhaltenstherapie. Erstes Ziel ist es, schrittweise ein ausgewogenes Essverhalten mit drei täglichen Hauptmahlzeiten und zwei Zwischenmahlzeiten aufzubauen. Bisher hatte die Patientin häufig bis in den Nachmittag lediglich etwas Obst zu sich genommen, um ihr Gewicht zu reduzieren. Durch die regelmäßige Nahrungsaufnahme wird Heißhunger vermieden, der mit ein auslösender Faktor von Essanfällen ist.

Zusätzlich lernt die Patientin anhand von Verhaltensanalysen typische Auslösesituationen ihrer Essanfälle kennen. Dabei stellt sich heraus, dass sie sich häufig nicht traut, die Anforderungen anderer zurückzuweisen. Dies führt sowohl im Privatleben als auch bei der Arbeit immer wieder zu Überlastungssituationen, die häufig in Essanfälle münden. Daher wird in der Therapie besprochen und geübt, wie die Patientin sich gegen Anforderungen anderer besser abgrenzen kann.

Zum Aufbau eines positiveren Bezugs zu ihrem Körper probiert die Patientin neben der Psychotherapie verschiedene Angebote aus, mit denen ein positiver Bezug zum eigenen Körper gefördert werden soll. Dazu besucht sie Schnupperstunden in Tanz- und Yogagruppen und verschiedenen anderen Bewegungsangeboten. Schließlich entscheidet sie sich, regelmäßig an einer Flamenco-Tanzgruppe für Frauen teilzunehmen. In einem Feldenkrais-Kurs wird durch spielerisch und sanft ausgeführte Bewegungsabläufe die Körperwahrnehmung verfeinert und werden ggf. Bewegungsmuster verändert.

Nach eineinhalb Jahren hat die Patientin ihr Gewicht unverändert stabil gehalten und leidet nicht mehr unter Essanfällen. Sie erlebt ihren Körper zunehmend positiv und hat gelernt, sich im Beruf und im Freundeskreis besser durchzusetzen und abzugrenzen.

Lernziele

Diagnostik der Bulimia nervosa
Umgang mit schambesetzten Themen im therapeutischen Gespräch
Überblick über die Psychotherapie der Bulimia nervosa

Konsultationsanlässe (NKLM)

Abnormes Essverhalten

ICD-10

F50.2 Bulimia nervosa

ICD-11

6B81 Bulimia nervosa

KAPITEL

39 Das Leben danach

Erstgespräch

In der psychiatrischen Ambulanz stellt sich eine 24-jährige Frau vor. Sie ist ledig, lebt in einer Wohngemeinschaft und steht kurz vor ihrem Masterabschluss in BWL. Sie berichtet, dass sie vor acht Wochen auf dem Rückweg von einer Party nachts von einem unbekannten Täter überfallen und vergewaltigt worden sei. Es falle ihr schwer, über die Vergewaltigung zu sprechen. Sie leide unter ausgeprägten Schlafstörungen und fühle sich tagsüber nicht belastbar. Sie müsse viel darüber grübeln, ob sie etwas falsch gemacht habe und warum ihr das passiert sei. Sie bittet um die Verschreibung eines Medikaments, das ihr einen ruhigen Nachtschlaf verschaffen könne. Mit dieser Bitte habe sie sich bereits beim Hausarzt vorgestellt, der ihr aufgrund der vorgetragenen Beschwerden zur Konsultation der psychiatrischen Ambulanz geraten habe. Bis zum besagten Abend sei sie immer psychisch gesund und belastbar gewesen.

FRAGE

An welche Verdachtsdiagnose denken Sie? Welche Differenzialdiagnose müssen Sie in Betracht ziehen?

Schlafstörungen und Grübelneigung, die erstmals nach einem bedrohlichen Vorfall (in diesem Fall Vergewaltigung) auftreten, lassen Sie an die Verdachtsdiagnose einer **posttraumatischen Belastungsstörung** (PTBS) denken.

Differenzialdiagnostisch müssen auch eine **Depression** bzw. eine **depressive Anpassungsstörung** (➤ Fall 1) in Ihre Überlegungen einbezogen werden.

FRAGE

Welche Fragen helfen Ihnen jetzt diagnostisch weiter?

Zu den diagnostischen Kriterien einer PTBS nach der **ICD-10**, die Sie erfragen müssen, gehören:

A) Die Betroffene war einem kurz oder lang anhaltenden Ereignis oder Geschehen von außergewöhnlicher Bedrohung oder katastrophalem Ausmaß ausgesetzt, das nahezu bei jedem tiefgreifende Verzweiflung auslösen würde.
B) Anhaltende Erinnerungen oder Wiedererleben der Belastung durch aufdringliche Nachhallerinnerungen (Flashbacks), lebendige Erinnerungen, sich wiederholende Träume oder durch innere Bedrängnis in Situationen, die der Belastung ähneln oder mit ihr in Zusammenhang stehen.
C) Umstände, die der Belastung ähneln oder mit ihr in Zusammenhang stehen, werden tatsächlich oder möglichst vermieden. Dieses Verhalten bestand nicht vor dem belastenden Erlebnis.
D) Entweder 1 oder 2:

1. Teilweise oder vollständige Unfähigkeit, einige wichtige Aspekte der Belastung zu erinnern
2. Anhaltende Symptome einer erhöhten psychischen Sensitivität und Erregung (nicht vorhanden vor der Belastung) mit zwei der folgenden Merkmale:
   a) Ein- und Durchschlafstörungen
   b) Reizbarkeit oder Wutausbrüche
   c) Konzentrationsschwierigkeiten
   d) Hypervigilanz
   e) Erhöhte Schreckhaftigkeit

Zum **Ausschluss eines depressiven Syndroms** fragen Sie zudem nach einer dauerhaft gedrückten Stimmung, Interessenverlust, Freudlosigkeit, Antriebsminderung, Denkhemmung, Konzentrationsstörungen, Tagesschwankungen, reduziertem Appetit, Libidoverlust, vermindertem Selbstwertgefühl, Schuldgefühlen, pessimistischen Zukunftsgedanken und Suizidgedanken (➤ Fall 5).

FRAGE

Zur Diagnose einer PTBS muss neben den oben genannten Symptomen auch das Ereigniskriterium eines Traumas erfüllt sein. Wie ist der psychische Traumabegriff nach ICD-10 und ICD-11 definiert?

Die ICD-10 definiert ein Trauma wie folgt: Der Betroffene war einem kurz oder lang anhaltenden Ereignis oder Geschehen von außergewöhnlicher Bedrohung mit katastrophalem Ausmaß ausgesetzt, das nahezu bei jedem Menschen tiefe Verzweiflung auslösen würde. Die ICD-11 spricht von einem Trauma beim Erleben eines extrem bedrohlichen oder schrecklichen Ereignisses, das einmal oder mehrmals aufgetreten sein kann. In der ICD-11 werden die diagnostischen Kriterien weitgehend beibehalten. Das Kriterium B (Wiedererinnern traumatischer Inhalte) beschreibt jedoch zusätzlich emotionale Reaktionen im Zusammenhang mit dem Wiedererinnern, z. B. Angst und Grauen, ein Gefühl des Überwältigtseins oder heftige körperliche Reaktionen. An das Ereignis erinnernde und daher vermiedene Stimuli (Kriterium C) werden näher spezifiziert: Dies können Gedanken oder Erinnerungen an das Ereignis (interne Stimuli) oder Aktivitäten, Situationen und Menschen sein, die mit dem Trauma in Verbindung stehen (externe Stimuli).
Es kann unterschieden werden zwischen:
- **Trauma-Typ I** (kurz dauernde Ereignisse): z. B. Vergewaltigung, Unfall, Überfall, Katastrophe
- **Trauma-Typ II** (länger dauernd und wiederholt auftretend): z. B. Geiselhaft, mehrfache Folter, wiederholter Kindesmissbrauch, Kriegsereignisse.

MERKE

Zur Diagnose einer PTBS nach ICD-10 müssen vorliegen:
- Ereigniskriterium: Die Person hat ein Trauma erlebt (Definition s. o.).
- Anhaltende Wiedererinnerungen an das Trauma.
- Umstände, die an das Trauma erinnern, werden möglichst vermieden.
- Entweder Erinnerungslücken oder Übererregbarkeit.

FRAGE

Worauf achten Sie bei der Exploration?

Lassen Sie sich das auslösende Ereignis einfühlsam und geduldig schildern. Dabei muss der Eindruck vermieden werden, dass Sie Informationen aus der Patientin „herauspressen“ wollen, die diese vor einer längeren Phase des Vertrauensaufbaus nicht preisgeben kann. Dies gilt besonders für Opfer von sexuellem Missbrauch und Vergewaltigung.

Untersuchung

Nach dem Hergang des Überfalls befragt, berichtet die Patientin, dass sie auf dem Heimweg von einem Mann mit einem Messer bedroht worden sei. Er habe ihr das Messer an den Hals gehalten und gedroht, sie zu töten, falls sie sich wehre oder schreie. Dann habe er sie in ein nahe gelegenes Gebüsch gezerrt und vergewaltigt. Sie sei wie gelähmt gewesen und habe sich nicht wehren können. Sie sei sich sicher gewesen, dass er sie sonst umgebracht hätte. An das Gesicht des Täters könne sie sich nicht erinnern, aber seinen Geruch habe sie immer noch in der Nase. Es habe für sie gefühlt eine Ewigkeit gedauert, bis der Mann von ihr abgelassen habe, er habe sie dann einfach dort liegen gelassen und sei verschwunden.

Bei den Schilderungen der Vergewaltigung spricht sie leise, mit gesenktem Kopf, vermeidet Blickkontakt und kämpft zeitweise mit den Tränen.

Sie bejaht Ihre Frage nach Wiedererinnerungen an die Vergewaltigung, die sich tagsüber ungewollt immer wieder aufdrängten. Dabei rieche sie wieder den Täter, fühle das Messer an ihrem Hals und erlebe die Todesangst jedes Mal neu. Ihre Schlafstörungen führt sie auf die Albträume zurück, in denen sie jede Nacht die Vergewaltigung wieder erlebe und dann schweißgebadet aufwache. Danach könne sie lange Zeit nicht mehr einschlafen. Bereits beim Einschlafen habe sie Angst vor den Albträumen und liege deshalb lange wach. Wenn sie im Fernsehen einen Krimi mit Darstellung von Gewalt sehe, schrecke sie heftig zusammen. Tagsüber könne sie sich nicht mehr konzentrieren, sei manchmal aggressiv und schreie ihre Mitbewohnerin hin und wieder grundlos an. Vor dem Überfall habe sie das nie getan. Grundsätzlich käme sie aber mit ihren Freudinnen und auch ihrem Freund sehr gut zurecht und erlebe von diesen sehr viel Unterstützung und Verständnis. Längerfristige körperliche Schäden habe sie nicht davongetragen. In der Vergangenheit inll. der Kindheit habe sie niemals körperliche oder sexuelle Traumatisierungen erlebt, sondern sei sehr behütet aufgewachsen.

FRAGE

Ordnen Sie die von der Patientin bisher berichteten Symptome den entsprechenden o.g. diagnostisch relevanten Diagnosekriterien nach ICD-10 zu.

Die Schilderungen der Vergewaltigung machen deutlich, dass hier die Kriterien für ein Typ-I-Trauma im Sinne von ICD-10 erfüllt sind. Darüber hinaus sind die folgenden diagnostischen Kriterien erfüllt:

- B Wiedererinnerungen an das Trauma drängen sich ungewollt auf (Flashbacks und Albträume).
- B Erinnerungen an das Trauma (z. B. Fernsehen) führen zu Bedrängnis.
- D1 Unfähigkeit, sich an einige wichtige Aspekte der Belastung zu erinnern.
- D2 Zusätzlich berichtet die Patientin über Schlafstörungen, Wutausbrüche, Konzentrationsstörungen und Schreckhaftigkeit.

FRAGE

Welches Diagnosekriterium der PTBS müssen Sie jetzt noch erfragen, und wie gehen Sie dabei vor?

FRAGE
Welche medikamentösen Optionen gibt es?

Anders als eine traumafokussierte Psychotherapie haben Medikamente zur Behandlung einer PTBS nur geringe Effekte beziehungsweise liegen uneinheitliche Studienergebnisse vor. Statistisch signifikante, aber insgesamt kleine Effekte, die auch deutlich unter denen einer traumafokussierten psychotherapeutischen Behandlung lagen, fanden sich für die SSRI Sertralin, Paroxetin und Fluoxetin (nur die ersten beiden sind für diese Indikation zugelassen) und für den SSNRI Venlafaxin. Die Dosierung entspricht dem Vorgehen bei einer depressiven Episode (z. B. Sertralin beginnend mit 25 mg am Morgen für 3 Tage und einer nachfolgenden Dosissteigerung auf 50–100 mg). Wenn Sie sich für eine solche Therapie gemeinsam mit der Patientin entscheiden, sollten Sie sie darüber informieren, dass initial gastrointestinale Beschwerden, Kopfschmerz und Unruhe auftreten können, diese jedoch meist nach wenigen Tagen abklingen.

Aufgrund der ausgeprägten Schlafstörungen der Patientin und ihrem Wunsch nach Behandlung kann in den ersten zwei bis drei Wochen der Behandlung **vorübergehend** ein sedierendes Medikament zur Nacht gegeben werden. Von einer – auch kurzfristigen –Therapie mit Benzodiazepinen wird in den Leitlinien explizit abgeraten, weshalb eher ein **niedrig dosiertes sedierendes Antidepressivum** (z. B. Doxepin 50–100 mg, Trazodon 25–10 mg oder auch Opipramol 50 – 100 mg zur Nacht) angewendet werden sollte.

FRAGE
Skizzieren Sie den Ablauf und die Elemente einer traumafokussierten kognitiv-verhaltenstherapeutischen Behandlung.

Einen zentralen Bestandteil der Behandlung bildet die **Reizkonfrontation** (Exposition). Zunächst ermöglichen Sie der Patientin, ihr Wissen über die Erkrankung PTBS zu vertiefen **(„Psychoedukation“).** Entscheidend ist dabei, dass die Patientin die Zusammenhänge zwischen dem Trauma und ihren Beschwerden als (nicht durch sie selbst verschuldete!) Erkrankung begreifen kann.

- Eine Protokollierung der Beschwerdesymptomatik in Form eines **Symptom-Tagebuchs** mit auslösenden und aufrechterhaltenden Bedingungen schließt sich an.
- Dann führen Sie die Patientin in das Erlernen und Üben von **Entspannungstechniken** ein, damit sie das erhöhte Erregungsniveau zu beeinflussen lernt. Hier ist auch ein Stressimpfungstraining mit einer Analyse der mit der Stresssituation verbundenen Probleme und der Erarbeitung von Bewältigungsstrategien angezeigt. Des Weiteren sind ein Atemtraining, kognitive Umstrukturierung und das Training sozialer Kompetenzen als weitere Bausteine zur Angstbewältigung zu üben.
  Wenn eine vertrauensvolle therapeutische Beziehung besteht und sich die Patientin ausreichend Wissen über die Erkrankung, deren Behandlung und Techniken der Angstbewältigung angeeignet hat, kommt der nächste und zentrale Schritt der Behandlung.

- Anschließend kann eine **Expositionsbehandlung in sensu/imaginative Exposition** beginnen: Die Patientin schildert dabei in Ich-Form mit geschlossenen Augen das Trauma chronologisch und detailliert aus der Ich-Perspektive mit allen Gedanken, Gefühlen und Körperempfindungen, so als ob sich das Trauma in diesem Moment ereignen würde. Dies wird von vielen Patienten als sehr belastend empfunden, daher sollte immer auch der aktuelle Zustand beobachtet werden. Wenn die aktuelle Belastung sehr hoch ist oder es zu Dissoziationen kommt, sollten die Patienten in die „Realität" zurückgeführt und Sicherheit vermittelt werden. Die Inhalte werden mehrfach wiederholt und aufgenommen (z. B. auf das Handy der Patientin). Als Hausaufgabe soll die Aufnahme bis zur Habituation etwa einmal täglich (Abnahme des Angstpegels und der Anspannung bei wiederholter Exposition) angehört werden.
- Nachfolgend beginnt die **Exposition in vivo:** Dabei wird z. B. das Verlassen der Wohnung allein und im Dunkeln trainiert und auch die Stelle, an der die Vergewaltigung stattfand, aufgesucht. Ziele sind die Überwindung des Vermeidungsverhaltens, Reduktion von Angst und das Wiedergewinnen von Kontrolle. Dieses Expositionsverfahren wird auch als **Reizkonfrontation** bezeichnet (zur Expositionsbehandlung ➤ Fall 9, ➤ Fall 19).

Verlauf

Nach acht Wochen einer Kombinationsbehandlung aus Psychotherapie und dem Antidepressivum Sertralin bessert sich die PTBS-Symptomatik deutlich. Die Patientin ist zuversichtlicher, die Traumafolgen bewältigen zu können. Nach Durchführung der Exposition in sensu (weitere vier Wochen später) sucht die Patientin zunächst mit ihrer Mitbewohnerin und dann alleine den Tatort auf. Auch ihre Masterarbeit hat sie wieder aufgenommen, da sie sich wieder besser konzentrieren kann. Wiedererinnerungen werden zunehmend seltener, sie werden von der Patientin als nachvollziehbares Symptom gewertet und sind nicht mehr mit Gefühlen von Todesangst verbunden.

MERKE

Das zentrale Element einer PTBS-Behandlung ist die traumafokussierte Psychotherapie mit Exposition. Bei Bedarf kann eine medikamentöse Therapie, z. B. mit einem gut verträglichen Antidepressivum, ergänzt werden.

Lernziele

Symptomatik der posttraumatischen Belastungsstörung (PTBS)
Definition des Begriffs „Trauma"
Komorbidität der PTBS
Möglichkeiten der medikamentösen Behandlung der PTBS
Prinzipien der verhaltenstherapeutischen Behandlung der PTBS

Konsultationsanlässe (NKLM)

Schlafstörungen
Gewalterfahrungen
sexueller Missbrauch

ICD-10

F43.1 Posttraumatische Belastungsstörung

ICD-11

6B40 Posttraumatische Belastungsstörung

KAPITEL

40 Keine Lust auf gar nichts

Erstgespräch

In der psychiatrischen Ambulanz stellt sich ein 32-jähriger arbeitsloser Erzieher vor, weil er „keine Ahnung habe, wie es weitergehen" könne. Er habe zwar seine Erzieherausbildung, die er nach verschiedenen abgebrochenen Ausbildungen begonnen habe, im Alter von 28 Jahren endlich abschließen können. Seitdem sei er jedoch außer gelegentlichen Jobs als Betreuer von Kinderfreizeiten keiner Berufstätigkeit nachgegangen. Aus finanziellen Gründen sei er wieder zu seinen Eltern gezogen. Die Beziehung zu ihnen sei jedoch sehr angespannt, da sie von ihm erwarteten, auf eigenen Beinen zu stehen. Er komme jedoch irgendwie „nicht in die Pötte". Seine Eltern hätten ihm nun auf Empfehlung eines Bekannten hin „Druck gemacht", sich bei Ihnen vorzustellen. Der Patient wirkt auf sie rat- und ziellos, aber auf den ersten Blick nicht verzweifelt über seine Lebenssituation.

FRAGE

Warum könnte der Patient in die Ambulanz gekommen sein?
Welche diagnostischen Fragen stellen Sie?

Aufgrund der Schilderung des Patienten können Sie keine spontane Verdachtsdiagnose stellen. Bisher beschreibt er Lebensprobleme, mit denen er sich eher ans Arbeitsamt oder eine vergleichbare Beratungsstelle wenden könnte. Bevor Sie ihn jedoch an eine derartige Stelle weiterverweisen, müssen Sie prüfen, ob seiner Problematik nicht doch eine psychische Auffälligkeit zugrunde liegt.

Es gibt verschiedene psychische Störungen, die von den Betroffenen nicht leicht als solche beschrieben werden können, z. B. weil sie sich stark dafür schämen, wie etwa bei der Bulimie oder bei Zwangsstörungen (➤ Fall 38, ➤ Fall 17). Weiterhin müssen Sie mit **Dissimulation** rechnen, wenn die zugrunde liegende Problematik gesellschaftlich abgelehnt oder sogar sanktioniert wird, wie bei allen substanzbezogenen Störungen. Darüber hinaus kommt es vor, dass die Betroffenen selbst nicht unter ihrer Störung leiden, ihre Umwelt und ihr soziales Funktionieren davon jedoch stark beeinträchtigt sind. Dies gilt v. a. für **Ich-syntone Persönlichkeitsstörungen** wie die schizoide, schizotypische, zwanghafte oder narzisstische Persönlichkeitsstörung.

MERKE

Auch wenn ein Patient initial keine eindeutigen psychischen Symptome benennt, kann eine psychische Störung vorliegen. Dies trifft insbesondere zu bei Störungen, die stark schambesetzt sind, gesellschaftlich abgelehnt werden oder Ich-synton sind.

Alle diese Probleme können Sie bei Ihrem Patienten aufgrund seiner bisherigen Schilderung nicht ausschließen. Deshalb erheben Sie als Erstes einen vollständigen psychopathologischen Befund.

Untersuchung

Der Patient ist bewusstseinsklar und voll orientiert. Affektiv wirkt er gleichgültig und flach, aber auslenkbar, Antrieb und Konzentration sind leicht gemindert. Es bestehen Interesse- und Freudlosigkeit, z. B. falle es ihm schwer, Projekte wie Bewerbungen längerfristig zu verfolgen. Formalgedanklich ist der Patient geordnet, zu inhaltlichen Denkstörungen sind fragliche Beziehungsideen zu eruieren, z. B. sei er nicht sicher, ob fremde Personen auf der Straße evtl. eine Botschaft für ihn hätten. Auch habe er manchmal das Gefühl, dass andere vielleicht seine Gedanken lesen könnten. Er berichtet, dass er gelegentlich unter LSD optische Halluzinationen gehabt habe. Das Schlafbedürfnis ist leicht gesteigert, der Appetit unverändert. Der Patient ist nicht suizidal. Seit ca. 14 Jahren besteht fast täglicher Cannabiskonsum, aktuell Konsum von 3–5 Joints pro Tag. Gelegentlich konsumiere er zusätzlich Kokain und Alkohol.

FRAGE
Wie lautet Ihre Verdachtsdiagnose?

Möglicherweise liegt bei dem Patienten eine Cannabisabhängigkeit vor. Zur genaueren Abklärung erfragen Sie die Kriterien der Abhängigkeit (➤ Fall 2, ➤ Fall 15). Zusätzlich oder alternativ ist eine psychotische oder eine depressive Störung nicht auszuschließen.

Weitere Untersuchung

Auf genauere Fragen nach seinem Drogenkonsum berichtet der Patient, dass der Cannabiskonsum aktuell seine Hauptbeschäftigung sei. Etwa alle zwei Tage rauche er gemeinsam mit Bekannten, dann oft in Kombination mit Koks oder Alkohol. Zu Hause bei seinen Eltern liege er meistens kiffend im Bett. Er finde seinen Cannabiskonsum übertrieben und wolle eigentlich damit aufhören, auch seine Eltern drängten darauf. Manchmal habe er den Eindruck, dass der intensive Konsum ihn daran hindere, sein Leben besser in den Griff zu bekommen. Er habe auch schon öfter versucht, damit aufzuhören, spüre dann aber bald ein starkes Verlangen nach Cannabis und fange an zu schwitzen, bekomme Kopfschmerzen und Schlafstörungen. Er rauche auch meistens mehr, als er eigentlich wolle.

FRAGE
Haben Ihnen diese Angaben weitergeholfen? Welche Fragen stellen Sie zu den erwähnten psychotischen Symptomen?

Aufgrund dieser Informationen können Sie die Diagnose einer **Cannabisabhängigkeit** nach ICD-10/ICD-11 stellen. Der Patient erfüllt die Kriterien Kontrollverlust, Entzugssymptome, Craving und Konsum trotz schädlicher Folgen (➤ Fall 2, ➤ Fall 15). Trotz der initial in psychiatrischer Hinsicht unauffälligen Problemschilderung liegt damit eine ernst zu nehmende psychische Störung vor.

Zur Abklärung der psychotischen Symptomatik befragen Sie den Patienten eingehend zu Beziehungserleben, Ich-Störungen und Halluzinationen, hierbei sind besonders die **situative Einbettung dieser Symptomatik** sowie ihr **anamnestischer Verlauf** und der **Zusammenhang mit dem Cannabiskonsum** wichtig.

Der Patient berichtet zusätzlich zu den bereits genannten leichten psychotischen Symptomen (Beziehungsideen, Ich-Störung des Gedankenlesens, optische Halluzinationen) von vorübergehenden Wahnideen wie etwa dem Gefühl, vom Verfassungsschutz überwacht oder vom Fernsehen verfolgt zu werden. Von all diesen Phänomenen ist der Patient zum Untersuchungszeitpunkt distanziert und berichtet, dass sie immer in Phasen besonders intensiven Cannabiskonsums aufgetreten seien. Damit können Sie die Symptomatik als **Folge des Cannabisgebrauchs** erklären und eine komorbide schizophrene Störung ausschließen.

FRAGE

Bitte ordnen Sie das Auftreten psychotischer Symptome bei Patienten mit Cannabisabhängigkeit diagnostisch näher ein.

Nach hoch dosiertem Cannabiskonsum können **länger anhaltende psychotische Episoden** mit schizophreniformer Symptomatik auftreten. Die Symptomatik hält länger als 48 Stunden an und entwickelt sich innerhalb eines Zeitraums von zwei Wochen nach dem letzten Cannabiskonsum. Eine symptomatische Abgrenzung zu schizophreniformen oder schizophrenen Psychosen ist nicht möglich. Vermutlich wirkt chronischer Cannabiskonsum bei vulnerablen Personen im Sinne eines Stressors, der eine sog. Cannabispsychose auslösen kann. Neben schizophreniformen Psychosen kann es aber auch, wie bei unserem Patienten, zu **kurzen psychotischen Störungen** kommen, die innerhalb von 48 Stunden wieder abklingen.

FRAGE

Wie schwerwiegend sind die depressiven Symptome einzuschätzen?

Zur Abklärung der Depression explorieren Sie Stimmung, Antrieb, Energie und Interessenslage des Patienten genauer. Der Patient beschreibt seine Stimmung als gleichförmig und gleichgültig, aber nicht depressiv und traurig. Hauptsächlich habe er keinen Antrieb, Dinge in die Hand zu nehmen. Ihre Frage, ob er leicht ermüdbar sei, verneint er, er fühle sich lediglich lustlos, habe aber keine Antriebsprobleme, wenn es darum gehe, Bekannte zum Kiffen zu besuchen. Auch seine Interesselosigkeit liege an seiner Lustlosigkeit und fehlendem Engagement für Aktivitäten außer dem Cannabiskonsum. Ein Verlust von Selbstwertgefühl, Schuldgefühle und Pessimismus werden verneint. Somit kann auch die Diagnose einer Depression nicht gestellt werden.

FRAGE

Wie erklären Sie das Gesamtbild des Patienten im Rahmen der Cannabisabhängigkeit?

Der Patient zeigt neben einer langjährigen Cannabisabhängigkeit eine verflachte Affektlage, mangelndes Interesse, starke Lethargie und Passivität in nahezu allen Lebensbereichen. Dieses Bild wird auch als **amotivationales Syndrom nach langjährigem Cannabiskonsum** bezeichnet. Nach ICD-10 wird es mit F12.72 klassifiziert.

MERKE

Nach langjährigem Cannabiskonsum kann ein sog. amotivationales Syndrom mit flachem Affekt, verringertem Interesse, Lethargie und Passivität auftreten.

FRAGE

Welche weiteren negativen Folgen langjährigen Cannabiskonsums sind Ihnen bekannt?

Langfristiger Cannabiskonsum kann (1) mit kognitiven Störungen und (2) verschiedenen psychischen Folgeproblemen verbunden sein.

Zu (1): Unter dem Konsum von Cannabis treten **kognitive Störungen** wie Störungen der Merkfähigkeit, der Aufmerksamkeit und des Gedächtnisses auf. Die Zeitspanne, mit der diese Probleme eine Beendigung des Konsums überdauern, wird in der Literatur kontrovers diskutiert. Während manche Studien kognitive Störungen noch lange nach Beendigung des Konsums zeigen, interpretieren die meisten Metaanalysen die Studienlage dahingehend, dass die kognitiven Störungen den akuten Konsum zwar überdauern können, sich jedoch üblicherweise nach einigen Wochen Abstinenz legen.

Zu (2): Epidemiologischen Studien zufolge weisen die meisten Cannabisabhängigen **komorbide psychische Störungen** auf, v. a. Persönlichkeits- und Verhaltensstörungen, Angststörungen, affektive Störungen und seltener die erwähnten schizophrenen Psychosen. Die Ergebnisse von Verlaufsstudien legen nahe, dass der Cannabiskonsum eher die Ursache für die psychischen Störungen ist und nicht umgekehrt. Die Schwere der komorbiden Erkrankungen hängt stark vom Einstiegsalter und von der Intensität des Cannabiskonsums ab. Darüber hinaus hat sich anhaltender Cannabismissbrauch auch als wichtiger Prädiktor für **schulische, berufliche, finanzielle und familiäre Probleme** erwiesen. Die Ausprägung sozialer Folgeschäden hängt dabei von der Schwere psychiatrischer Begleiterkrankungen sowie dem Einstiegsalter und Ausmaß des Cannabiskonsums ab.

MERKE

Psychische Störungen wie Depressionen, Angststörungen oder Psychosen sowie gravierende berufliche, finanzielle und familiäre Probleme stellen potenzielle Konsequenzen langjährigen Cannabismissbrauchs dar.

FRAGE

Welche Elemente sollte die Behandlung beinhalten?

Die Behandlung sollte in diesem Fall mehrere Elemente beinhalten:

- Unverzichtbar ist **absolute Cannabisabstinenz,** um eine Reduktion des amotivationalen Bilds und der Konzentrationsstörungen zu erreichen. Zur Kontrolle sollten wiederholt unangekündigte THC-Kontrollen durchgeführt werden.
- Der Patient wirkt – auch im Rahmen der insgesamt wenig differenzierten Motivationslage – nicht klar abstinenzmotiviert. Daher muss an seiner **Abstinenzmotivation** gearbeitet werden (➤ Fall 2). In der Folge müssen die psychotherapeutischen Elemente der Suchtbehandlung wie Verhaltensanalysen des Konsums, Ablehnungstraining und Exposition mit dem Suchtmittel eingesetzt werden (➤ Fall 2).

- Der Patient hat aktuell keine funktionale Tagesstruktur und keine berufliche und soziale Perspektive. Daher muss mit ihm am **Aufbau einer Tagesstruktur** gearbeitet und diese in kleinen Schritten umgesetzt werden. In Verbindung damit muss der Patient darin unterstützt werden, seine Zukunft zu planen und die sich daraus ergebenden Schritte in realistischem Tempo umzusetzen.
- Die **Gabe eines SSRI** (➤ Fall 39) kann gegen das amotivationale Syndrom und die Antriebsarmut ggf. wirksam sein. Daher sollte dem Patienten ein entsprechender Behandlungsversuch vorgeschlagen werden. Hier ist auf die fehlende Zulassung (off-label Behandlung) hinzuweisen.

FRAGE

Welches Behandlungssetting (ambulant, teilstationär, stationär) halten Sie für angebracht?

Da der Patient keinen strukturierten Tagesablauf hat und sein Alltag in erster Linie vom Cannabiskonsum bestimmt wird, wäre eine ambulante Behandlung sicher nicht intensiv genug, um eine Verhaltensänderung zu erreichen. Daher streben Sie eine stationäre oder tagesstationäre Versorgung an. Optimal wäre eine tagesstationäre Behandlung. Diese bietet einerseits den Vorteil, für den Patienten eine konsumfreie Tagesstruktur zu etablieren. Gleichzeitig kann er in seinem gewohnten Umfeld alternatives Freizeitverhalten aufbauen und seine Zukunft planen.

MERKE

Bei schweren Verhaltensproblemen, die den ganzen Tagesablauf des Patienten dominieren, ist eine ambulante Behandlung häufig nicht ausreichend.

Therapieverlauf

Nachdem Sie mit dem Patienten ausführlich über seine Problematik gesprochen haben, stimmt er einer tagesklinischen Behandlung zu. Diese bricht er nach zwei Wochen im Rahmen eines Rückfalls ab. Nach einem halben Jahr wird der Patient wieder vorstellig und bittet um Wiederholung des tagesklinischen Behandlungsversuchs. Als Hintergrund seiner erneuten Behandlungsmotivation gibt er an, dass ihm seine Eltern ein Ultimatum gestellt hätten. Wenn er nicht innerhalb weniger Monate den Konsum aufgebe und eine Zukunftsplanung beginne, könne er nicht mehr bei ihnen wohnen.

Während des folgenden tagesklinischen Aufenthalts hat der Patient keinen weiteren Rückfall. Seine Konzentration bessert sich im Lauf der Behandlung, er wird schwingungsfähiger, Passivität und Lethargie bilden sich zurück. Da der Patient auf die Gabe von Sertralin und Citalopram jeweils mit starken Nebenwirkungen reagiert, wird auf eine SSRI-Gabe verzichtet. Unterstützt durch die psychotherapeutischen Gespräche, nimmt der Patient wieder Kontakt mit alten Freunden auf, die kein Cannabis konsumieren. Weiterhin schließt er sich einer Selbsthilfegruppe von Suchtpatienten an. Zum Wiedereinstieg in den Beruf absolviert er einen Arbeitsversuch in einer Jugendhilfeeinrichtung und erhält dort die Möglichkeit, als Aushilfe auf Honorarbasis wieder den ersten Schritt in die Erwerbstätigkeit zu gehen. Nach drei Monaten verlässt er die Tagesklinik stabilisiert und setzt die Behandlung bei einer Suchtberatungsstelle ambulant fort.

Lernziele

Diagnostik der Cannabisabhängigkeit
Schädliche Nebenwirkungen und Folgen von langjährigem Cannabiskonsum
Therapie der langjährigen Cannabisabhängigkeit

Konsultationsanlässe (NKLM)

Sozialer Rückzug
Suchtverhalten
Abhängigkeit
Gebrauch und Missbrauch von Genussgiften und Medikamenten

ICD-10

F12.2	Cannabisabhängigkeit
F12.72	Amotivationales Syndrom bei Cannabisgebrauch

ICD-11

6C41.2	Abhängigkeit von Cannabis
6C41.7	Amotivationales Syndrom bei Cannabis-Gebrauch

KAPITEL

41 Das Stimmungskarussell

Erstgespräch

Ein 27-jähriger Angestellter wird von seinem niedergelassenen Facharzt für Psychiatrie und Psychotherapie auf eine offene Spezialstation einer Klinik für Psychiatrie und Psychotherapie eingewiesen. Im Erstgespräch macht er auf Sie einen bedrückten Eindruck, spricht mit leiser Stimme, langsam und zögernd. Er berichtet mühsam, dass er seit drei Wochen wieder sehr niedergeschlagen sei. Er könne keine Freude mehr empfinden, seine Hobbys habe er vernachlässigt. Er sei den ganzen Tag erschöpft, komme morgens nicht aus dem Bett, könne sich bei der Arbeit nicht mehr konzentrieren, traue sich nichts mehr zu und sei jetzt auch seit einer Woche krankgeschrieben. Er habe keine Hoffnung mehr und sei verzweifelt. Er habe auch daran gedacht, dass das Leben so nicht weitergehen könne und dass er lieber sterben wolle. Er werde sich jedoch nicht umbringen, da er das seiner Frau nicht antun wolle. Weil ihm das Essen nicht mehr schmecke, habe er drei Kilogramm an Gewicht abgenommen. Außerdem könne er nicht mehr einschlafen und wache morgens sehr früh auf. Er habe nicht geglaubt, dass es ihn nochmals „erwischen" könnte, nachdem es ihm eineinhalb Jahre so gut gegangen sei. Außerdem habe er bis zum heutigen Tag regelmäßig seine Medikation von 2 × 1 Tabl. Lithium eingenommen.

Zur weiteren Vorgeschichte berichtet er, seine Erkrankung habe um den Jahreswechsel 2013 / 2014, also vor zehn Jahren, begonnen. Damals sei er für mehrere Wochen in einer Hochphase gewesen. Seine damalige Freundin und jetzige Ehefrau könne davon „ein Lied singen". Er sei in dieser Zeit völlig verändert gewesen, immer „gut drauf", habe in der Schule einen Dichter- und Lesekreis initiiert, Tag und Nacht am Schreibtisch gesessen und Gedichte verfasst und diese an verschiedene Verlage geschickt. Ein vorgezogenes Erbe seiner Großmutter habe er in seine Musikband gesteckt, teure Musikinstrumente gekauft und Schulden von Euro 10.000 gemacht. Er habe eine CD mit seiner Band aufgenommen und diese unter der Vorstellung, die Band würde beim Grand Prix den ersten Preis machen, in alle Welt geschickt. Schließlich sei er völlig „durchgeknallt", habe nicht mehr geschlafen, sei völlig aufgedreht gewesen, sodass er auf Betreiben seiner Eltern und seiner Freundin in die Psychiatrie eingeliefert worden sei. Damals sei er mit Risperidon und einem Beruhigungsmittel behandelt worden, an das er sich nicht mehr erinnere. Durch diese Therapie habe die Hochphase schnell nachgelassen. Er sei dann entlassen worden. Zu Hause habe sich jedoch eine ähnliche Tiefphase wie jetzt angeschlossen, die aber nicht ganz so stark ausgeprägt gewesen sei und sich im Verlauf von einigen Monaten langsam ohne Medikamente zurückgebildet habe.

Danach sei es ihm gut gegangen, bis Mitte 2016 eine erneute Hochphase aufgetreten sei, die jedoch unter ambulanter Risperidon- und zusätzlicher Lithiumgabe schneller abgeklungen sei. Risperidon habe er nach wenigen Wochen wieder abgesetzt. Auch an diese Phase habe sich eine schwere Depression angeschlossen, die von Mitte 2016 bis Mitte 2017 angedauert und sich unter Behandlung mit 150 mg Venlafaxin (ein dualer Serotonin- und Noradrenalin-Wiederaufnahme-Hemmer) zurückgebildet habe. Während die Venlafaxin-Einnahme Ende 2017 beendet worden sei, habe er Lithium bis Mitte 2019 eingenommen und dann in Absprache mit seinem Psychiater ausschleichend abgesetzt.

Anfang 2021 sei es zu einer erneuten depressiven Episode gekommen, weshalb er wieder Lithium und Venlafaxin erhalten habe. Mitte 2021 sei er dann aus stationärer Behandlung entlassen worden und habe anschließend erneut eine Hochphase erlebt, die jedoch nicht stationär behandelt wurde. Ende 2021 sei es ihm dann wieder gut gegangen. Seither nehme er Lithium ein, Venlafaxin habe er im Herbst 2021 abgesetzt. Bis vor drei Wochen habe er sich unter Lithium stabil gefühlt, seitdem sei er erneut depressiv.

FRAGE

Der Patient berichtet von Hoch- und Tiefphasen der Stimmung. Wie bezeichnet man diese Phasen?

Es handelt sich um manische und depressive Phasen.

FRAGE

Stellen Sie die Symptomatik der depressiven und manischen Phasen gegenüber.

In ➤ Tab. 41.1 sind die Symptome der depressiven und manischen Phasen gegenübergestellt.

Weitere Symptome der Depression und Manie werden auch in ➤ Fall 4 und ➤ Fall 8 dargestellt.

Tab. 41.1 Gegenüberstellung der Symptomatik depressiver und manischer Phasen.

	Depression	Manie
Affekt	Niedergeschlagen, klagt über einen Verlust von Freude und Interesse	Euphorische Stimmungslage mit vielfältigen Interessen und großer Initiative
Antrieb	Gehemmt	Gesteigert
Formale Denkstörungen	Verlangsamt und gehemmt	Beschleunigung des Gedankengangs bis hin zum Gedankenjagen und zur Ideenflucht
Inhaltliche Denkstörungen	Wahnideen, z. B. als Überzeugung, zu verarmen, sich versündigt zu haben oder an einer unheilbaren Erkrankung zu leiden	Größenideen oder ein Größenwahn
Psychomotorik	Gehemmt	Gesteigert
Schlaf	Meist quälende Schlafstörungen mit morgendlichem Früherwachen	Meist ohne Leidensdruck reduziert

FRAGE

Beurteilen Sie den Schweregrad der jetzigen depressiven Episode anhand der Diagnosekriterien der ICD-10 (➤ Fall 5).

Bei der jetzigen Episode handelt es sich um eine **schwere depressive Episode.** Es sind über einen Zeitraum von mehr als zwei Wochen alle drei Hauptkriterien (depressive Stimmung, Verlust von Freude und Interesse, erhöhte Ermüdbarkeit) sowie mehr als vier Nebenkriterien erfüllt (verminderte Konzentration, vermindertes Selbstwerterleben, pessimistische Zukunftsperspektiven, Suizidgedanken, Schlafstörungen, verminderter Appetit).

FRAGE

Mit welchem Mittel können Sie sich auf einfache Weise einen Überblick über den bisherigen Krankheitsverlauf verschaffen?

Um einen guten und raschen Überblick über die Krankheitsphasen zu erhalten, ist es sinnvoll, einen **Episodenkalender** anzulegen, in den die Krankheitsphasen und die gegebene Medikation (Dosis und ggf. auch die Plasmaspiegel der Medikamente) eingetragen werden. Dies erleichtert auch die Anamneseerhebung, die sich bei häufig auftretenden Phasen und langjährigem Verlauf manchmal sehr mühselig gestaltet.

Es hat sich im klinischen Alltag bewährt, den Ausprägungsgrad der Phasen mit +1 bis +3 für manische Episoden und – 1 bis – 3 für depressive Episoden zu skalieren. Dabei bedeutet Stufe 1 eine Einschränkung der Leistungsfähigkeit (hypomane und subdepressive Episoden), Stufe 2 eine deutliche Beeinträchtigung (z. B. Arbeitsunfähigkeit), die jedoch nicht zu einer stationären Aufnahme führt, und Stufe 3 eine stationäre Behandlung im Rahmen der Episode.

➤ Abb. 41.1 zeigt die Phasen und die gegebenen Medikamente.

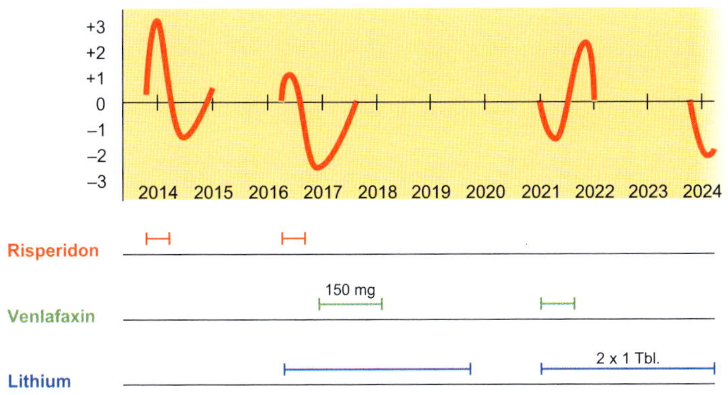

Abb. 41.1 Depressive und manische Phasen bei unserem Patienten und deren Medikation. [L141, M515]

FRAGE

Wie werden Erkrankungen mit einem solchen Verlauf bezeichnet? Welcher Begriff wurde früher verwendet?

Erkrankungen mit einem solchen Verlauf werden heute als **bipolare (affektive) Störungen** bezeichnet. Früher wurde von manisch-depressiven Erkrankungen oder Zyklothymien gesprochen.

FRAGE
Liegt in unserem Fall eine Bipolar-I- oder eine Bipolar-II-Störung vor?

Da bei unserem Patienten in der Vorgeschichte voll ausgeprägte manische Episoden aufgetreten sind, liegt eine Bipolar-I-Störung vor. Von einer Bipolar-II-Störung spricht man, wenn sich in der Vorgeschichte mindestens eine hypomane und eine depressive Episode abgewechselt haben. Während Bipolar-I- und Bipolar-II-Verläufe in der ICD-10 nicht unterschieden werden, haben sie Eingang in die ICD-11 gefunden.

MERKE
Bipolare affektive Störungen wurden früher als Zyklothymie oder manisch-depressive Erkrankungen bezeichnet. Der Begriff Zyklothymia ist heute reserviert für eine „leichte Ausprägung einer bipolaren Erkrankung", bei der sich hypomane und leicht depressive Stimmungszustände über einen Zeitraum von mindestens zwei Jahren abwechseln.

FRAGE
Zwischen 2014 und 2017 litt der Patient unter vier Krankheitsepisoden, d. h. zwei manischen und zwei depressiven Phasen. Kann damit die Diagnose eines „rapid cycling" nach ICD-11 gestellt werden?

Nein. Ein sogenanntes **rapid cycling** liegt vor, wenn **mindestens vier Krankheitsphasen in einem Jahr** auftreten, wobei keine euthymen Intervalle dazwischenliegen müssen.

Ein „rapid cycling" entwickelt sich bei etwa 5–15 % der Patienten mit bipolaren affektiven Störungen. Meist entsteht diese Form erst im späteren Verlauf. 80–90 % der Patienten mit „rapid cycling" sind Frauen.

FRAGE
Was wissen Sie über das Lebenszeitrisiko für bipolare Störungen, die Geschlechterverteilung, das Ersterkrankungsalter, den Verlauf und die Suizidhäufigkeit im Vergleich zu unipolaren rezidivierenden depressiven Störungen?

Das **Lebenszeitrisiko,** an einer bipolaren affektiven Störung zu erkranken, ist wesentlich niedriger als das Risiko einer unipolaren rezidivierenden Depression und liegt bei ca. **1–2 %.**

Männer und Frauen erkranken gleich häufig, bei unipolaren Depressionen sind Frauen häufiger betroffen. Bipolare Erkrankungen beginnen früher als unipolare depressive Erkrankungen, das mittlere Ersterkrankungsalter liegt zwischen dem 16. und 18. Lebensjahr. Im Mittel erfolgt die erste Behandlung jedoch erst mit 22 Jahren, die erste Hospitalisierung mit ca. 26 Jahren.

Der **Verlauf** ist in der Regel schwerer als bei unipolaren Depressionen, d. h., es treten mehr Phasen auf. Die bipolaren Erkrankungen beginnen häufiger mit einer Manie als mit einer depressiven Phase. Nach zwei aufeinanderfolgenden depressiven Episoden beträgt die Wahrscheinlichkeit nur noch 10 %, dass sich ein bipolarer Verlauf einstellt, nach drei depressiven Phasen ist die Wahrscheinlichkeit für eine bipolare Erkrankung sehr gering. Die Suizidgefahr ist größer als bei den unipolaren Depressionen.

MERKE

Bipolare Störungen haben eine Lebenszeitprävalenz von 1–2 %, sie beginnen früher als unipolare Erkrankungen, haben einen schwereren Verlauf und ein höheres Suizidrisiko.

FRAGE

Welches ist das zentrale medikamentöse Therapieprinzip bei der Behandlung bipolarer Störungen?

Zentrales Element bei der Behandlung bipolarer Störungen sind die sog. **Stimmungsstabilisierer:** Die wichtigsten Vertreter sind **Lithium** und **Valproinsäure.** Aber auch Lamotrigin und Carbamazepin können zur Stimmungsstabilisierung eingesetzt werden. Ziel dieser, auch als **Phasenprophylaktika** bezeichneten Medikamente ist, im Verlauf einer bipolaren Störung die Auftretenswahrscheinlichkeit weiterer Phasen zu verringern. Dabei ist der Vorteil von Lithium, dass es sowohl bzgl. depressiver als auch manischer Phasen prophylaktisch wirkt, während Valproinsäure vornehmlich vor manischen Episoden und Lamotrigin nur vor depressiven Episoden schützt. Carbamazepin kann bei Versagen oder Nebenwirkungen von Lithium zum Einsatz kommen, wird wegen seiner Nebenwirkungen und Interaktionen aber nur noch vereinzelt gegeben.

Aber auch **Antipsychotika** werden heute als Stimmungsstabilisierer eingesetzt. Wichtige Substanzen sind Quetiapin, das zur Prophylaxe manischer und depressiver Episoden zugelassen ist, sowie Olanzapin und Aripiprazol, die zur Prophylaxe manischer Episoden eingesetzt werden. Sie werden weiter gegeben, wenn sie in der Akuttherapie einer bipolaren Manie oder Depression wirksam waren.

FRAGE

Der Patient wurde aktuell mit 900 mg Lithium behandelt. Welche diagnostische Erstmaßnahme führen Sie bzgl. der Lithium-Medikation durch?

Sie bestimmen zunächst die Plasmakonzentration von Lithium, um zu prüfen, ob eine ausreichende Plasmakonzentration für eine rezidivprophylaktische Behandlung bestand.

Diagnostik

Die Lithium-Plasmakonzentration ergab einen Wert von 0,3 mmol / l.

FRAGE

Wie gehen Sie weiter medikamentös vor?

Eine Plasmakonzentration von 0,3 mmol / l ist phasenprophylaktisch nicht ausreichend. Daher können Sie auch nicht schlussfolgern, dass Lithium prophylaktisch wirkungslos war. Sie sollten daher an der Therapie festhalten und zunächst **Lithium** auf eine **Plasmakonzentration von 0,6–0,8 mmol / l** einstellen (zur Dosierung, Kontraindikation und zu den Nebenwirkungen von Lithium ➤ Fall 5). Zusätzlich diskutieren Sie mit dem Patienten eine mögliche Therapie der schweren depressiven Episode mit einem Antidepressivum.

Der Patient bringt daraufhin zum Ausdruck, er habe Angst, erneut ein Antidepressivum einzunehmen, da es 2021 unter Venlafaxin zu einem **„switch“** in eine Manie gekommen sei. Er fragt Sie daher, ob es wirklich notwendig sei, ein Antidepressivum einzunehmen, und ob es nicht Alternativen gebe.

Sie empfehlen dem Patienten, das Antidepressivum über vier Monate in unveränderter Dosis einzunehmen. Voraussetzung ist, dass in dieser Zeit keine erneute manische Symptomatik auftritt. Lithium sollte unter regelmäßiger (anfangs monatlicher, später vierteljährlicher) Kontrolle der Plasmakonzentration dauerhaft eingenommen werden (Zielwert 0,6–0,8 mmol / l). Ob eine Dauereinnahme „über viele Jahre hinweg“ oder „lebenslang“ bedeutet, wird derzeit kontrovers diskutiert. Eine individuelle Therapieplanung, abhängig vom weiteren Verlauf der Erkrankung, d. h. vor allem von Schweregrad und Dauer der Episoden sowie den Patientenwünschen, ist hier sinnvoll.

Lernziele

Symptomatik der Depression und Manie
Einsatz von Phasenkalendern
Definition Bipolare Störung sowie Bipolar-I- und Bipolar-II-Störung
Definition des „rapid cycling“
Risikokommunikation
Partizipative Entscheidungsfindung
Grundprinzipien der medikamentösen Therapie bipolarer affektiver Störungen

Konsultationsanlässe (NKLM)

Stimmungsschwankungen

ICD-10

F 31.4 Bipolare affektive Störung, gegenwärtig schwere depressive Episode ohne psychotische Symptome

ICD-11

6A60.6 Bipolar-I-Störung, gegenwärtig schwere depressive Episode ohne psychotische Symptome

KAPITEL

42 Kleinschrittiger Gang

Konsilsituation

Ein 72-jähriger berenteter Lehrer, verwitwet und kinderlos, befindet sich aufgrund von Schwindel und wiederholten Stürzen bei orthostatischer Hypotension stationär zur Abklärung in der Kardiologie. Es wird ein psychiatrisches Konsil mit folgender Fragestellung angemeldet: „Intermittierend verwirrt, Halluzinationen; Therapie?".

Laut Krankenakte sind keine internistischen Erkrankungen bekannt, die Medikamentenanamnese ist leer. Es gibt keine Hinweise für psychische Vorerkrankungen oder ein Entzugssyndrom. Ein CCT mit Kontrastmittel war unauffällig.

Das Pflegepersonal berichtet, dass der Patient phasenweise zwar sehr freundlich, orientiert und geordnet wirke, dann aber wiederkehrend „desorientiert und verwirrt" sei. Immer wieder mal halluziniere er auch optisch („Er sieht Männer im Zimmer, die gar nicht da sind"). Eine einmalige probatorische Gabe von nur 1 mg Haloperidol zur Nacht habe er sehr schlecht vertragen, davon sei er „völlig steif und somnolent" geworden.

Untersuchung

Bei der Untersuchung des Patienten sind im psychopathologischen Befund folgende Auffälligkeiten zu erheben: Zur Zeit und Situation ist er zum Untersuchungszeitpunkt nicht vollständig orientiert. Er ist psychomotorisch verlangsamt, seine Stimme ist auffällig monoton. Es sind Gedächtnis- und Konzentrationsstörungen zu eruieren; er berichtet, dass er diese schon seit Monaten bemerke. Im Affekt ist er ratlos, verunsichert und gleichzeitig teilnahmslos. Im Rahmen der Verwirrtheit muss auch von einer Eigengefährdung bei Desorientierung ausgegangen werden. Neurologisch ist ein seitengleiches hypokinetisch-rigides Syndrom mit kleinschrittigem Gangbild ohne Tremor auffällig.

FRAGE

Wie lauten Ihre differenzialdiagnostischen Überlegungen?

Prinzipiell können verschiedene organische psychische Störungen in Betracht gezogen werden. Orientierungsstörungen und kognitive Defizite können trotz vermeintlich unauffälliger psychiatrischer Vorgeschichte auf ein schon länger bestehendes demenzielles Syndrom hinweisen.

FRAGE

Spricht eine fehlende psychiatrische Vorgeschichte nicht gegen eine Demenz?

Nein. Häufig kommen Patienten mit Demenzerkrankungen im frühen Stadium in ihrer häuslichen, vertrauten Umgebung noch zurecht. Mit Aufnahme in das Krankenhaus und der damit verbundenen Reizüberflutung (fremde Umgebung, zahlreiche fremde Personen) werden Orientierungsstörungen und kognitive Defizite erstmals klinisch auffällig.

MERKE

Nicht selten werden demenzielle Erkrankungen erstmals nach einer stationären Aufnahme im Krankenhaus klinisch auffällig. Die fremde Umgebung wirkt dabei im Sinne eines Verstärkers der bisher in häuslicher Umgebung noch kompensierten Defizite.

FRAGE

Wie deuten Sie die neurologische Symptomatik?

Ein hypokinetisch-rigides Syndrom verbunden mit einem demenziellen Syndrom weist in Richtung „Parkinson-Demenz-Komplex". Mit diesem Begriff ist u. a. verbunden, dass im Verlauf von demenziellen Erkrankungen einige neurologische Symptome des idiopathischen Parkinsonsyndroms auftreten können (Rigor, Tremor, Akinese) und umgekehrt im Verlauf von neurologischen Erkrankungen mit Parkinson-Symptomatik auch demenzielle Syndrome hinzukommen können.

FRAGE

Welche klinischen Symptome des Patienten sind bisher noch nicht berücksichtigt?

Die fluktuierenden Verwirrtheitszustände und die optischen Halluzinationen.

FRAGE

Für welche Form der Demenz sind diese Symptome typisch?

Die Lewy-Körperchen-Demenz (oder Demenz bei Lewy-Körperchen-Erkrankung) ist klinisch gekennzeichnet durch ein demenzielles Syndrom, neurologische Auffälligkeiten wie bei einem idiopathischen Parkinsonsyndrom, fluktuierende kognitive Defizite sowie Schwankungen bzgl. Wachheit und Aufmerksamkeit sowie wiederkehrende, ausgestaltete optische Halluzinationen. Typisch ist die Entwicklung einer Demenz innerhalb eines Jahres vor, während oder nach Beginn einer Parkinson-Symptomatik. Im Gegensatz dazu entstehen Demenzen bei Parkinson-Krankheit typischerweise nach einer jahrelangen Parkinson-Erkrankung.

FRAGE

Was spricht in unserem Fall noch für die Lewy-Körperchen-Demenz und sind die diagnostischen Kriterien erfüllt?

Die Überempfindlichkeit auf die Gabe von Antipsychotika. Patienten mit Lewy-Körperchen-Demenz reagieren auf Antipsychotika mit Blockade von Dopamin-Rezeptoren bereits bei geringen Dosen mit ausgeprägten Nebenwirkungen. Wird dies nicht beachtet, kann es zu erheblichen Komplikationen kommen, etwa wenn die Patienten auf die Gabe von Antipsychotika eine Schluckstörung entwickeln und aspirieren und anschließend eine schwere Pneumonie resultiert. Auch anticholinerge Substanzen (z. B. trizyklische Antidepressiva) können schon in geringer Dosierung ein anticholinerges Delir auslösen.

In der **ICD-10** ist die Störung nicht als eigenständige Diagnose gelistet und wird unter den Demenzen bei sonstigen anderenorts klassifizierten Krankheiten kodiert.

Diagnostische Kriterien nach **ICD-11** sind:
- Vorliegen einer Demenz (s. Fall 11)
- Zwei oder mehr der folgenden Symptome:
  - Wiederkehrende optische Halluzinationen
  - Episodische Verwirrtheit
  - REM-Schlaf-Verhaltensstörung
  - Parkinson-Symptome (nicht länger als 1 Jahr vor kognitiver Störung)
- Fortschreitende neurokognitive Symptome mit oft im Vordergrund stehender Beeinträchtigung der Visuokonstruktion, der Aufmerksamkeit und der exekutiven Funktionen
- Zusätzliche klinische Merkmale: wiederholte Stürze, Synkopen, Halluzinationen in anderen sensorischen Modalitäten, Wahnvorstellungen und autonome Dysfunktion (z. B. Verstopfung, Harninkontinenz usw.)

MERKE

Bei einer Lewy-Körperchen-Demenz besteht eine Hypersensitivität für medikamentöse Nebenwirkungen, insbesondere auf Antipsychotika.

FRAGE

Welche medikamentösen Therapieoptionen haben Sie bei der Lewy-Körperchen-Demenz?

Therapeutisch können **Acetylcholinesterasehemmer** (v. a. Rivastigmin und Donepezil) versucht werden, da sie nicht nur kognitive Symptome bessern, sondern auch Effekte auf Verhaltensstörungen und den klinischen Gesamteindruck zeigen. Obwohl die Behandlungseffekte im Vergleich zur Demenz bei Alzheimer-Krankheit oft stärker sind, besteht für diese Substanzen keine entsprechende Zulassung. Dennoch können sie bei entsprechender Begründung **off-label** verordnet werden. Die drei Hauptgründe, die eine Off-label-Therapie erlauben, sind in diesem Fall erfüllt: 1) Es handelt sich um eine schwerwiegende Erkrankung, 2) keine Substanzen sind zur Behandlung der Störung zugelassen (ein weiterer Grund wäre: Andere, zugelassene Substanzen sind nicht wirksam oder wurden nicht vertragen) und 3) die Datenlage aus klinischen Studien ergibt Hinweise dafür, dass die Substanzen wirksam sind. Sie dokumentieren dies in der Krankenakte des Patienten.

Bei psychotischen Symptomen können Antipsychotika mit geringen extrapyramidalmotorischen Nebenwirkungen wie Clozapin in niedriger Dosis (6,25–37,5 mg) oder auch, mit geringerer Evidenz, Quetiapin versucht werden.

FRAGE

Was müssen Sie bei der weiteren Behandlungsplanung des Patienten berücksichtigen?

Immer wenn bei Patienten im Krankenhaus Hinweise auf Eigen- oder Fremdgefährdung oder auch Weglaufgefährdung bestehen, muss eine lückenlose Überwachung (z. B. durch eine Sitzwache) gewährleistet sein.

Bei unserem Patienten ist die Einsichts- und Einwilligungsfähigkeit immer wieder nur grenzwertig vorhanden. Er lebt allein und es besteht keine Vorsorgevollmacht. Es muss daher eine Betreuung beim Betreuungsgericht beantragt werden (➤ Fall 46).

Zusätzlich sollte frühzeitig die Frage geklärt werden, ob unser alleinstehender Patient nach der Krankenhausentlassung wieder in der Lage sein wird, sich selbstständig zu Hause zu versorgen, bzw. welche Unterstützung dabei notwendig sein wird (ambulante Pflegedienste, Sozialstation) oder welche Alternativen infrage kommen (z. B. Pflegeheim).

Verlauf

Das Pflegepersonal weiß nun die Symptome des Patienten einzuordnen und gibt vermehrt auf ihn acht. Das Betreuungsgericht richtet auf Antrag eine Betreuung ein, und eine Nichte des Patienten wird als Betreuerin eingesetzt.

Es wird eine medikamentöse Behandlung mit dem Acetylcholinesterasehemmer Donepezil 5 mg / d begonnen und im Entlassbrief empfohlen, es nach 4 Wochen auf 10 mg / d zu erhöhen. Es ist zu erwarten, dass Intensität und Häufigkeit der Verwirrtheitszustände und optischen Halluzinationen im Verlauf abnehmen werden. Eine kardiale Ursache für Schwindel, Stürze und orthostatische Hypotension wurde nicht gefunden.

Da eine Rückkehr unseres Patienten in seine häusliche Umgebung nicht mehr möglich ist, wird er nach Abschluss der stationären Behandlung und nach Information und Aufklärung seiner Betreuerin mit deren Einverständnis in ein Altenpflegeheim verlegt, wo er nach einem Jahr verstirbt.

Lernziele

Lewy-Körperchen-Demenz – Diagnose und Therapieoptionen
Abgrenzung zur Demenz bei Parkinson-Erkrankung
Indikationen für intensive Patientenüberwachung im Krankenhaus

Konsultationsanlässe (NKLM)

Bewusstseinsverlust oder -störung
Verwirrung und psychische Dekompensation
Vigilanzstörung

ICD-10

F02.8 Demenz bei Lewy-Körperchen-Erkrankung

ICD-11

6D82 Demenz bei Lewy-Körperchen-Erkrankung

KAPITEL

43 Gegen die Wand

Aufnahme-situation

Sie haben Nachtdienst in der Notaufnahme einer Klinik für Psychiatrie und Psychotherapie. Um 23:00 Uhr wird Ihnen eine 22-jährige Patientin aus der Chirurgischen Poliklinik zur Abklärung von Suizidalität vorgestellt.

Dem Kurzarztbrief entnehmen Sie, dass sich die Patientin eine tiefe Schnittwunde am linken Unterarm (Außenseite, längs verlaufender Schnitt ohne Verletzung von großen Gefäßen) zugefügt hatte, die chirurgisch versorgt werden musste. Auch eine Platzwunde, die sich die Patientin durch Schlagen des Kopfs gegen die Wand zugefügt hatte, musste genäht werden. Das Notfalllabor war bis auf einen leicht erniedrigten Hämoglobin- und Hämatokritwert unauffällig. Im Bericht wird auch erwähnt, dass an beiden Armen multiple Narben nach Schnittverletzungen sichtbar sind.

Die Patientin habe in der Chirurgischen Poliklinik einen wenig kooperativen Eindruck gemacht und von Suizidgedanken gesprochen. Bei Aufnahme wirkt sie zwar angespannt, ist jedoch kontrolliert und kooperativ. Sie berichtet, dass sie seit Tagen an einer zunehmenden inneren Spannung leide. Diese sei im Wesentlichen darin begründet, dass ihre Therapeutin, bei der sie zweimal wöchentlich zur Therapie gehe, im Urlaub sei; zusätzlich habe sie massive Probleme mit ihrer Freundin. Die Spannung sei schließlich so unerträglich gewesen, dass sie nicht mehr anders gekonnt habe, als sich die Schnittwunde zuzufügen und den Kopf zweimal heftig gegen die Wand zu schlagen. Dabei habe sie keinen Schmerz gespürt. Anschließend habe sie sich selbst in der Chirurgie vorgestellt. Seit sie sich selbst verletzt habe, gehe es ihr deutlich besser. Auch die Suizidgedanken seien zurückgegangen. Sie wünsche, sofort nach Hause entlassen zu werden, da ihre Therapeutin morgen aus dem Urlaub zurückkehre und sie die Therapie ambulant fortsetzen wolle.

FRAGE

Nennen Sie das Leitsymptom.

Leitsymptom in diesem Fall ist die emotionale Instabilität mit **innerer Anspannung,** die durch **Selbstverletzungshandlungen** reduziert wurde. Anspannungszustände dieser Art können sich, wie in unserem Fall, über Tage langsam aufbauen, aber auch schnell innerhalb von Minuten bis Stunden entstehen.

FRAGE

Welche weiteren psychopathologischen Symptome können Sie aus der bisherigen Fallschilderung entnehmen? Wonach fragen Sie die Patientin noch, um den psychopathologischen Befund zu vervollständigen?

Aus der bisherigen Fallschilderung können Sie entnehmen, dass sich die Patientin zusätzlich selbst verletzte, indem sie ihren Kopf gegen die Wand schlug. Auch berichtete sie von Suizidgedanken, die mit der Selbstverletzung nachgelassen hatten.

Wichtig ist jetzt wie immer die komplette Erhebung des aktuellen psychopathologischen Befunds. Dazu gehört in erster Linie die Beurteilung von:

- **Bewusstseinslage** und **Orientierung** zur Abgrenzung organisch bedingter psychischer Störungen, z. B. einer Drogenintoxikation oder einer Commotio nach Kopf-an-die-Wand-Schlagen
- **Affektivität** zur Abgrenzung affektiver Störungen
- **Formalen** und **inhaltlichen Denkstörungen, Halluzinationen** und **Ich-Störungen** (➤ Fall 21, ➤ Fall 5, ➤ Fall 3).
- Besonders wichtig ist auch die **Abklärung der Suizidalität** (➤ Fall 1, ➤ Fall 5).

Untersuchung

Die Patientin ist bewusstseinsklar und zu allen Qualitäten orientiert. Psychotisches Erleben lässt sich im Querschnitt nicht eruieren.

Die Patientin berichtet, sie komme sehr schnell in solche Spannungszustände, die wie jetzt zu Selbstverletzungen führten. Sie verletze sich aufgrund solcher Zustände seit ca. fünf Jahren durch Ritzen, Schneiden und Kopf-gegen-die-Wand-Schlagen. „Kleinigkeiten" könnten solche Zustände auslösen, z. B. ein „falscher Blick" ihrer Freundin oder eine kritische Äußerung einer Arbeitskollegin. Dann gerate sie so unter Spannung, dass sie innerlich wie „ein Dampfkessel unter Druck stehe". Wenn sie sich schneide, nehme sie keine Schmerzen wahr. Die Spannung lasse dann schnell nach, was sie wie eine „Erlösung" empfinde. Manchmal stehe sie in solchen Spannungszuständen wie „neben sich" und fühle sich wie betäubt. Sie sei dann manchmal für umstehende Menschen nicht mehr ansprechbar. Ihrer Freundin gehe das ganze „Getue" ziemlich auf die Nerven; sie habe wenig Verständnis für ihr Verhalten in diesen Spannungszuständen. Mehrfach habe sie angekündigt, dass sie die Freundschaft aufkündigen werde, wenn sie sich nicht ändere.

Hinsichtlich Todesgedanken befragt, berichtet die Patientin, sie habe aktuell keine Suizidgedanken mehr. Sie habe sich den Schnitt auch nicht mit dem Ziel zu sterben zugefügt, sondern nur, um die unerträgliche Spannung zu beenden. Sie wolle jetzt nicht hier bleiben, sondern nach Hause zu ihrer Freundin und die Therapie nach dem Urlaub der Therapeutin fortsetzen.

Insgesamt habe sie bisher fünfmal versucht, sich umzubringen. Dreimal habe sie Tabletten eingenommen; zweimal habe sie sich so tief geschnitten, dass sie kollabierte. Wegen des hohen Blutverlusts sei eine Bluttransfusion notwendig gewesen.

FRAGE

Von welchen weiteren typischen Symptomen, die oft mit den beschriebenen Spannungszuständen einhergehen, hat die Patientin berichtet?

Beschrieben wurden Spannungszustände, die häufig von einer **Analgesie** begleitet werden. Die Patientin nimmt keine Schmerzen wahr, wenn sie sich verletzt. Außerdem treten wiederkehrend sogenannte **dissoziative Zustände** auf.

FRAGE

Was versteht man unter dissoziativen Zuständen?

Dissoziative Zustände können definiert werden als eine **Störung der normalen Integration** von **Bewusstsein, Gedächtnis, Identität** und der **Wahrnehmung der Umwelt.**

In solchen Zuständen empfinden die Betroffenen ihre Umgebung als unwirklich **(Derealisationserleben),** die eigene Person als fremd, als ob sie neben sich stünden **(Depersonalisationserleben)**, oder verlieren vorübergehend ihre Bewegungsfähigkeit („**freezing**"), ihr Seh- oder Hörvermögen oder Gedächtnisfunktionen. Die Patientinnen verharren im Extremfall während solcher Zustände völlig starr und regungslos in einer Körperposition, sind nicht ansprechbar und haben keinen Kontakt zur Umwelt.

FRAGE

Welche weiteren Formen von Selbstverletzungen werden von Patientinnen, die unter Spannungszuständen leiden, eingesetzt, um die Anspannung zu beenden?

Weitere Formen der Selbstverletzung sind z. B. das Zufügen von Brandwunden (z. B. eine Zigarette auf dem Handrücken ausdrücken), Haut abschaben, das Stechen mit spitzen Gegenständen oder das Blutabnehmen bei sich selbst. Um Spannungszustände zu beenden oder zumindest in ihrer Intensität zu lindern, nehmen Patientinnen häufig auch Alkohol oder Tabletten (oft Benzodiazepinpräparate) ein. Fast alle Betroffenen berichten aber, dass nichts „so gut helfe", wie sich selbst zu verletzen.

FRAGE

Wir haben die Spannungszustände der Patientin mit anschließender Selbstverletzung als ein Verhaltensmuster identifiziert, das durch unterschiedlichste Umstände ausgelöst werden kann, relativ starr abläuft und bei der Patientin und ihrer Umwelt (Freundin!) Leiden hervorruft. Welche Gruppe von psychischen Erkrankungen ist unter anderem durch solche Eigenschaften gekennzeichnet?

Es handelt sich um die **Persönlichkeitsstörungen.**

Sie sind nach der **ICD-10** wie folgt definiert: „Persönlichkeitsstörungen umfassen anhaltende Verhaltensmuster, die sich in starren Reaktionen auf unterschiedliche persönliche und soziale Lebenslagen zeigen. Dabei findet man gegenüber der Mehrheit der betreffenden Bevölkerung deutliche Abweichungen im Wahrnehmen, Denken, Fühlen und den Beziehungen zu anderen. Solche Verhaltensmuster sind meistens stabil und beziehen sich auf verschiedene Bereiche von Verhalten und psychischen Funktionen. Häufig gehen sie mit persönlichem Leiden und gestörter sozialer Funktions- und Leistungsfähigkeit einher" (➤ Tab. 43.1).

Tab. 43.1 Allgemeine Kriterien einer Persönlichkeitsstörung (ICD-10-Forschungskriterien).

1.	Charakteristische und dauerhafte innere Erfahrungs- und Verhaltensmuster weichen von der Norm ab. Diese Abweichungen betreffen mehr als einen der folgenden Bereiche: Kognition, Affektivität, Impulskontrolle und Bedürfnisbefriedigung, zwischenmenschliche Beziehungen und Art des Umgangs mit ihnen.
2.	Die Abweichung ist so ausgeprägt, dass das daraus resultierende Verhalten unflexibel, unangepasst oder auch auf andere Weise unzweckmäßig ist.
3.	Es besteht ein persönlicher Leidensdruck, ein nachteiliger Einfluss auf die soziale Umwelt oder beides.
4.	Die Abweichung ist stabil, von langer Dauer und hat im späten Kindesalter oder in der Adoleszenz begonnen.
5.	Die Abweichung kann nicht durch eine andere psychische Störung erklärt werden.
6.	Eine organische Ursache für die Abweichung muss ausgeschlossen werden.

FRAGE

Welche Typen von Persönlichkeitsstörungen kennen Sie? Um welche Persönlichkeitsstörung nach ICD-10 handelt es sich in unserem Fall?

➤ Tab. 43.2 nennt die wichtigsten Formen von Persönlichkeitsstörungen. Didaktisch hat sich dabei die Einteilung der Persönlichkeitsstörungen in drei Cluster nach dem amerikanischen Diagnosesystem DSM-5 bewährt.

In unserem Fall handelt es sich um eine sogenannte **emotional instabile Persönlichkeitsstörung vom Borderline-Typ** (kurz: Borderline-Persönlichkeitsstörung), deren diagnostische Kriterien in der ➤ Tab. 43.3 aufgelistet sind.

80 % der klinisch behandelten Patienten mit Borderline-Persönlichkeitsstörung sind **Frauen** (epidemiologisch ca. 60 %). **Pathogenetisch** ist eine **Störung der Affektregulation** bedeutsam, für deren Entwicklung neben genetisch bedingten Faktoren bei bis zu 80 % der Patientinnen frühkindliche Traumatisierungen (v. a. sexueller Missbrauch) eine wesentliche Rolle spielen.

MERKE

Spannungszustände und Selbstverletzungshandlungen stellen typische Symptome der Borderline-Persönlichkeitsstörung dar. 80 % der klinisch behandelten Patienten sind Frauen. Bis zu 80 % der Patienten sind frühkindlich traumatisiert.

Tab. 43.2 Die drei Hauptgruppen von Persönlichkeitsstörungen nach DSM-5.

Hauptgruppe	Kennzeichen	Typen
A	„Sonderbar, exzentrisch"	Paranoide, schizoide, schizotypische Persönlichkeitsstörung
B	„Dramatisch, emotional, launisch"	Histrionische, narzisstische, antisoziale und Borderline-Persönlichkeitsstörung
C	Spektrum der Angststörungen	Ängstlich-vermeidende, abhängige und zwanghafte Persönlichkeitsstörung

Tab. 43.3 Diagnostische Kriterien der Borderline-Persönlichkeitsstörung nach ICD-10.

Mindestens drei der folgenden Eigenschaften oder Verhaltensweisen müssen vorliegen
Deutliche Tendenz, unerwartet und ohne Berücksichtigung der Konsequenzen zu handeln
Deutliche Tendenz zu Streitereien und Konflikten mit anderen
Neigung zu Ausbrüchen von Wut oder Gewalt mit Unfähigkeit der Kontrolle
Schwierigkeiten in der Beibehaltung von Handlungen, die nicht unmittelbar belohnt werden
Unbeständige und unberechenbare Stimmung
Zusätzlich müssen mindestens zwei der folgenden Verhaltensweisen vorliegen
Störungen und Unsicherheiten bzgl. Selbstbild, Zielen und „inneren Präferenzen" (einschließlich sexueller)
Neigung, sich in intensive, aber instabile Beziehungen einzulassen, oft mit der Folge von emotionalen Krisen
Übertriebene Bemühungen, das Verlassenwerden zu vermeiden
Wiederholt Drohungen oder Handlungen mit Selbstbeschädigung
Anhaltende Gefühle von Leere

FRAGE
Welche Diagnose würden Sie unter Anwendung der ICD-11-Kriterien stellen?

Sie würden die Diagnose einer **mittelschweren Persönlichkeitsstörung mit Borderline-Muster** stellen. Die wohl größte Änderung in der ICD-11 ist die völlige Neukonzeptualisierung der Persönlichkeitsstörungen. Sie werden bis auf das Borderline-Pattern nicht mehr kategorial, sondern dimensional diagnostiziert. Er werden also bei Erfüllung der allgemeinen Kriterien für eine Persönlichkeitsstörung, die weitgehend denen in der ICD-10 entsprechen, die vorherrschenden Symptome in den 5 Dimensionen negative Affektivität, Distanziertheit/Bindungslosigkeit, Dissozialität, Enthemmung und Anankasmus beschrieben. Zusätzlich kann der Schweregrad nach dem Grad der Beeinträchtigung des Funktionsniveaus kodiert werden. Einzig für die Borderline-Symptomatik wurde mit dem Borderline-Muster eine kategoriale Diagnose beibehalten, wobei hier die Diagnosekriterien des DSM-5 übernommen wurden (➤ Tab. 43.4). Diese sind bei unserer Patientin erfüllt.

Tab. 43.4 Kriterien des Borderline-Musters nach ICD-11.

Mehrere der folgenden neun Kriterien müssen erfüllt sein:
• Unangemessene heftige Wut oder Schwierigkeiten, die Wut zu kontrollieren
• Affektive Instabilität infolge einer ausgeprägten Reaktivität der Stimmung
• Chronisches Gefühl von innerer Leere
• Impulsivität in mindestens zwei potenziell selbstschädigenden Bereichen (z. B. Geldausgaben, Sexualität, Substanzmissbrauch, rücksichtsloses Fahren, Essattacken)
• Wiederholte suizidale Handlungen, Suizidandeutungen oder -drohungen oder Selbstverletzungsverhalten
• Vorübergehende, durch Belastungen ausgelöste paranoide Vorstellungen oder schwere dissoziative Symptome
• Identitätsstörungen: ausgeprägte und andauernde Instabilität des Selbstbilds oder der Selbstwahrnehmung
• Verzweifeltes Bemühen, tatsächliches oder vermutetes Verlassenwerden bzw. Alleinsein zu verhindern
• Ein Muster von instabilen und intensiven zwischenmenschlichen Beziehungen, zwischen Idealisierung und Entwertung

FRAGE
Wie schätzen Sie die aktuelle Suizidalität der Patientin aufgrund des Gesagten und der von Ihnen diagnostizierten Borderline-Persönlichkeitsstörung ein? Lassen Sie die Patientin entsprechend ihrem Wunsch nach Hause gehen?

Wichtig ist, bei Patienten mit Borderline-Persönlichkeitsstörung zwischen **suizidalen** und sog. **parasuizidalen Handlungen** zu unterscheiden.

Die Selbstverletzungshandlung der Patientin ist als parasuizidale Handlung zu interpretieren, da sie nicht den Tod zum Ziel hatte, sondern durchgeführt wurde, um den quälenden Spannungszustand so schnell wie möglich zu beenden. Für diese Interpretation spricht auch, dass die Suizidgedanken mit der Selbstverletzung nachließen, die Patientin jetzt versprechen kann, sich nichts anzutun, und sie zur Fortsetzung ihrer Therapie motiviert ist.

43

Sie lassen die Patientin daher in diesem Fall nach Hause gehen. Sie empfehlen ihr jedoch, die Nacht bei einer Bezugsperson zu verbringen, von der die Patientin in der Klinik abgeholt werden sollte. Wenn Ihre Exploration allerdings zum Ausdruck bringen würde, dass die Patientin nicht mehr leben möchte, weil sie aktuell völlig ohne Hoffnung ist, sollte sie wegen akuter Eigengefährdung (notfalls auch gegen ihren Willen) zur Krisenintervention auf einer geschlossenen Station aufgenommen werden. Solche Zustände können z. B. eintreten, wenn die Patientin zusätzlich an einer depressiven Störung leidet. Da parasuizidale und suizidale Handlungen nicht immer leicht zu trennen sind, sollten Sie die Entscheidung immer zusammen mit einem Oberarzt treffen.

MERKE

Parasuizidale Handlungen sind bei Patientinnen mit Borderline-Persönlichkeitsstörung häufig. Sie machen in den meisten Fällen keine stationäre Behandlung notwendig, wenn die Patientin sich glaubhaft für einen bestimmten Zeitraum von Suizidhandlungen distanzieren kann (z. B. bis zur nächsten Sitzung bei ihrer Therapeutin).

FRAGE

Welche anderen psychischen Erkrankungen treten häufig bei Patientinnen mit Borderline-Persönlichkeitsstörung auf?

Komorbide Erkrankungen bei Borderline-Persönlichkeitsstörung sind häufig: Je ca. 80% der Patientinnen leiden komorbid unter einer affektiven Störung, einer Angststörung oder einer Suchterkrankung, und je ca. 30% haben komorbid eine PTBS oder ADHS und bis zu 40% eine Essstörung. Wichtig ist, dass außer bei einer schweren Suchterkrankung und bei einer schweren Essstörung immer die Borderline-Störung primär behandelt werden sollte.

FRAGE

Wie ist die Prognose der unbehandelten Borderline-Persönlichkeitsstörung hinsichtlich Spontanremission der Symptomatik und hinsichtlich der Suizidrate einzuschätzen?

Prognostisch ist der Verlauf der Erkrankung besser als früher angenommen. Neuesten Studien zufolge erfüllen nach einem Krankheitsverlauf von 12 Jahren nur noch wenige Patienten die Diagnosekriterien. Die Suizidrate liegt etwa bei 2–6 % und damit niedriger als früher angenommen. Prädiktoren für einen schlechteren Verlauf sind eine komorbide Alkohol- oder Drogenabhängigkeit, eine affektive Störung oder eine Posttraumatische Belastungsstörung.

FRAGE

Nennen Sie vier wichtige störungsspezifische Psychotherapieverfahren zur Behandlung der Borderline-Persönlichkeitsstörung.

Wichtige störungsspezifische Therapieverfahren sind die **dialektisch-behaviorale Psychotherapie (DBT)** nach M. Linehan, die von O. Kernberg entwickelte **übertragungsfokussierte Therapie (TFT, „Transference Focussed Therapy“)**, die

Schematherapie nach J. Young und die **mentalisierungsbasierte Therapie (MBT)** von Bateman und Fonagy. Die beste Evidenzlage für eine Wirksamkeit besteht für die DBT und die MBT.

FRAGE

Nennen Sie die Charakteristika der dialektisch-behavioralen Psychotherapie (DBT) zur Behandlung von Borderline-Persönlichkeitsstörungen.

Die DBT nach M. Linehan wurde als störungsspezifische Behandlung von chronisch suizidalen Patientinnen mit Borderline-Persönlichkeitsstörung als in der Regel einjährige ambulante Psychotherapie entwickelt.

Es handelt sich dabei um eine **kognitive Verhaltenstherapie,** die jedoch durch weitere **Elemente** ergänzt wurde. Hier ist insbesondere ein **Fertigkeitentraining in der Gruppe** zu nennen, in dem Kompetenzen in den Bereichen Spannungstoleranz, Emotionsregulation und zwischenmenschliche Beziehungen vermittelt werden. Überdies erlernen die Patientinnen Techniken der Aufmerksamkeitsfokussierung im „Hier und Jetzt", die der Zen-Meditation entliehen wurden (Achtsamkeitsübungen).

Typisch für die DBT und andere Therapieverfahren ist die **Hierarchisierung der jeweiligen Behandlungsziele,** wobei die Therapie bei der DBT in drei Phasen abläuft:

Die **erste Therapiephase** widmet sich der Reduktion von suizidalem bzw. parasuizidalem Verhalten, therapiegefährdendem Verhalten (z. B. Beziehungsabbrüche, Versäumen von Therapiesitzungen) sowie Verhalten, das die Lebensqualität beeinträchtigt. Im Vordergrund steht hier die Verbesserung von Verhaltensfertigkeiten, alternativer Techniken, um Spannungszustände zu regulieren und damit Selbstverletzungen zu verhindern. Damit soll die Voraussetzung für die zweite und dritte Therapiephase geschaffen werden.

In der **zweiten Therapiephase** liegt der Schwerpunkt auf der Bearbeitung des posttraumatischen Stresssyndroms. Ca. 80 % der Patienten mit Borderline-Persönlichkeitsstörung weisen Traumatisierungen wie z. B. sexuellen Missbrauch, Misshandlung oder Vernachlässigung in der Kindheit mit entsprechenden Folgen auf.

In der **dritten Therapiephase** geht es dann um Themen wie Steigerung der Selbstachtung und Umsetzen individueller Ziele.

In vielen Zentren wird die erste Phase der DBT auch im Rahmen eines 12-wöchigen stationären Therapieprogramms angeboten.

Lernziele

Allgemeine Diagnosekriterien für Persönlichkeitsstörungen
Diagnosekriterien der Borderline-Persönlichkeitsstörung
Häufige komorbide Erkrankungen bei Borderline-Persönlichkeitsstörungen
Definition von dissoziativen Zuständen
Umgang mit parasuizidalen Handlungen bei Patienten mit Borderline-Persönlichkeitsstörung
Psychotherapeutische Verfahren zur Behandlung der Borderlinestörung am Beispiel der dialektisch-behavioralen Psychotherapie (DBT)

Konsultationsanlässe (NKLM)	Fremd- oder Selbstgefährdung Stimmungsschwankungen Verhaltensauffälligkeiten
ICD-10	F60.31 Borderline-Persönlichkeitsstörung
ICD-11	6D10.1 Mittelgradige Persönlichkeitsstörung 6D11.5 Borderline-Muster

KAPITEL

44 Schmerz lass nach!

Erstgespräch

In Ihrer Praxis für Psychotherapie stellt sich ein 55-jähriger Patient vor, der Ihnen von seinem Hausarzt mit dem Verdacht auf eine dringend behandlungsbedürftige Depression telefonisch angekündigt wurde. Der Patient ist seit über 20 Jahren als Hausmeister in einer großen Druckerei tätig. Im Erstgespräch gibt er als einziges Problem quälende Schmerzen an, die ihn „völlig verrückt machen". Diese bestünden seit etwa zwei Jahren. Zu Beginn habe er nur unter Kopfschmerzen gelitten, nach und nach seien auch Beine und Arme betroffen gewesen. Er leide mittlerweile fast täglich an Kopf- und anderen Schmerzen. Sein Hausarzt finde keinerlei Erklärung für die Schmerzen und habe ihn deshalb zu Ihnen überwiesen. Er wisse nicht genau, warum der Hausarzt auf diese Idee gekommen sei, aber er sei schon seit 30 Jahren bei ihm und habe großes Vertrauen zu ihm, daher stelle er sich jetzt auch bei Ihnen vor.

Um die angekündigte Depression oder andere psychische Störungen abzuklären, erheben Sie den vollständigen psychopathologischen Befund.

Untersuchung

Der Patient ist bewusstseinsklar und zu allen Qualitäten orientiert. Affektiv ist er schwingungsfähig und auslenkbar, beim Gespräch über Schmerzen ist der Affekt gereizt. Gedanklich ist er leicht eingeengt auf die Schmerzen. Allerdings ist er ablenkbar und geht z. B. auf Ihre Nachfragen nach einem Naturschutzgebiet in der Nähe seines Wohnorts ausführlich und fast begeistert ein. Auf die Frage nach Ängsten gibt er an, dass es „ein schrecklicher Gedanke sei, dass die Schmerzen nicht mehr weggehen könnten". Angstsymptome werden jedoch verneint. Es ergeben sich keine Hinweise auf Zwänge, psychotische Symptome oder Suizidalität. Schlaf und Appetit sind unauffällig. Auf die Frage nach Substanzgebrauch gibt der Patient an, dass er Schmerzmittel nehme, diese hätten jedoch zu keinem Zeitpunkt zufriedenstellend geholfen. Am ehesten helfe noch Tramadol. Allerdings weigere sich sein Hausarzt, ihm mehr als 2 Tabletten pro Tag zu verschreiben, diese Dosis sei aber „ein Tropfen auf dem heißen Stein". Er habe schon versucht, diese wegzulassen, aber dann fühle er sich körperlich noch schlechter. Zusätzlich nehme er ohne großen Erfolg verschiedene frei verkäufliche Schmerzmittel (Aspirin, Paracetamol, Ibuprofen) in wechselnden Dosierungen.

FRAGE

Können Sie aufgrund Ihrer Untersuchung die Verdachtsdiagnose des Hausarztes bestätigen? Wie gehen Sie weiter vor?

Die Untersuchung ergibt keinen Hinweis auf das Vorliegen einer Depression. Daher nehmen Sie vor dem nächsten Termin des Patienten Kontakt mit dessen Hausarzt auf, um sich von ihm erklären zu lassen, welche Überlegungen ihn zu dieser Verdachtsdiagnose geführt haben. Seine Auskünfte stellen wertvolle fremdanamnestische Informationen dar. Der Hausarzt erläutert, dass er bei dem Patienten vom Vorliegen einer „larvierten Depression" ausgehe. Der psychische Hintergrund der Schmerzsymptomatik sei offensichtlich. Die Schmerzen hätten begonnen, nachdem sich seine

Ehefrau für ihn völlig überraschend von ihm wegen einer homosexuellen Beziehung getrennt habe, die sie während eines Kuraufenthalts eingegangen sei. Fast zeitgleich sei massiver Druck am Arbeitsplatz aufgetreten, da sein Betrieb Stellen abbaue, wodurch die Stelle des Patienten gefährdet sei. Eine ausführliche körperliche Abklärung habe außer altersgemäßer Abnutzung der Wirbelsäule keine Befunde ergeben.

FRAGE

Welche Störung ziehen Sie aufgrund dieser zusätzlichen Informationen sowie der Aussagen des Patienten in Betracht?

Aufgrund der fehlenden organischen Befunde ziehen Sie eine somatoforme Schmerzstörung in Betracht. Dazu erheben Sie die genaue Schmerzanamnese. Sie erfragen, seit wann und wie häufig die Schmerzen auftreten, wie sie sich charakterisieren lassen, wo sie lokalisiert sind und von welchen Faktoren die Schmerzintensität in der Wahrnehmung des Patienten beeinflusst wird.

Der vom Hausarzt verwendete Begriff der „larvierten Depression“ ist keine Kategorie der ICD-10. Er ist dennoch relativ verbreitet als Bezeichnung für eine körperliche Symptomatik (z. B. somatoforme Schmerzsyndrome), von der angenommen wird, dass ihr primär eine Depression zugrunde liegt, die durch die Schmerzen jedoch gewissermaßen verdeckt („larviert“) wird.

FRAGE

Wie bewerten Sie den Schmerzmittelkonsum des Patienten?

Der Patient nimmt fast täglich verschiedene Schmerzmedikamente ein. Die Schmerzbelastung scheint sich dadurch im Verlauf nur verschlechtert zu haben. Sie müssen also davon ausgehen, dass der Patient zusätzlich mittlerweile auch an einem schmerzmittelinduzierten Kopfschmerz leidet (ICD 10: G44.4).

Weitere Untersuchung

Der Patient berichtet, dass die Schmerzen seit etwa zwei Jahren an fast jedem Tag bestünden. Sie seien natürlich stark belastend, und er denke sehr viel daran. Neben den Schmerzen habe er keine weiteren somatischen Probleme. Angst vor schweren Krankheiten habe er eigentlich nicht. Er denke zwar schon, dass es für die Schmerzen irgendeine Erklärung geben müsse, darüber habe er aber keine genauen Vorstellungen.

Auf die Frage nach Schonverhaltensweisen gibt der Patient an, dass er körperliche Anstrengungen nach Möglichkeit vermeide, weil er fürchte, dass die Schmerzen dadurch stärker würden. Dabei habe er sich früher viel bewegt, sei regelmäßig gewandert, gejoggt und geschwommen und immer mit dem Fahrrad zur Arbeit gefahren. Im Winter habe er regelmäßig an einer Skigymnastikgruppe teilgenommen. Da seine Arbeit teilweise körperlich anstrengend sei, lasse er sich immer wieder krankschreiben, in den letzten Monaten ca. eine Woche pro Monat. Zum Glück gebe es im Betrieb einen Kollegen, der mit ähnlichen Aufgaben betraut sei wie er. Dieser nehme ihm viele der anstrengenden Tätigkeiten ab, um ihn zu entlasten, dafür übernehme er selbst körperlich weniger anstrengende Aufgaben.

FRAGE

Hat sich Ihre Verdachtsdiagnose bestätigt?

Ja, Sie können nun die Diagnose einer **anhaltenden somatoformen Schmerzstörung** stellen (➤ Tab. 44.1). Eine hypochondrische Störung (F45.2, ➤ Fall 47) können Sie ausschließen, da Angst vor Krankheiten nicht im Vordergrund steht. Eine Somatisierungsstörung (F45.0, ➤ Fall 25) liegt ebenfalls nicht vor, da ausschließlich über Schmerzsymptome berichtet wurde. Nach der ICD-11 würden Sie die Diagnose einer mittelgradigen somatischen Belastungsstörung stellen (> Fall 25).

Vermutlich wird der Kopfschmerz auch durch den Übergebrauch von Schmerzmitteln mit verursacht. In Kapitel F der ICD-10 können Sie das auch als schädlichen Gebrauch von Schmerzmitteln (Opioiden) verschlüsseln (F11.1, ➤ Fall 15). Eine Medikamentenabhängigkeit liegt nicht vor, da keine ausreichende Zahl an Abhängigkeitskriterien erfüllt ist.

Tab. 44.1 Diagnostische Kriterien der anhaltenden somatoformen Schmerzstörung nach ICD-10 (F45.4).

A.	Mindestens sechs Monate kontinuierlicher, an den meisten Tagen anhaltender, schwerer und belastender Schmerz in einem Körperteil, der nicht adäquat durch den Nachweis eines physiologischen Prozesses oder einer körperlichen Störung erklärt werden kann und der anhaltend der Hauptfokus für die Aufmerksamkeit der Patienten ist.
B.	Der Schmerz tritt in Verbindung mit emotionalen Konflikten oder psychosozialen Belastungen auf, die schwerwiegend genug sein sollten, um als entscheidende ursächliche Faktoren gelten zu können.
C.	**Häufigstes Ausschlusskriterium:** Die Störung tritt nicht während einer Schizophrenie oder einer verwandten Störung (F20–F29) auf oder ausschließlich während einer affektiven Störung (F30–F39), einer Somatisierungsstörung (F45.0), einer undifferenzierten somatoformen Störung (F45.1) oder einer hypochondrischen Störung (F45.2).

Gesprächsverlauf

Mit den Informationen des Hausarztes im Hintergrund erfragen Sie die familiäre und berufliche Situation des Patienten. Zu seiner familiären Situation gibt er an, dass er 24 Jahre verheiratet gewesen sei, man habe sich jedoch auseinandergelebt und daher vor knapp drei Jahren getrennt. Seine 19-jährige Tochter lebe noch bei der Mutter, sie komme ihn ab und zu besuchen, aber in diesem Alter hätten die Kinder ihren Eltern ja wenig zu sagen. Er habe eine Bekannte, mit der er sich gelegentlich treffe, ein Zusammenziehen sei jedoch aktuell kein Thema. Die berufliche Situation sei einigermaßen stabil, sicher werde in seinem Betrieb reduziert und es sei nicht ausgeschlossen, dass ihm betriebsbedingt gekündigt werde. Er strebe an, aufgrund seiner körperlichen Leiden einen Schwerbehindertenausweis zu erhalten, und hoffe, dadurch unkündbar zu werden.

FRAGE

Was vermuten Sie hinsichtlich der Funktionalität der Symptomatik?

Als Funktionalitäten werden in der Verhaltensanalyse die positiven Konsequenzen bezeichnet, die durch die Symptomatik für den Patienten entstehen. Sofern Funktionalitäten eher kurzfristig und konkret auftreten, werden sie in der Mikroanalyse als Verstärker dargestellt. Bei längerfristiger Wirkung werden sie in der Makroanalyse aufgeführt (➤ Fall 12).

Bei unserem Patienten treten die Schmerzen auf, seitdem er durch die Trennung von seiner Frau seine wichtigsten sozialen Bezüge verloren hat und gleichzeitig seine berufliche Situation unsicher geworden ist. Durch die Schmerzen erhält er in neuer Weise Unterstützung und Rückhalt, z. B. durch Arztbesuche, Mitleidsäußerungen und Rücksichtnahme durch andere.

Durch die Konzentration auf die Schmerzen wird dem Patienten also Zuwendung zuteil, auch ohne dass er über familiäre oder berufliche Probleme klagt, d. h. ohne sein männliches Selbstbild in Gefahr zu bringen (i. S. von „Männer jammern nicht über psychische oder emotionale Probleme").

Schließlich sieht der Patient die Möglichkeit, aufgrund der Schmerzen den Schwerbehindertenstatus zu erreichen und damit eine drohende Kündigung abzuwenden.

FRAGE

Wie planen Sie die Psychotherapie? Wie gehen Sie mit dem Medikamentenmissbrauch um?

In der Psychotherapie soll der Patient lernen, welche psychosozialen und verhaltensbezogenen Faktoren seine Schmerzen beeinflussen. Dafür werden Verhaltenstests durchgeführt und **Schmerztagebücher** geführt. Weiterhin sollen aufrechterhaltende Faktoren abgebaut werden (➤ Fall 25 zur ausführlichen Beschreibung der Psychotherapie somatoformer Störungen). Sofern für den Patienten die Nutzung eines Online-Programms in Frage kommt, können Sie ihm auch eine der aktuell zwei zur Verfügung stehenden digitalen Gesundheitsanwendungen (sog. DiGAs) mit der Indikation "somatoformes Schmerzsyndrom" verschreiben (HelloBetter, Selfapy).

Zusätzlich muss der Patient dazu motiviert werden, den Schmerzmittelgebrauch zu reduzieren und schließlich ganz zu beenden. Sie stellen ihm in Aussicht, im Lauf der Therapie die Dosis zu reduzieren und anstelle des Tramadols ein schmerzdistanzierendes Antidepressivum anzusetzen. Dafür kommen z. B. Amitriptylin (75 mg), Duloxetin (60–120 mg) oder Mirtazapin (15–30 mg) infrage. Auch den Gebrauch von nicht verschreibungspflichtigen Schmerzmitteln muss der Patient langfristig einstellen, da die Schmerzen sonst durch diese Medikamente aufrechterhalten werden.

FRAGE

Welche Maßnahmen halten Sie für geeignet, um die aufrechterhaltenden Faktoren abzubauen?

Die aufrechterhaltenden Faktoren der Störung sind in diesem Fall die o. g. Funktionalitäten sowie das Schonverhalten des Patienten. Wenn es der Patient schafft, seine unbefriedigende soziale und familiäre Situation zu verbessern, wird es nicht mehr nötig sein, Zuwendung und soziale Unterstützung über die Präsentation von Schmerzen zu erreichen. Dazu wäre es hilfreich, wenn der Patient wieder vermehrt positive (soziale) Aktivitäten aufnimmt und seinen alten Interessen nachgeht. Eine Wiederaufnahme der sportlichen Hobbys könnte dazu beitragen, das Schonverhalten abzubauen. Beide Maßnahmen – sowohl der Aufbau von Sport und Bewegung als auch die **Verstärkung werteorientierter und positiver Aktivitäten** – sind bei sehr vielen Patienten mit psychischen Störungen indiziert und kein störungsspezifisches Vorgehen.

MERKE

Bei somatoformen Störungen gehen ein Abbau sozialer Aktivitäten und eine Zunahme der Inanspruchnahme medizinischer Dienste häufig Hand in Hand. Wenn es gelingt, die soziale Situation zu verbessern, können die Patienten auf die Zuwendung durch die überhäufigen Arztbesuche verzichten, d.h. ihre Arztbesuche reduzieren.

FRAGE

Welches Problem erwarten Sie, wenn Sie dem Patienten den Aufbau positiver Aktivitäten vorschlagen? Wie können Sie den Patienten für Ihren Vorschlag gewinnen?

Wenn Sie dem Patienten den Aufbau positiver Aktivitäten vorschlagen, gehen Sie davon aus, dass positive Beschäftigungen die Fokussierung der Aufmerksamkeit auf die Schmerzen reduzieren. Dadurch wird die erlebte Schmerzintensität geringer. Gleichzeitig erfüllen soziale Aktivitäten das Bedürfnis nach Zuwendung und Kontakt, das der Patient nach unserer Annahme aktuell in erster Linie durch Arztbesuche stillt.

Allerdings ist das Erleben des Patienten stark von seinen Schmerzen dominiert, deren Funktionalitäten er nicht unmittelbar wahrnehmen kann. Daher erlebt er Sie mit Ihrem Vorschlag, mehr angenehme Dinge zu unternehmen, vermutlich als ignorant gegenüber seinem Leiden (i. S. von „Die denkt, ich bilde mir die Schmerzen nur ein; sie will mich einfach nur ein bisschen ablenken"). Der Effekt, dass die Schmerzen in verschiedenen Situationen unterschiedlich stark wahrgenommen werden, ist ihm wahrscheinlich nicht bewusst.

Um den Patienten vom Sinn dieser Maßnahme zu überzeugen, provozieren Sie eine Situation, in der der Effekt von angenehmer Ablenkung auf die Schmerzempfindung deutlich wird. Dazu lassen Sie ihn zunächst seine aktuellen Schmerzen einschätzen und lenken anschließend das Gespräch auf ein Thema, von dem Sie wissen, dass der Patient daran interessiert ist. Dabei achten Sie darauf, den Patienten viel sprechen zu lassen und ihm aktiv Fragen zu Bereichen zu stellen, die ihn besonders interessieren. Im Verlauf dieses Gesprächs lassen Sie ihn erneut die Intensität seiner Schmerzen einschätzen. Diese ist immer geringer, wenn sich eine Person mit einem begeisternden Thema beschäftigt, als wenn sie ihre Aufmerksamkeit voll auf die Schmerzen richtet.

Wichtig ist bei diesem Vorgehen, dass Sie beim Patienten nicht den Eindruck erwecken, Sie glaubten, dass er an seinen Schmerzen die Schuld trage oder sie sich einbilde! Stattdessen vertreten Sie besser das Konzept, dass er den Schmerzen durch angenehme Beschäftigungen gewissermaßen ein „Schnippchen" schlagen kann. Insgesamt behalten Sie konstant eine „validierende Grundhaltung" bei, die dem Patienten vermittelt, dass Sie sein Leid verstehen und mit ihm gemeinsam nach Auswegen suchen.

Weiteres Gespräch

Nachdem Sie vorgeschlagen haben, über den Zusammenhang zwischen Schmerzen und Verhalten zu sprechen, lehnt der Patient die Existenz dieses Zusammenhangs zunächst kategorisch ab. Daraufhin erbitten Sie von ihm, ohne ihm ihre Intention genauer zu erläutern, eine Schätzung seiner Schmerzwahrnehmung auf einer Skala von 0–100. Der Patient gibt 90 als aktuellen Wert an. Im Anschluss sprechen Sie mit dem Patienten über das Naturschutzgebiet, in dem er schon viel unternommen hat. Er kommt ins Erzählen, Sie fragen interessiert nach seinen Erlebnissen. Nach einigen

Minuten unterbrechen Sie freundlich und bitten ihn wieder um einen aktuellen „Schmerzwert". Der Patient gibt 70 an und ist selbst sehr verblüfft über diesen Unterschied. Daraufhin können Sie ihn für die Idee gewinnen, den Zusammenhang zwischen Schmerzen, Situationen und Aktivitäten auch in seinem Alltag zu überprüfen.

MERKE

Um einen skeptischen Patienten vom Wert des Aufbaus positiver Aktivitäten zu überzeugen, sollte der Zusammenhang zwischen Wohlbefinden und Situation oder Verhalten nach Möglichkeit in der Therapiesitzung demonstriert werden.

FRAGE

Welche Schritte unternehmen Sie bei der Planung angenehmer Aktivitäten?

Zunächst erstellen Sie eine Auswahl an Aktivitäten, die für den Patienten angenehm sind und die er als sinnvoll erlebt. In unserem Fall achten Sie besonders darauf, dass sich darunter sportliche Aktivitäten befinden. Dazu fragen Sie einerseits nach seinen Interessen und früheren Lieblingsaktivitäten. Zusätzlich legen Sie ihm eine Liste vor, auf der weitere Möglichkeiten genannt werden. In ➤ Tab. 44.2 sind beispielhaft positive Aktivitäten aufgeführt, diese Aufzählung kann beliebig erweitert werden.

Tab. 44.2 Beispiele für positive und werteorientierte Aktivitäten.

Ins Kino gehen	Sauna besuchen	Karten spielen	Heimwerken
Mit Freunden grillen	Sich ehrenamtlich engagieren	Anderen bei etwas helfen	Etwas Neues lernen
Video schauen	Ins Schwimmbad gehen	Andere Gesellschaftsspiele	Mit Kindern spielen
Zeitung lesen	Wandern oder Walken gehen	Tanzkurs besuchen	In den Zoo gehen
Romane lesen	Badminton spielen	Ins Café gehen	Einkaufen gehen
Theater oder Oper besuchen	Schach spielen	Stricken oder Häkeln	…

Nachdem Sie aus diesen Punkten eine persönliche Liste für den Patienten erstellt haben, vereinbaren Sie mit ihm, in welcher Häufigkeit er positive Aktivitäten unternehmen soll. Um den Zusammenhang zwischen Schmerzwahrnehmung und Stimmung zu erfassen, lassen Sie ihn zusätzlich ein Wochenprotokoll führen (zur Führung von Protokollen ➤ Fall 48), in dem er für jeden Tag in einstündigen Abständen seine Aktivitäten und seine Schmerzintensität dokumentiert.

MERKE

Beim Aufbau angenehmer Aktivitäten stellen Sie eine Liste möglicher Aktivitäten zusammen, treffen eine Vereinbarung zur Durchführung der Aktivitäten und lassen den Patienten über die Durchführung ein Protokoll führen.

Therapieverlauf

Bei der Sammlung möglicher angenehmer Aktivitäten nennt der Patient spontan Wandern und gemeinsame Unternehmungen mit seiner „Bekannten". Aus der von

Ihnen vorgelegten Liste gibt er zusätzlich Saunabesuch, anderen handwerklich helfen, Teilnahme an Doppelkopf- oder Skatrunde, mit der Partnerin ins Kino gehen, Autozeitschrift lesen, offenes Schützentraining und Schwimmen gehen an. Er könne sich jedoch nur schwer vorstellen, dies alles in Angriff zu nehmen, da er das meiste jahrelang nicht mehr gemacht habe. Am einfachsten sei aktuell das Lesen der Autozeitschrift, Saunabesuch und mit der Partnerin ins Kino gehen. Zum Einbezug weiterer Personen wie beim Kartenspiel müsse er sich mehr überwinden. Sie vereinbaren mit dem Patienten, dass er pro Woche mindestens zwei Aktivitäten aus der Liste durchführt, wobei er weitere Aktivitäten hinzufügen kann, wenn ihm noch etwas einfällt. Dabei muss er pro Woche mindestens eine neue Aktivität durchführen. Zusätzlich beauftragen Sie ihn mit der Führung des Schmerzprotokolls.

Im Therapieverlauf lernt der Patient, dass seine Aktivitäten seine Schmerzwahrnehmung deutlich verändern können. Wenn er Dinge unternimmt, die ihm Freude machen, gehen die Schmerzen stark zurück und sind teilweise gar nicht mehr präsent. Er baut wieder verschiedene regelmäßige soziale Aktivitäten auf, die ihm früher viel Spaß gemacht haben, v. a. geht er wieder in den Schützenverein, zur Doppelkopfrunde und in eine Wandergruppe. Über einen Walking-Kurs seiner Krankenkasse baut er eine regelmäßige ausdauersportliche Betätigung (2 × pro Woche 45 Minuten) auf.

Von Beginn der Behandlung an wird der Schmerzmittelgebrauch behutsam reduziert. Der Patient setzt in Zusammenarbeit mit dem Hausarzt die Opiate langsam ab. Vorübergehend nimmt er 75 mg Amitriptylin ein, das nach sechs Monaten ebenfalls abgesetzt wird.

Am Ende der einjährigen Therapie (40 Sitzungen) kann der Patient über ein deutlich reduziertes Schmerzerleben berichten. An ca. 50 % aller Tage hat er keine beeinträchtigenden Schmerzen mehr. Zusätzlich gibt er eine stark verbesserte Lebensqualität an. Seit einem Vierteljahr wohnt er mit seiner Partnerin zusammen. Er ist gedanklich nicht mehr auf die Schmerzen eingeengt und im Beruf aufgrund der Reduktion seines Schonverhaltens wieder ausreichend leistungsfähig.

Lernziele

Diagnostik der somatoformen Schmerzstörung
Typische Funktionalitäten der somatoformen Schmerzstörung
Aufbau angenehmer Aktivitäten

Konsultationsanlässe (NKLM)

Generalisierter Schmerz
Schmerz an multiplen Lokalisationen
Schmerz ohne offensichtliches organisches Korrelat

ICD-10

F45.4 Anhaltende somatoforme Schmerzstörung
F11.1 Schädlicher Gebrauch von Opioiden
G44.4 Schmerzmittelinduzierte Kopfschmerzen

ICD-11

6C20.1 Mittelgradige somatische Belastungsstörung
6C43.1 Schädlicher Gebrauch von Opioiden
MG30.67 Chronische Substanz-induzierte Kopfschmerzen

KAPITEL

45 Einstieg in den Ausstieg

Konsil

Ein 31-jähriger Patient wird von der HIV-Ambulanz Ihres Klinikums ambulant zur psychiatrischen Konsiliaruntersuchung vorgestellt. Auf dem Überweisungsschein steht folgender Auftrag: „Pat. motiviert für Drogenentzug, bitte Beurteilung und Mitbehandlung". Der Patient ist ledig, gelernter Schreiner und derzeit arbeitslos. Seit einigen Monaten weiß er, dass er HIV-positiv ist. Damals sei er wegen einer Sepsis stationär behandelt worden und habe in eine HIV-Testung eingewilligt. Er habe sich wahrscheinlich beim gemeinsamen Gebrauch von Injektionsnadeln infiziert; er sei heroinabhängig. Die Stationsärztin hatte nach Behandlung der Sepsis den Kontakt zur HIV-Ambulanz hergestellt. Dem Arzt dort sei es gelungen, ihn davon zu überzeugen, dass „es noch nicht zu spät" sei. Mit einem Ausstieg aus dem Drogenkonsum und einer suffizienten Behandlung seiner HIV-Infektion könne sein aktueller Zustand über lange Zeit stabil gehalten werden.

Zur **Vorgeschichte** befragt, berichtet der Patient, dass er bereits früh Kontakt mit Drogen gehabt habe. Sein Vater sei früh ausgezogen und habe sich „zu Tode gesoffen". Väterlicherseits seien fast alle Familienmitglieder alkoholabhängig (genetische Belastung für Suchterkrankung!). Die Mutter habe arbeiten müssen, er sei den ganzen Tag ohne Beaufsichtigung gewesen.

Bereits seit dem 12. Lebensjahr rauche er (zuletzt zwei Schachteln am Tag), seinen ersten Alkoholrausch habe er mit 13 Jahren gehabt. In den folgenden Jahren sei er mit seinen Kumpels „um die Häuser gezogen", habe regelmäßig „gesoffen" und „gekifft" (Cannabis geraucht) und mit (halluzinogenen) Pilzen „rumexperimentiert". Nach der Schule habe er eine Schreinerlehre „durchgehalten", aber nur, weil er von seinem Meister sehr unterstützt wurde. In den folgenden Jahren habe er keinen Job lange durchgehalten, „immer wieder mal" LSD und Kokain konsumiert und danach erste Erfahrungen mit Heroin gemacht. Zuerst habe er das Heroin nur geraucht und geschnupft; seit sechs Jahren hänge er aber mit Unterbrechungen „an der Nadel". Außerdem trinke er in unregelmäßigen Abständen größere Mengen Alkohol.

Zwei stationäre Entgiftungen mit nachfolgender Entwöhnung in Fachkliniken hatten nur eine jeweils kurze Abstinenz bewirkt. Einmal sei er wegen Beschaffungskriminalität (Ladendiebstahl, Autos aufbrechen) auch „im Knast" gewesen.

Zuletzt habe er täglich Heroin i. v. und „hin und wieder bei Nachschubproblemen" Flunitrazepam konsumiert. Auch Cognac helfe zur Überbrückung weiter; er könne aber – ohne dass Entzugserscheinungen aufträten – auf Alkohol verzichten. Ohne Heroin könne er jedoch „nicht mehr leben"; eine Reduktion der täglichen Dosis von 1,5 Gramm habe sofort körperliche Entzugserscheinungen zur Folge. Er denke fast nur noch daran, wie er an „das Zeug" herankomme, habe ständig „Angst vor dem Entzug".

Er wisse aber, dass er jetzt wegen seiner HIV-Infektion „seine letzte Chance" nutzen müsse, aus der „Szene rauszukommen und von der Nadel wegzubleiben". „Der nächste Spritzenabszess könnte mein letzter sein." Der Patient lebt aktuell von

Sozialhilfe, hat einen festen Wohnsitz und regelmäßig Kontakt zur Drogenberatungsstelle.

Psychopathologischer Befund

Der Patient erscheint äußerlich etwas ungepflegt (z. B. Haare und Fingernägel, abgetragene Kleidung), aber nicht verwahrlost. Er hat halblange blonde Haare und blasse Haut; zu Beginn des Gesprächs nimmt er nur selten Blickkontakt auf. Er ist bewusstseinsklar, allseits orientiert, psychomotorisch etwas verlangsamt, seine Pupillen sind verengt. Im formalen Denken ist er geordnet, es ergibt sich kein Anhalt für psychotisches Erleben (paranoides Erleben, Halluzinationen oder Ich-Störungen). Im Affekt wirkt er zu Beginn des Gesprächs etwas gedrückt, mit zunehmendem Kontaktaufbau wird er affektiv auslenkbar und schwingungsfähig (d. h., er kann sich z. B. dem Untersucher freundlich und offen im Kontakt zuwenden und auch situationsadäquat im Gespräch lächeln); es besteht kein Hinweis auf ein depressives Syndrom. Der Patient ist um selbstironische Distanz zu seiner Situation bemüht. Er ist krankheits- und behandlungseinsichtig, motiviert für einen Ausstieg aus der Drogenszene, hat aber Angst vor einem Entzugssyndrom. Er verneint Suizidalität („Das habe ich hinter mir"); es gibt keinen Anhalt für fremdaggressives Verhalten.

FRAGE

Welche psychotropen Substanzen hat der Patient bisher in seinem Leben konsumiert? Ordnen Sie die Substanzen den zehn ICD-10-Kategorien zu.

Die ICD-10 unterscheidet die psychischen und Verhaltensstörungen (Intoxikation, schädlicher Gebrauch, Abhängigkeit, Entzug, psychotische Störung etc.) durch psychotrope Substanzen nach zehn Kategorien (➤ Tab. 45.1).

Tab. 45.1 Psychische und Verhaltensstörungen durch psychotrope Substanzen.

F10	Störungen durch Alkohol
F11	Störungen durch Opioide
F12	Störungen durch Cannabinoide
F13	Störungen durch Sedativa oder Hypnotika
F14	Störungen durch Kokain
F15	Störungen durch sonstige Stimulanzien einschließlich Koffein
F16	Störungen durch Halluzinogene
F17	Störungen durch Tabak
F18	Störungen durch flüchtige Lösungsmittel
F19	Störungen durch multiplen Substanzgebrauch und Konsum sonstiger psychotroper Substanzen

Für jede der Kategorien kann die Art der Störung weiter klassifiziert werden:
- Intoxikation
- Missbrauch
- Abhängigkeit
- Entzugssyndrom
- anderweitige psychische Störung.

Der Patient berichtete: Tabak F17, Alkohol F10, Cannabis F12, halluzinogene Pilze F16, LSD F16, Kokain F14, Heroin F11 und ein Benzodiazepinpräparat (Flunitrazepam) F13.

FRAGE
Welche psychiatrische Diagnose stellen Sie?

Aktuell führend ist die **Abhängigkeit von Opioiden (hier: Heroin).** Zusätzlich bestehen **eine Abhängigkeit von Tabak** und ein **missbräuchlicher Konsum von Alkohol und Benzodiazepinpräparaten** (zur Unterscheidung zwischen Missbrauch und Abhängigkeit ➤ Fall 15).

Die **Abhängigkeitskriterien** sind hier erfüllt, da der Patient folgende Symptome berichtet:

- **Craving:** ein starkes Verlangen nach Heroin
- Körperliche Entzugssymptome
- **Vernachlässigung** anderer **Interessen** zugunsten des Substanzgebrauchs.
- Konsum von Heroin trotz der schädlichen Folgen anhaltend.

Der Heroin-Konsum steht im Vordergrund der Problematik; die übrigen vom Patienten verwendeten Drogen sind eher als „Beigebrauch“ zu verstehen.

Die Diagnose einer **Polytoxikomanie** (multipler Substanzgebrauch) nach der ICD-10 sollte dann gestellt werden, wenn „die Substanzaufnahme wahllos und chaotisch verläuft oder wenn Bestandteile verschiedener Substanzen untrennbar vermischt sind“. Im täglichen klinischen Sprachgebrauch wird (weniger streng definiert im Vergleich zur ICD-10) der Begriff Polytoxikomanie oft auch dann schon verwendet, wenn ein Patient gleichzeitig und regelmäßig verschiedene Substanzen konsumiert.

FRAGE
Der Patient ist abhängig von dem Opioid Heroin. Was sind Opioide? Welche sind von besonderer klinischer Bedeutung?

Als Opioide werden die exogenen Substanzen bezeichnet, die an **Opioidrezeptoren** eine **agonistische Wirkung** haben. Chemisch können mehr als 20 Opioide mit klinischer Relevanz unterschieden werden (z. B. Morphin, Kodein, Heroin und Methadon). In der Suchtmedizin hat das halbsynthetische Heroin die größte Bedeutung.

FRAGE
Welche sind die psychischen und somatischen Zeichen einer Opioidintoxikation?

Psychisch tritt anfangs eine Euphorie auf, danach folgt zumeist eine sedierende Wirkung mit Apathie, gelegentlich aber auch mit Dysphorie (Gereiztheit). Es folgen psychomotorische Verlangsamung und kognitive Störungen, mit zunehmender Intoxikation treten dann Verwirrtheit, Somnolenz und schließlich Koma auf.

Somatisch ist eine Opioidintoxikation durch eine Miosis (später bei schwerer Überdosis Pupillenerweiterung), verwaschene Sprache, Hypotonie, Hypothermie, Übelkeit, Erbrechen und Atemdepression mit Zyanose gekennzeichnet. Schwere Intoxikationen können tödlich verlaufen („goldener Schuss“).

Bei unserem Patienten waren in der Untersuchung die engen Pupillen als Zeichen des Heroinkonsums auffällig.

FRAGE
Der Patient hat es in der Vergangenheit geschafft, von anderen Drogen immer wieder wegzukommen. Wie hoch ist das Suchtpotenzial von Opioiden im Vergleich zu anderen Suchtstoffen? Wodurch ist der Heroin-Entzug gekennzeichnet?

Opioide führen deutlich schneller als andere Suchtstoffe zur Abhängigkeit, weil sowohl die psychischen als auch die physischen Symptome des Opioid-Entzugs sehr stark ausgeprägt sind.

Psychisch treten mit dem Entzug ein starkes „Craving“ (Verlangen nach der Substanz, Suchtdruck), Depression, Schlafstörungen, Angst und Unruhe auf.

Physisch besteht die Entzugssymptomatik in Übelkeit, Erbrechen, Diarrhö, Zittern, Schwitzen, Gänsehaut, Muskelschmerzen und Muskelkrämpfen, Pupillenerweiterung, Tränenfluss, Rhinorrhö, Hypertonus, Tachykardie und Fieber.

Da Heroin nur relativ kurz wirksam ist, treten Entzugssymptome schon innerhalb des ersten Tages nach der letzten Dosis auf (schon nach sechs Stunden möglich). Mit anhaltendem Konsum tritt die anfangs erlebte euphorisierende Wirkung nicht mehr ein, die Patienten sind dann nur noch bemüht, den Entzug zu verhindern.

Die physischen Entzugssymptome halten meist eine Woche nach dem kompletten und abrupten Absetzen an, die psychischen Symptome (Dysphorie, Suchtdruck) können noch über viele Wochen andauern.

MERKE

Opioide haben ein sehr hohes Suchtpotenzial mit der Folge einer schweren psychischen und physischen Abhängigkeit. Die Entzugssymptome ähneln einer starken Grippe mit vegetativer Entgleisung; gleichzeitig besteht ein hoher Suchtdruck mit Herabgestimmtheit und Unruhe.

FRAGE

Wahrscheinlich durch den intravenösen Gebrauch von Heroin mit „needle-sharing“ hat sich der Patient eine HIV-Infektion zugezogen. Welche weiteren körperlichen Folgeerkrankungen können dadurch außerdem auftreten?

Durch die Infektionsgefahr bei gemeinsamem Gebrauch von Injektionsbesteck oder durch Beschaffungsprostitution ohne Kondomgebrauch ist das Risiko für Infektionskrankheiten wie **Hepatitis B** und **C** sowie **HIV** deutlich erhöht. Auch **Spritzenabszesse**, eventuell mit Streuung (z. B. in das Herz oder ZNS), **Venenentzündungen**, **Sepsis** und **Hepatopathien** sind häufig.

Die somatischen Komplikationen werden oft nicht ausreichend behandelt und so verschleppt.

FRAGE

Wie häufig ist der Heroin-Gebrauch in Deutschland?

Ungefähr **150.000 Menschen** in Deutschland konsumieren **Heroin**. Zum Vergleich:

- Zirka 2,5–4 Millionen Menschen sind alkoholabhängig oder zumindest stark durch Alkohol gefährdet
- Zirka 6 Millionen Menschen in Deutschland konsumieren Cannabis, mit steigender Tendenz besonders bei Jugendlichen
- 2,9 Millionen sind medikamentenabhängig (meist Sedativa)
- 1 Million nimmt häufig Amphetamine.

FRAGE

Der Patient hatte bereits zwei Entgiftungen mit nachfolgender Entwöhnungsbehandlung stationär durchgeführt, ohne dass eine dauerhafte Abstinenz möglich war. Als Alternative zur Abstinenz kann die Substitution illegaler Drogen durch ärztlich verordnete Medikamente (z. B. Methadon) erfolgen.
Wie wirkt Methadon, welchen Vorteil hat es in der Substitutionsbehandlung, und gibt es allgemeine Richtlinien für eine Substitutionstherapie mit Methadon?

Methadon ist ein **synthetischer Opiat-Agonist** am μ-Rezeptor, der eine **lange Wirkungsdauer** besitzt (Plasmahalbwertszeit 1–2 Tage), aber im Gegensatz zu Morphin oder Heroin **kaum euphorisierende Wirkung** aufweist.

Die lange Halbwertszeit macht eine Einmalgabe pro Tag möglich. Methadon ist als Levomethadon im Handel und kann nur über ein **Betäubungsmittelrezept** (BtM-Rezept) verordnet werden.

Gegenwärtig wird in Untersuchungen auch geprüft, welche Ergebnisse die kontrollierte Abgabe von Heroin im Vergleich zur Substitutionsbehandlung mit Methadon zeigt.

Gemäß der Richtlinie der Bundesärztekammer zur Durchführung der substitutionsgestützten Behandlung Opioidabhängiger aus dem Jahr 2023 stellt die substitutionsgestütze Behandlung die Therapie der Wahl dar. Voraussetzung für die Behandlung ist die Opioidabhängigkeit. Für die Entscheidung, ob eine Substitutionsbehandlung indiziert ist, ist der Nutzen einer Substitutionsbehandlung gegenüber den Gefahren eines unkontrollierten Drogenkonsums abzuwägen. Für die individuelle Indikationsstellung und Einleitung einer substitutionsgestützten Behandlung sind die Besonderheiten des Patienten zu berücksichtigen. Besondere Sorgfalt bei der Indikationsstellung ist bei Jugendlichen und Heranwachsenden sowie bei erst kürzer abhängigen Patienten geboten und in der Behandlungsdokumentation zu begründen. Eine psychosoziale Betreuung sollte bei dieser Zielgruppe regelhaft mit einbezogen werden. Während und nach der Schwangerschaft opioidabhängiger Patientinnen ist die Substitutionstherapie die Behandlung der Wahl, um Risiken für Mutter und Kind zeitnah zu vermindern und adäquate medizinische und soziale Hilfemaßnahmen einzuleiten.

FRAGE

Ist der Patient nach den Ihnen vorliegenden Informationen ein geeigneter Kandidat für eine Substitutionsbehandlung mit Methadon?

Ja. Der bisher nicht definitiv geklärte Beigebrauch (Häufigkeit der Einnahme von Flunitrazepam?) kann durch regelmäßige Durchführung eines Drogenscreenings im Labor kontrolliert werden. Nicht selten lässt sich aber ein Beigebrauch durch eine ausreichend hohe Substitution mit Methadon beenden.

FRAGE

Wie lange kann eine Substitutionstherapie durchgeführt werden?

Die Substitution kann **zunächst** für **sechs Monate** mit dem Ziel befristet werden, eine Behandlungsfähigkeit zu erreichen.

KAPITEL

46 Selbstständig

Konsil

Aus der Chirurgischen Klinik wird ein psychiatrisches Konsil zur Frage der Geschäftsfähigkeit einer 46-jährigen Patientin angefordert. Die Patientin, die seit 15 Jahren an einer Psychose leidet, soll wegen einer Divertikulose eine Koloskopie erhalten und nachfolgend evtl. operiert werden. Der behandelnde Chirurg hat wegen der psychischen Erkrankung Zweifel an der Geschäftsfähigkeit der Patientin geäußert. Als Sie die Unterlagen der Patientin aus der Klinik für Psychiatrie und Psychotherapie sichten und mit ihr sprechen, stellen Sie fest, dass die Patientin unter einer chronischen wahnhaften Störung mit einem Vergiftungswahn leidet.

Die Störung hat sich auch unter Behandlung mit verschiedenen Antipsychotika nicht wesentlich gebessert, in den letzten Jahren war eine stationäre Behandlung aber nicht mehr notwendig geworden. Auf Nachfragen zu ihrer somatischen Erkrankung berichtet die Patientin, dass sie seit Jahren unter einer Divertikulose leide und schon zwei Mal eine Koloskopie durchgeführt worden sei.

FRAGE

Muss die Patientin geschäftsfähig sein, um in die Behandlung einzuwilligen?

Um eine medizinische Untersuchung oder Behandlung durchführen zu können, ist grundsätzlich die Einwilligung der Patientin erforderlich. Dazu muss Einwilligungsfähigkeit, jedoch nicht unbedingt Geschäftsfähigkeit vorliegen. Mit anderen Worten kann auch ein Patient, der geschäftsunfähig ist, d. h. der aufgrund seiner psychischen Erkrankung nicht in der Lage ist, seine Geschäftsangelegenheiten zu verrichten, für eine medizinische Behandlung einwilligungsfähig sein.

FRAGE

Was versteht man unter Einwilligungsfähigkeit? Welche Fragen stellen Sie, um festzustellen, ob die Patientin einwilligungsfähig ist?

Damit die Einwilligungsfähigkeit festgestellt werden kann, muss die Patientin krankheitseinsichtig (in Bezug auf die Divertikulose) und in der Lage sein, die Tragweite des ärztlichen Eingriffs und seine Auswirkungen zu ermessen. Sie muss selbstverantwortlich entscheiden können, ob sie sich dieser Untersuchung und evtl. anschließenden Operation unterzieht oder nicht.
Sie können das prüfen, indem Sie die Patientin fragen,

- welche (positiven und negativen) Folgen der Eingriff für sie haben könnte,
- was es bedeuten würde, wenn sie den Eingriff nicht vornehmen ließe.

Auch müssen Sie prüfen, ob die bestehende psychopathologische Symptomatik (Wahn) die Entscheidungsfähigkeit in irgendeiner Weise beeinflusst. Wenn die Patientin überzeugend das Für und Wider des Eingriffs und die etwaigen Folgen darlegen kann und diese Entscheidung von der psychopathologischen Symptomatik unabhängig ist, können Sie von gegebener Einwilligungsfähigkeit ausgehen. Dies gilt unabhängig davon, ob sie für ihre psychische Erkrankung krankheitseinsichtig ist oder nicht!

MERKE

Ein Patient ist einwilligungsfähig, wenn er in der Lage ist, Nutzen und Risiken und die Tragweite des Eingriffs sowie seiner Unterlassung zu erkennen und eine selbstbestimmte Entscheidung zu treffen.

FRAGE

Was wäre zu tun, wenn die Patientin nicht einwilligungsfähig wäre, der ärztliche Eingriff aber durchgeführt werden müsste?

Wenn die Patientin nicht einwilligungsfähig, der Eingriff medizinisch aber unbedingt notwendig wäre, wäre die **Einrichtung einer Betreuung** für den Bereich Gesundheitsvorsorge beim Betreuungsgericht mit einem bestellten Bevollmächtigten erforderlich. Erst dann könnte der Eingriff rechtmäßig durchgeführt werden, indem der oder die bestellte Bevollmächtigte die Entscheidung für die Patientin übernimmt. In Eilfällen kann das Betreuungsgericht in Form einer einstweiligen Anordnung über Erteilung oder Versagen der Einwilligung entscheiden. Die Einrichtung einer Betreuung sollte aber, wann immer möglich, durch einfühlsame Kontaktaufnahme und behutsame Gesprächsführung vermieden werden.

Verlauf

Die Patientin ist in der Lage, die Tragweite des ärztlichen Eingriffs und seine Auswirkungen zu ermessen. Sie kann die Risiken benennen, die der Eingriff potenziell mit sich bringt, und kann einsehen, dass die diagnostischen Maßnahmen für die folgende Therapie der Erkrankung erforderlich sind. Sie bescheinigen der Patientin die vorhandene **Einwilligungsfähigkeit,** sodass der Eingriff nach Unterzeichnen des Aufklärungsbogens durchgeführt werden kann. Den behandelnden Chirurgen klären Sie über den Unterschied zwischen Einwilligungsfähigkeit und Geschäftsfähigkeit auf. Trotz schwerer psychischer Erkrankung, für die die Patientin nicht krankheitseinsichtig ist, ist bei dieser Patientin für diesen ärztlichen Eingriff bei gegebener Einwilligungsfähigkeit die Einrichtung einer Betreuung nicht notwendig.

Lernziele

Voraussetzungen für gegebene Geschäftsfähigkeit
Voraussetzungen für gegebene Einwilligungsfähigkeit

Konsultationsanlässe (NKLM)

Denkstörungen
Attestwunsch

ICD-10

F22.0 Wahnhafte Störung

ICD-11

6A24 Wahnhafte Störung

KAPITEL

47 Nicht einmal der Oberarzt weiß weiter

Erstgespräch beim Psychotherapeuten

Sie sind in der Ambulanz der psychiatrischen Abteilung eines Allgemeinkrankenhauses tätig. Auf Anraten Ihrer internistischen und dermatologischen Kollegen stellt sich ein 58-jähriger Rechtsanwalt bei Ihnen vor. Vom Oberarzt der dermatologischen Abteilung erhalten Sie die Information, dass der Patient sich dort häufig, phasenweise wöchentlich vorstelle. Anlass der Vorstellung seien jeweils kaum erkennbare Hautveränderungen, von deren Malignität der Patient in übertriebener Weise überzeugt sei. Anamnestisch seien vor 7 Jahren zwei Basaliome diagnostiziert und entfernt worden, alle weiteren Befunde seien negativ gewesen. Dem Internisten sowie einem niedergelassenen Kardiologen ergehe es mit dem Patienten ähnlich. Dabei komme es gelegentlich auch zu Konflikten, insbesondere wenn der Patient von jungen Assistenten gesehen werde. Deren Kompetenz zweifle er grundsätzlich an und fordere vehement eine oberärztliche Einschätzung seiner jeweiligen Symptome ein.

Zum Gesprächsbeginn legt der Patient Ihnen dar, dass er durch seine (mittlerweile geschiedene) Ehe mit einer Allgemeinärztin umfangreiche medizinische Kenntnisse habe. Die Kollegen hätten ihn jetzt wohl zu Ihnen geschickt, da er ihnen zu kritisch sei und nicht bereit, ihren Anweisungen kommentarlos Folge zu leisten. Er habe jedenfalls kein psychisches Problem, immerhin seien durch seine Vorsicht schon mehrere bösartige Hautveränderungen frühzeitig behandelt worden.

Während des Gesprächs fühlt er immer wieder konzentriert seinen Puls. Er erläutert, dass ihm seine Herzarrhythmien Sorgen machten, da sein Großvater an Kammerflimmern gestorben sei. Er sei deswegen bereits beim Kardiologen gewesen, und es habe sich auch ein geringfügig auffälliger Befund ergeben. Aufgrund dieser Problematik habe er den für den vergangenen Sommer geplanten Ägyptenurlaub mit seinem Bruder abgesagt, da er nicht wisse, was er tun solle, wenn er in einem so fremden Land „kardiologisch dekompensiere“.

FRAGE

Was sind die Hauptprobleme des Patienten, an welche Diagnosen denken Sie?

Im Vordergrund stehen offensichtlich **Ängste vor Krankheiten,** die sich nicht durch somatische Befunde rechtfertigen lassen. Eine Übersicht zu möglicherweise dahinterliegenden psychischen Störungen gibt ➤ Tab. 47.1.

MERKE

Angst vor Krankheiten ist ein Symptom, das relativ unspezifisch ist und bei verschiedenen Störungen in intensiver Form auftreten kann.

Gesprächsverlauf

Auf Ihre Bitte, Ihnen mehr über seine Krankheitssorgen zu berichten, reagiert der Patient zunächst recht gereizt, da nicht Krankheits*sorgen,* sondern mögliche

Tab. 47.1 Ängste bei verschiedenen psychischen Störungen.

	ICD-10	Symptom	Verweis
Angststörungen			
Generalisierte Angststörung	F41.1	Frei flottierende, inhaltlich oft unkonkrete Sorgen über Krankheiten der eigenen Person oder von Familienangehörigen	➤ Fall 16
Panikstörung	F41.0	Im Verlauf von Panikattacken häufig Auftreten von Krankheits- oder Todesängsten	➤ Fall 9
Somatoforme Störungen			
Somatisierungsstörung	F45.0	Die Betroffenen sind von der Existenz somatischer Krankheiten trotz negativer Befunde überzeugt	➤ Fall 25
Hypochondrie	F45.2		
Somatoforme autonome Funktionsstörung	F45.3		
Anhaltende somatoforme Schmerzstörung	F45.4		➤ Fall 44
Weitere psychische Krankheiten			
Psychotische Störungen	F2x	Zum Beispiel im Rahmen eines Vergiftungswahns	
Zwangsstörungen	F42	Insbesondere Waschzwänge werden häufig durch Angst vor Ansteckung ausgelöst	➤ Fall 17

Krankheiten sein Problem seien. Er lässt sich beruhigen durch Ihren Einwand, dass Sie selbst seine Probleme noch nicht einschätzen könnten. Wenn er Ihnen den Gefallen täte, Ihre Fragen möglichst offen zu beantworten, könnten Sie die psychiatrische Konsultation auch in seinem eigenen Interesse so kurz wie möglich halten und ihm anschließend Ihre psychiatrische Einschätzung mitteilen. Auch der daraus verfasste Bericht an die Kollegen werde ihm selbstverständlich zugehen.

Daraufhin berichtet er, dass seine Sorgen immer dann aufträten, wenn er an sich ein Symptom entdecke, das ein Hinweis auf eine ernsthafte Erkrankung sein könnte, z. B. kleine Hautveränderungen, ein unregelmäßiger Herzschlag, ungewohnte Empfindungen im Bauchraum etc. Seine Sorgen seien keinesfalls unspezifisch und allgemein, vielmehr überlege er genau, an welcher Krankheit er leiden könnte, und schlage zu diesem Zweck auch in medizinischen Lehrbüchern nach, die er im Laufe der Zeit angeschafft habe. Dabei handele es sich stets um sehr diskrete Symptome, Schmerzen oder ernsthafte körperliche Probleme habe er fast nie. Ihre Nachfragen bezüglich Zwangshandlungen weist er irritiert zurück – sein Ziel bestehe darin, eventuell vorliegende Krankheiten frühzeitig zu erkennen, irgendwelche sinnlosen Rituale würden dabei ja kaum helfen. Wahnhafte Symptome lassen sich nicht erkennen.

FRAGE

Welche Diagnose nach ICD-10 stellen Sie?

Folgende Störungen können Sie ausschließen: Eine generalisierte Angststörung (➤ Fall 16) liegt nicht vor, da der Patient keine unspezifischen, sondern sehr spezifische Krankheitssorgen hat. Die Panikstörung können Sie ebenfalls ausschließen, da die Angst nicht attackenartig auftritt (➤ Fall 9). Auch eine Somatisierungsstörung (➤ Fall25) oder eine anhaltende somatoforme Schmerzstörung (➤ Fall 44) besteht nicht, da für alle diese Störungen das Vorliegen einer deutlichen körperlichen Symptomatik zwingend ist. Dagegen erfüllt der Patient alle Kriterien der Hypochondrie (➤ Tab. 47.2).

Tab. 47.2 Diagnostische Kriterien der hypochondrischen Störung (ICD-10: F45.2).

A	Mindestens 6 Monate anhaltende Überzeugung, an einer körperlichen Krankheit zu leiden
B	Andauerndes Leiden oder Beeinträchtigung des alltäglichen Lebens sowie Aufsuchen von medizinischen Behandlungen
C	Keine oder nur unzureichende Akzeptanz der ärztlichen Feststellung, dass keine ausreichende körperliche Ursache für die körperlichen Symptome besteht
D	Nicht nur während einer psychotischen oder affektiven Störung

FRAGE
Welche Diagnose stellen Sie nach der ICD-11?

Nach ICD-11 würden Sie ebenfalls die Diagnose einer Hypochondrie stellen. Im Gegensatz zu den ICD-10-Kriterien fällt das 6-Monats-Kriterium weg, es wird nur noch eine anhaltende Besorgnis oder Angst gefordert. Außerdem wird betont, dass die Krankheitsangst wie in unserem Fall mit repetitiven und exzessiven gesundheitsbezogenen Verhaltensweisen (wiederholte Arztbesuche, Checking des Körpers) einhergeht, aber auch das Vermeiden von adäquaten Arztbesuchen aus Angst vor der Entdeckung von Krankheiten charakteristisch sein kann. Leidensdruck oder Funktionseinschränkungen werden ebenfalls gefordert. Zusätzlich kann kodiert werden, ob die Person wie in unserem Fall keine oder nur eine geringe Krankheitseinsicht oder eine mäßige bis gute Krankheitseinsicht hat.

FRAGE
Welche Information geben Sie dem Patienten über das Ergebnis Ihrer Diagnostik?

Der **Begriff der Hypochondrie** ist **sehr negativ besetzt** i. S. von „erfundenen Krankheiten" oder Einbildung. Es ist deshalb wichtig, ihn sehr validierend und verständnisvoll zu verwenden, damit der Patient nicht glaubt, Sie unterstellten ihm erfundene Beschwerden. Es ist jedoch nicht zielführend, diesen Begriff völlig zu vermeiden, weil Sie sonst nicht sehr präzise mit dem Patienten über sein Problem sprechen können. Hilfreich kann es sein, den Patienten darauf hinzuweisen, dass die Problematik v. a. darin besteht, dass er wiederholt die Einschätzungen der Ärzte nicht akzeptieren kann und sich quasi zwangartig nicht von den Gedanken frei machen kann, er leide unter einer körperlichen Erkrankung. Dies hat auch dazu geführt, dass in der ICD-11 die Hypochondrie zu den Zwangsspektrumsstörungen gerechnet wird. An den wiederholten zwangartigen Gedanken arbeiten zu wollen, kann eine gute erste Brücke sein, den Patienten zu einer Therapie zu motivieren.

Genaue Schätzungen sind schwierig, aber aufgrund der Studienlage wird davon ausgegangen, dass **bis zu 20 % der Arztbesuche** durch **Somatisierungssyndrome** und Hypochondrie begründet sind. Langzeitbeobachtungen dieser Patientengruppen zeigen, dass sie nicht früher sterben als körperlich gesunde Personen und nicht häufiger schwere Erkrankungen entwickeln.

Weiterer Gesprächsverlauf

Der Patient reagiert auf Ihre Information etwas gereizt und frustriert. Dass er als Hypochonder gelte, sei ihm auch schon aufgefallen. Aber Sie könnten ihm offensichtlich auch nicht weiterhelfen. Schließlich seien Sie ja wohl kaum in der Lage, seine jeweiligen Symptome oder Beschwerden angemessen einzuschätzen und ihre Gefährlichkeit zu beurteilen. Allerdings habe er im Grunde auch nichts anderes erwartet, schließlich habe er schon genug Experten konsultiert und sei immer wieder enttäuscht worden.

FRAGE
Formulieren Sie das zentrale Problem des Patienten.

Das zentrale Problem des Patienten besteht darin, dass er unwesentliche Auffälligkeiten als Zeichen für bedrohliche Krankheiten fehlinterpretiert. Daher sucht er sehr häufig Ärzte auf. Deren negative Befunde beruhigen ihn zwar, die Beruhigung hält jedoch jeweils nur kurzfristig an, und der Patient muss quasi zwangartig immer wieder denken, an einer körperlichen Erkrankung zu leiden.

Die psychotherapeutische These geht davon aus, dass die „Symptome" nicht zwingend durch eine ernsthafte Erkrankung verursacht sein müssen, sondern vielmehr wie die meisten kleinen körperlichen Veränderungen als alltäglich und bedeutungslos einzuschätzen sind. Die verzweifelte Suche nach der Ursache der Symptome führt damit zwangsläufig nicht zum Ziel. Das **übertriebene Aufsuchen von Ärzten** ist zusätzlich **dysfunktional,** da es langfristig die Aufmerksamkeit bei den Symptomen hält und Ablenkung vermeidet.

FRAGE
Wie könnten die ersten Schritte einer psychotherapeutischen Behandlung aussehen?

Das erste Ziel Ihrer Behandlung muss darin bestehen, den unbedingten Wunsch des Patienten, seine Beschwerden somatisch zu erklären, zu relativieren. Dazu muss er das Krankheitsbild der Hypochondrie akzeptieren, auch wenn das zunächst Widerstand verursacht. Auf dieser Grundlage soll er – zumindest probehalber oder zusätzlich zu seinen bisherigen Zielen – ein Konzept erlernen, nach dem seine Symptome möglicherweise weder vollständig erklärt noch vollständig behoben werden können. Falls dies gelingt, kann er in einer Psychotherapie erarbeiten, unter welchen Umständen seine Krankheitsängste besonders stark auftreten, und in der Folge Veränderungen einleiten, um weniger stark unter Krankheitsängsten zu leiden. Dazu gehören einerseits **kognitive Strategien,** mit denen die Aufmerksamkeit gezielt von den vermeintlichen Symptomen abgelenkt wird. Andererseits helfen dabei **Verhaltensänderungen** wie die Reduktion von Arztbesuchen und der Aufbau ablenkender und angenehmer Aktivitäten.

Wichtigste Voraussetzung für eine therapeutische Arbeit ist aber, den Patienten überhaupt für eine Psychotherapie zu motivieren. Bisher reagiert er auf Sie lediglich gereizt und zeigt keinerlei Interesse an Ihrem therapeutischen Angebot. Dies ist typisch für Patienten mit hypochondrischen Störungen, da die Betroffenen, wie auch unser Patient, nicht Ängste als ihr zentrales Problem sehen, sondern mögliche Krankheiten – also den Inhalt ihrer Ängste. Daher besteht die erste Aufgabe des Psychotherapeuten darin, diese initial fehlende Psychotherapiemotivation aufzubauen. Wenn dies gelingt, können einerseits das Leid und die Ängste des Patienten durch die Psychotherapie reduziert werden. Daneben werden dem Gesundheitssystem enorme Kosten erspart, wenn der Patient die durch die Hypochondrie verursachte übermäßige Inanspruchnahme beendet.

MERKE

Hypochondrische Patienten sind üblicherweise nicht für eine Psychotherapie motiviert, da sie vom Vorliegen somatischer Probleme ausgehen. Wenn es dem Psychotherapeuten jedoch gelingt, den Patienten „ins Boot zu holen", kann die Psychotherapie die effizienteste und effektivste Behandlung der Störung sein.

FRAGE

Ihr Störungskonzept und das des Patienten stehen (bisher) diametral zueinander. Wie versuchen Sie, den Patienten für eine Psychotherapie zu interessieren?

Der Patient ist extrem motiviert, die Ursache seiner Beschwerden herauszufinden. Diese Motivation kann sich nur ändern, wenn ihm klar wird, dass alle ihm zur Verfügung stehenden Mittel nicht geeignet sind, dieses Ziel zu erreichen. Diese Themen sind für den Patienten jedoch echte „Reizthemen", daher müssen Sie sich in der aktuellen Situation in besonderem Maß um eine positive therapeutische Beziehung bemühen, um ihn für eine psychotherapeutische Arbeit zu motivieren.

Als Erstes bringen Sie Verständnis für seine Situation zum Ausdruck, d. h., Sie **validieren** die Frustration und die Skepsis des Patienten, um Ihre therapeutische Beziehung zum Patienten zu festigen. Dazu sind Äußerungen geeignet wie „ich habe den Eindruck, dass Sie jetzt ziemlich frustriert und genervt sind" oder „das alles ist für Sie ja wahrscheinlich mehr als enttäuschend".

Danach explorieren Sie die Ergebnisse der **bisherigen Lösungsbemühungen** des Patienten (z. B. „Summa summarum, was würden Sie sagen, haben Ihnen Ihre bisherigen Arztbesuche gebracht?"). Aufgrund der Vorgeschichte können Sie davon ausgehen, dass der Patient seine Probleme als ungelöst betrachtet. Zusätzlich fragen Sie ihn nach weiteren möglichen Alternativen, die vermutlich ebenfalls ausgeschöpft sind.

Erst nachdem in dieser Weise der Patient das Fazit gezogen hat, dass ihm keine suffizienten therapeutischen Möglichkeiten zur Verfügung stehen, erklären Sie ihm das **Rational der Psychotherapie.** Dies können Sie einleiten mit Äußerungen wie: „Die Psychotherapie kann Ihnen sicherlich nicht das bieten, was Sie sich eigentlich wünschen, nämlich eine Erklärung für Ihre Beschwerden. Nur schafft das ja leider offensichtlich niemand. Wir können höchstens versuchen zu verstehen, welche Faktoren Ihre Beschwerden und Sorgen beeinflussen und was Sie tun können, um dadurch weniger gequält zu sein."

Um dem Patienten den Einstieg in eine Psychotherapie zu erleichtern und ihm zu zeigen, dass Sie seine Skepsis gegenüber Ihrem Angebot ernst nehmen, schlagen Sie ihm vor, die **Psychotherapie zunächst für einen begrenzten Zeitraum,** etwa 10 Sitzungen, zu testen.

Weiteres Gespräch

Der Patient bestätigt seine Frustration und berichtet Ihnen ausführlich in vorwurfsvoller Tonlage über die vielen Arztkonsultationen, die er schon ohne echtes Ergebnis hinter sich gebracht hat. Sie betonen die Energie und den Einsatz, die er in dieser

Hinsicht bereits aufgebracht hat. Auf Ihre Frage hin konstatiert der Patient, dass die bisherigen Bemühungen keinen Erfolg gezeitigt hätten und dass er „mit seinem Latein auch am Ende“ sei.

Nach Ihren Erläuterungen willigt er in eine 10-stündige „Probetherapie“ ein. Dabei bleibt er erkennbar skeptisch und betont, dass er „schon schlucken“ müsse, „dass das auf einmal alles sein soll“.

MERKE

Bei wenig oder ambivalent motivierten Patienten ist das Herstellen einer konstruktiven, positiven therapeutischen Beziehung extrem wichtig. Um den Patienten für ein Vorgehen zu motivieren, das er spontan ablehnen würde, muss der Mangel an Alternativen klar herausgearbeitet und möglichst vom Patienten selbst zum Ausdruck gebracht werden.

FRAGE

Welche Methoden planen Sie in der Psychotherapie einzusetzen?

In der folgenden Therapie werden Zusammenhänge zwischen der Symptomwahrnehmung und situativen, kognitiven und verhaltensbezogenen Variablen analysiert. Dazu führen Sie einerseits **Verhaltenstests** durch, die zeigen sollen, was passiert, wenn die Aufmerksamkeit auf die Wahrnehmung von Symptomen gelenkt wird. Andererseits wird der Patient angeleitet, **Protokolle** zu führen, in denen er Aktivitäten und Krankheitssorgen dokumentiert.

Um die häufigen **Arztbesuche** zu unterbinden, vereinbaren Sie mit dem Patienten, dass er in bestimmten Zeitabständen (etwa zunächst einmal pro Monat) und vorher festgelegten Terminen zum Arzt geht. Dadurch kann der Patient die Arztbesuche nicht mehr nutzen, um beim Wahrnehmen von Symptomen Entlastung von seinen Sorgen zu erreichen, und muss nach alternativen Bewältigungsstrategien suchen.

Um dem Patienten zu helfen, aus seinen hypochondrischen „Gedankenschleifen“ auszubrechen, können Sie mit ihm Stuhldialoge durchführen. Sie stellen z. B. zwei Stühle einander gegenüber, wobei ein Stuhl die hypochondrische Sichtweise repräsentiert, der andere Stuhl die relativierende Sicht, die der Patient schon so häufig bei Ärzten erlebt hat. Indem der Patient abwechselnd auf beiden Stühlen Platz nimmt und beide Seiten dieses Konflikts nachvollzieht, kann er lernen, zu seinen hypochondrischen Gedanken Abstand zu gewinnen.

Verlauf

Zu Beginn der Therapie, die ja zunächst als Probetherapie läuft, stimmen Sie mit Patient, Internist und Hautarzt gemeinsam ab, dass er sich einmal monatlich routinemäßig dort vorstellt. Der Patient kommt durch dieses erzwungene Unterlassen seiner Arztbesuche zunächst unter erheblichen Druck. Aufgrund der Protokolle, die ebenfalls von Anfang an geführt werden, wird jedoch deutlich, dass dieser Druck bei Ablenkung wie Zeitungen oder Romane lesen oder sozialen Aktivitäten deutlich geringer wird, bei der Lektüre medizinischer Texte jedoch ansteigt.

Unterstützend führen Sie zwei Stuhldialoge durch, in denen der Patient zwischen seiner hypochondrischen Sichtweise und der Sichtweise aller außenstehenden Personen hin- und herwechselt. Dadurch kann er selbst gut erkennen, wie sehr er in seinen hypochondrischen Ideen gelegentlich „festhängt“ und wie wenig hilfreich das für ihn ist. Er erfährt so auch, dass der Druck, den er auf Ärzte ausübt, nur ein „Weiterkreisen“ in seinen Gedanken fördert, aber keine Lösung.

Der Patient versteht diese Zusammenhänge und führt zunehmend Aktivitäten durch, die mit wenig Krankheitsangst verbunden sind. Bezüglich der Arztbesuche vereinbart er mit Internisten und Dermatologen nach einigen Monaten vierteljährliche Check-up-Termine. Zusätzlich beginnt er mit einem altersgemäßen regelmäßigen Ausdauertraining in einem medizinisch betreuten Fitnessstudio. Dies gibt ihm einerseits die Gewissheit, etwas für seine Gesundheit zu tun, andererseits demonstriert es ihm die Abhängigkeit verschiedener Körpersensationen vom aktuellen Erschöpfungs-, Trainings- und Aktivitätsniveau (z. B. Schmerzen und Erschöpfung bei Muskelkater). Insgesamt berichtet er nach mehreren Wochen kontinuierlichen Trainings über ein spürbar besseres Allgemeingefühl.

Nach den ersten 10 Stunden hat der Patient bereits erhebliche Fortschritte gemacht. Sie entscheiden sich gemeinsam für weitere 5 „Booster-Sitzungen", um die Etablierung der neuen Muster zu vertiefen.
Die Krankheitssorgen lassen durch die Therapie insgesamt deutlich nach, allerdings bleiben vorübergehende Angstphasen bestehen und der Patient beschreibt sich auch am Ende der Therapie als Person, die sich intensiv mit ihrem Körper beschäftigt und stark zu sorgenvoller Verarbeitung von Auffälligkeiten neigt.

Lernziele

Diagnostik der Hypochondrie
Abgrenzung gegenüber Angst- und Zwangsstörungen
Motivationsarbeit bei Patienten mit ambivalenter Therapiemotivation

Konsultationsanlässe (NKLM)

Angst und Ängstlichkeit

ICD-10

F45.2 Hypochondrische Störung

ICD-11

6B23 Hypochondrie

und Verlust von Freude und Interessen. Gedächtnis und Konzentration sind unauffällig. Durch ihre aktuell belastende Alltagssituation grübele sie manchmal abends und könne dann auch schlechter einschlafen, auch sei sie häufig angespannt und nervös, Störungswert erreicht dies jedoch nicht. Es liegen keine Hinweise auf Halluzinationen, Wahnsymptome und Suizidalität vor. Eine Depression oder Anpassungsstörung können Sie daher ausschließen.

FRAGE
Welche Fragen stellen Sie der Patientin zu ihrem Essverhalten?

Sie erfragen die **Essgewohnheiten** der Patientin sowie das Vorliegen **von Maßnahmen, die einer Gewichtszunahme entgegensteuern sollen,** z. B. Erbrechen, extremer Sport, Fasten- oder Diätmaßnahmen.

Gesprächsverlauf

Zu ihren Essgewohnheiten berichtet die Patientin, dass sie bis vor ca. einem Jahr deftig und reichlich gegessen habe. Mit dieser Kost sei sie seit ihrer Jugend leicht übergewichtig, ihr Gewicht habe jahrelang bei ca. 80 kg gelegen (BMI = 27 bei 173 cm). Nach der Trennung von ihrem Ehemann habe sie erstmals auch „Fressanfälle" bekommen, die zu einer kontinuierlichen Gewichtszunahme geführt hätten. Als die Waage 98 kg gezeigt habe, habe sie beschlossen, etwas zu unternehmen, und sei zur Ernährungsberatung gegangen. Dort habe sie ein ausgewogenes fettarmes Ernährungsprogramm erarbeitet und damit innerhalb eines Jahres auf 89 kg abgenommen.

Seit dem Wechsel der Vorgesetzten seien seit einigen Wochen jedoch Essanfälle aufgetreten, mittlerweile wiege sie wieder 93 kg. Die Frage nach gegensteuernden Maßnahmen wie Erbrechen, Gebrauch von Laxanzien oder extremem Sport verneint die Patientin.

Als typischen Essanfall schildert sie einen Anfall von vor zwei Tagen. Nach der Arbeit habe sie zunächst gemeinsam mit ihren Kindern die normale Abendmahlzeit (gedünsteter Fisch mit Zucchini und Kartoffeln) gegessen, danach habe sie sich nicht bremsen können und 200 g Schokolade, 500 g Fruchtjoghurt und einige Kekse gegessen. Sie wolle dies nicht, könne sich aber nicht dagegen wehren. Während und nach solchen Attacken ekele sie sich vor sich selbst und habe starke Schamgefühle. Solche Anfälle träten etwa zwei- bis viermal pro Woche auf.

FRAGE
Wie ordnen Sie diese Informationen diagnostisch ein?

Die von der Patientin geschilderten Essanfälle erfüllen die Kriterien für einen **Essanfall**, nach dem **große Mengen Essen in kurzer Zeit** verzehrt werden und der Betroffene einen **subjektiven Kontrollverlust** erlebt. Allerdings liegen weder gegensteuernde Maßnahmen noch eine ausgeprägte Körperschemastörung vor, sodass die Kriterien einer Bulimia nervosa nicht erfüllt sind (➤ Fall 38).

Daher ist die Diagnose der psychogenen Hyperphagie bzw. **Binge Eating Disorder (BED)** angebracht. Die BED wurde bisher nur im Klassifikationssystem DSM-5 aufgeführt, wurde nun aber auch in die ICD-11 aufgenommen (➤ Tab. 48.1).

Tab. 48.1 Kriterien der Binge-Eating-Störung in der ICD-11.

1. Häufige wiederkehrende Episoden von Essattacken (z. B. einmal pro Woche oder öfter über einen Zeitraum von 3 Monaten). Dabei objektiv oder subjektiv verzehrte große Nahrungsmengen (➤ Fall 38).
2. Die Essattacken werden nicht regelmäßig von unangemessenen, einer Gewichtszunahme entgegensteuernden Maßnahmen begleitet.
3. Die Symptome sind nicht besser durch eine andere Erkrankung (z. B. Prader-Willi-Syndrom) oder eine andere psychische Störung (z. B. depressive Störung) oder Substanzen erklärbar.
4. Die Essattacken verursachen bedeutsamen Stress oder eine bedeutsame Beeinträchtigung der Funktionsfähigkeit in persönlichen, familiären, sozialen, schulischen, beruflichen oder anderen wichtigen Bereichen.

FRAGE

Welche therapeutischen Maßnahmen halten Sie für sinnvoll?

In Anbetracht der Adipositas ist ein ausgewogenes **Ernährungs- und Bewegungsprogramm** zur Gewichtsreduktion sinnvoll. Dies wird bereits von der Ernährungsberatung durchgeführt, bis zum Beginn der Essanfälle mit gutem Erfolg.

Der Zusammenhang zwischen emotionaler Belastung und Essattacken wird in der Schilderung der Patientin offensichtlich (Essattacken im Anschluss an die Trennung sowie bei Konflikten am Arbeitsplatz). Dies legt ein zweistufiges Vorgehen nahe:

- Zunächst erfolgt eine **Verhaltensanalyse der Essattacken,** die mithilfe von Tagesprotokollen in Bezug zu den Alltagsbelastungen der Patientin gesetzt werden sollen. Dabei wird der Fokus auf die aktuellen Essattacken gerichtet.
- Darauf aufbauend müssen **Strategien erarbeitet** werden, die die Belastung reduzieren, damit die Patientin nicht auf Essattacken zur Emotionsregulation zurückgreifen muss.

FRAGE

Die Patientin ist mit Ihrem Vorgehen einverstanden, Sie beginnen mit dem Führen von Ess- und Tätigkeitsprotokollen. Was müssen Sie beachten?

Das Führen von Protokollen ist eine ausgezeichnete Maßnahme, um Zusammenhänge zwischen Symptomen und beruflichen, sozialen und anderen Belastungen herzustellen. Allerdings ist es relativ aufwendig und wird daher von Patienten häufig vermieden. Um die Patientin zu einer gründlichen Protokollführung zu motivieren, sollten Sie ihr einerseits deutlich machen, dass Sie selbst von dieser Technik überzeugt sind und wichtige Ergebnisse davon erwarten. Darüber hinaus sollten die Protokolle **ökonomisch** gestaltet sein, also alle relevanten Informationen erheben, dabei aber nicht unnötig detailliert sein. Zuletzt ist es notwendig, dass die ausgefüllten Protokolle in jeder Therapiestunde behandelt werden, dass Sie die Patientin für das Ausfüllen loben und Fortschritte, die sich daraus ergeben, hervorgehoben werden.

In unserem Fall füllt die Patientin für die Ernährungsberatung bereits ein 24-h-Essprotokoll aus, in dem sie jede Nahrungsaufnahme bei der entsprechenden Uhrzeit notiert (1 breite Zeile pro Stunde, 1 Blatt pro Tag). Um dieses optimal in Ihre Arbeit einzubeziehen, erweitern Sie das 24-h-Protokoll um die wichtigsten Daten, z. B. die

Aktivität der Patientin, ihr soziales Umfeld, Besonderheiten wie Konflikte u. Ä. (➤ Tab. 48.2).

Tab. 48.2 Ess- und Aktivitätenprotokoll.

Aktivitätenprotokoll für .... Datum:				
Zeit (Uhr)	**Nahrungsaufnahme**	**Aktivität**	**Mit wem?**	**Besonderheiten**
0–1				
1–2				
…				
23–24				

MERKE

Protokolle können sehr hilfreich sein, werden aber häufig nicht ausgefüllt. Daher (1) muss ihr Sinn deutlich gemacht werden, (2) müssen sie ökonomisch gestaltet sein und (3) muss ihre Verwendung verstärkt werden (z. B. mit Lob).

Verlauf

Nach einer Woche kommt die Patientin mit fünf ausgefüllten Protokollblättern zu Ihnen in die Therapiestunde. Sie loben sie für diese sehr gute Mitarbeit! Zunächst betrachten Sie das Protokoll, in dem der stärkste Essanfall dieser Woche aufgetreten ist (➤ Tab. 48.3). An diesem Tag hatte sie ursprünglich dienstfrei gehabt, am Abend davor Spätdienst.

Zur Qualitätssicherung berichtet die Patientin, dass ihr das Thema sehr am Herzen liege und sie sich auf Station immer wieder dafür starkmache. Allerdings müsse sie am Qualitätszirkel in ihrer Freizeit teilnehmen, da sie hierfür nicht freigestellt würde. Als sie von der Stationsleitung darüber informiert wurde, habe sie das hingenommen, aber jetzt merke sie, dass sie sich eigentlich sehr ärgere. Als Vollzeitkraft mit drei Kindern könne sie keine weitere Zeit für die Arbeit erübrigen, und außerdem sei es frustrierend, wenn solche Zusatzaktivitäten nicht belohnt würden.

FRAGE

Wie lauten Ihre Hypothesen zur Entstehung des Essanfalls?

Die Patientin wurde zuvor mit einem Ereignis konfrontiert, das sie verärgert hat, ohne dass ihr dieser Ärger bewusst wurde. Dieser Zusammenhang ist typisch: Gestörtes Essverhalten tritt meist in Zusammenhang mit **emotionaler Belastung** auf, wobei der Essanfall die Funktion hat, die unangenehmen Gefühle zu reduzieren. Verschärfend kommt hinzu, dass die Patientin an diesem Tag nicht zu Mittag gegessen hat. Auch vorübergehende **Nahrungsdeprivation** begünstigt Essanfälle.

Diese Hypothesen werden bei der Durchsicht der weiteren Protokolle bestätigt, da sich dort eine ähnliche Struktur und Einbettung der Essanfälle zeigt.

FRAGE

Was sind Ihre nächsten therapeutischen Interventionen?

Tab. 48.3 Ausgefülltes Ess- und Aktivitätenprotokoll.

Aktivitätenprotokoll für .... Datum:				
Zeit	**Nahrungsaufnahme**	**Aktivität**	**Mit wem?**	**Besonderheiten**
...				
11–12		Einkaufen in der Stadt	Allein	Um 11:30 Anruf, ob sie um 12:30 zum Kerndienst kommen könne (Krankenvertretung)
12–13		Schnell nach Hause und zur Arbeit	Dienst mit Stationsleitung (SL)	Mittagessen fällt aus
13–14		Arbeit	SL	
14–15		Arbeit	SL	Zwischenmahlzeit: Obst
15–16		Arbeit	SL	SL gibt ihr Handbuch zur Qualitätssicherung und informiert die Pat. darüber, dass sie zur Teilnahme am stationsübergreifenden Qualitätszirkel vorgesehen sei
16–17		Arbeit bis 16:30, dann nach Hause	SL	
17–18		Hausarbeit	Mit Sohn, 9 J.	
18–19	Grüner und Rohkostsalat mit 100 g Pute, Joghurtsoße	Abendessen (Salat mit Pute)	Mit zwei jüngeren Söhnen	
19–20		Hausarbeit	Allein	
20–21		Kinder ins Bett gebracht	Allein	
21–22	200 g Schokolade, 500 g Grießpudding, 4 belegte Brote	Fressanfall	Allein	
...				

Die Patientin soll lernen, Ärger und Wut rechtzeitig wahrzunehmen. Nur wenn sie Ärger rasch wahrnimmt, kann sie in Ärger auslösenden Situationen adäquat reagieren, z. B. sich klar abgrenzen, wenn die Stationsleitung übermäßig viel von ihr verlangt. Dazu sollte sie ihre Emotionen zunächst genauer beobachten, etwa indem sie sich regelmäßig die Frage stellt, welche Emotion sie gerade empfindet und woran sie das merken kann. Dies können Sie auch gut in die Protokolle integrieren. Weiterhin muss sie Strategien entwickeln, um sich gegen übermäßige Anforderungen sozial angemessen abzugrenzen. Dazu sind **Übungen zum sozialen Kompetenztraining,** z. B. in Form von therapeutischen Rollenspielen, geeignet.

Therapieverlauf

Der Patientin erscheinen die diskutierten Zusammenhänge plausibel. In der Folge achtet sie verstärkt auf Gefühle wie Wut und Ärger und stellt fest, dass diese meist im Zusammenhang mit den Forderungen der Stationsleitung auftreten. Nach einer Vorbereitung in einem Rollenspiel teilt sie der Stationsleitung mit, dass sie an dem Qualitätszirkel großes Interesse habe, daran jedoch aufgrund ihrer familiären Belastung nicht ohne Stundenausgleich teilnehmen könne. Zu ihrem Erstaunen stimmt die Stationsleitung dem relativ rasch zu, nachdem die Patientin von ihrem Standpunkt nicht abweicht. Dies ist für die Patientin ein Schlüsselerlebnis. In der kommenden Zeit kann sie sich zunehmend auch spontan gegenüber ungerechtfertigten Forderungen abgrenzen. Darüber hinaus nimmt sie von sich aus wieder einige Freizeitaktivitäten auf, die sie in letzter Zeit vernachlässigt hatte. Nach 20 Therapiesitzungen innerhalb von zehn Monaten fühlt die Patientin sich wieder wesentlich stabiler. Essanfälle hatte sie seit einigen Wochen nicht mehr, und sie nimmt mit ihrem Ernährungsprogramm sogar schon wieder planmäßig ab.

Lernziele

Diagnostik der Binge-Eating-Störung
Therapie der Binge-Eating-Störung
Therapeutischer Einsatz von Protokollen

Konsultationsanlässe (NKLM)

Abnormes Essverhalten

ICD-10

F50.9 Binge-Eating-Störung

ICD-11

6B82 Binge-Eating-Störung

KAPITEL

49 Es klappt nicht mehr

Erstgespräch beim Psychotherapeuten

In Ihrer Psychotherapiepraxis stellt sich eine 23-jährige Patientin vor, die Ihnen von ihrer Gynäkologin wegen des Verdachts auf sexuelle Funktionsstörungen zugewiesen wurde. Laut Arztbrief habe die Patientin bei der letzten Vorsorgeuntersuchung sexuelle Probleme angegeben, die weder auf einen somatischen Befund noch auf die Einnahme libidohemmender Medikamente (z. B. bestimmte Antidepressiva wie SSRI ➤ Fall 35), Alkohol- oder Drogenmissbrauch zurückgeführt werden könnten. Auch eine depressive Störung liege nach Einschätzung der Gynäkologin nicht vor.

Auf Ihre allgemeine Frage nach Problemen berichtet die Patientin zunächst von Sorgen über ihre Beziehung. In letzter Zeit frage sie sich immer wieder, ob ihr Freund der richtige Mann für sie sei. Sie seien nun seit 2½ Jahren zusammen, und zu Beginn sei sie sehr verliebt gewesen. Seit ihr Freund nach einer zweijährigen Wochenendbeziehung vor ca. einem halben Jahr eine Arbeitsstelle an ihrem Wohnort gefunden habe und sie zusammengezogen seien, wisse sie nicht mehr sicher, ob sie ihn genug liebe. Dabei sei sie aber gleichzeitig sehr eifersüchtig, telefoniere täglich mehrfach von der Arbeit aus mit ihrem Freund, mache immer mit ihm zusammen Mittagspause und könne es kaum ertragen, wenn er alleine etwas unternehme, z. B. abends zum Volleyballtraining gehe.

FRAGE

Die Patientin hat bisher nur sehr allgemeine Dinge berichtet. Wie bringen Sie die Sprache auf die sexuellen Funktionsstörungen?

Für viele Menschen ist es **sehr schwierig, über sexuelle Themen zu sprechen.** Es kann das Gespräch erleichtern, wenn ein Einstieg über ein allgemeines Thema gewählt wird. Später sollten Sie **offen auf die sexuelle Thematik zu sprechen kommen** und in der Wortwahl weder eine vulgäre Sprache noch „Fachchinesisch" verwenden. Ein einleitender Satz, der die Schwierigkeiten mit der Thematik direkt anspricht (z. B. „Für viele ist das ja ein schwieriges Thema"), kann entlastend wirken.

Weiteres Gespräch

Auf Ihre einleitende Frage gibt die Patientin an, dass sie das Thema „superpeinlich" finde, sie sei dennoch froh, dass ihre Frauenärztin sie darauf angesprochen und zu Ihnen geschickt habe. Seit etwa zwei Monaten klappe nichts mehr. Sie empfinde einfach keine Lust mehr. Zur genaueren Exploration fragen Sie nach, woran die Patientin das am deutlichsten bemerke. Sie gibt an, dass ihr Partner und sie einige Male versucht hätten, miteinander zu schlafen, das habe ihr aber wehgetan, deshalb hätten sie die Versuche abgebrochen. Mittlerweile habe sie richtig Angst davor, dass ihr Partner sich ihr in sexueller Absicht nähere. Das bemerke er und mache gar keine Versuche mehr in diese Richtung. Diese Probleme hätten sie erst, wie erwähnt, seit zwei Monaten. Sie seien auch ein Grund für ihre Sorgen bezüglich der Qualität ihrer Partnerschaft. Während sie noch eine Wochenendbeziehung geführt hätten, insbesondere zu Beginn der Partnerschaft, habe sie große sexuelle Lust verspürt und sie hätten häufig miteinander geschlafen.

FRAGE
Welche Diagnose stellen Sie?

➤ Tabelle 35.1 (S. 239) zeigt, welche sexuellen Funktionsstörungen in der ICD-11 unterschieden werden.

Bei der Patientin kann demnach die Diagnose eines „Verminderten sexuellen Verlangens“ gestellt werden. Darauf aufbauend hat sich zusätzlich eine „Sexuelle Schmerzstörung bei Penetration“ entwickelt.

Grundsätzlich können bei sexuellen Funktionsstörungen alle Funktionen des sexuellen Reaktionszyklus (Erregungsphase - Plateauphase - Orgasmusphase - Entspannungsphase) gestört sein. Bei unser Patientin ist die Erregungsphase gestört. Da hierdurch der Übertritt in die nächste Phase des sexuellen Reaktionszyklus verhindert wird, kann nicht mit Sicherheit bestimmt werden, ob es hier auch zu Einschränkungen kommt. Die Praxis zeigt jedoch, dass gerade bei Frauen oft mehrere Phasen des sexuellen Reaktionszyklus gleichzeitig gestört sind.

FRAGE
Um die Problematik besser verstehen zu können, erstellen Sie eine Problemanalyse, die sowohl die aktuelle Problematik als auch den biografischen Hintergrund erfasst. Welche Punkte interessieren Sie dabei besonders?

Bei Ihrem Vorgehen orientieren Sie sich an der **Problemanalyse nach Kanfer** (➤ Fall 12). Damit werden Probleme strukturiert dargestellt, wobei neben dem eigentlichen Problemverhalten die auslösenden Bedingungen sowie eventuelle Folgen beschrieben werden. Außerdem wird das Problem in den Kontext der aktuellen Lebenssituation sowie der Biografie eingeordnet.

Dafür erfragen Sie zunächst den **aktuellen Beziehungskontext,** also die Gestaltung der Partnerschaft durch die Patientin und ihren Partner. Da die Störung erst kurz nach dem Zusammenziehen begann, sollten Sie insbesondere erfassen, welche Veränderung zwischen der vorherigen und der aktuellen Situation evtl. zu der sexuellen Problematik geführt haben könnte.

Um die Problematik in den **lebensgeschichtlichen Hintergrund** einzuordnen, fragen Sie nach der psychosexuellen Entwicklung der Patientin. Dazu gehören bisherige Erfahrungen mit Partnerschaft und Sexualität, autoerotische Erfahrungen sowie die Vorstellungen bezüglich Partnerschaft, Liebe und Sexualität.

Weiterer Gesprächsverlauf

Hinsichtlich ihrer aktuellen Beziehungssituation berichtet die Patientin, dass sie und ihr Partner fast jede freie Minute miteinander verbrächten. Gelegentlich besuchten sie abends gemeinsam eine Doppelkopfrunde, etwa alle zwei Wochen gehe ihr Freund zum Volleyballtraining. Nach der Gestaltung der Freizeit befragt, gibt sie in erster Linie „Entspannung von der Arbeit“ an. Nach Feierabend würden sie viel fernsehen, bei schönem Wetter auf dem Balkon zu Abend essen, selten rafften sie sich zum gemeinsamen Joggen oder am Wochenende zum Radfahren auf. Sie sei sehr verschmust, beim Fernsehen sei es ihr z. B. am wichtigsten, mit ihrem Freund auf der Couch zu kuscheln.

Bis vor einem halben Jahr hätten sie ca. 150 km voneinander entfernt gewohnt und sich nur am Wochenende gesehen. Damals hätten sie regelmäßig jeden Abend telefoniert, allerdings nicht immer lange, da ihr Freund an seinem alten Wohnort viel häufiger zum Sport gegangen sei. An den Wochenenden hätten sie immer relativ viel mit den Freunden ihres Freundes unternommen.

Zur psychosexuellen Entwicklung erfahren Sie, dass die aktuelle Partnerschaft die erste sexuelle Beziehung der Patientin sei. Der sexuelle Kontakt habe zunächst gut funktioniert. Vor etwa zwei Monaten habe sich das geändert. Sie habe bereits in den Monaten vorher bemerkt, dass ihr Interesse an Sex und die Häufigkeit der sexuellen Kontakte nachgelassen habe. Sie hätten trotzdem versucht, miteinander zu schlafen, allerdings habe ihr dies wehgetan und sie hätten den Versuch abgebrochen. Dies habe sich danach noch zweimal wiederholt, danach habe das Paar weitere Versuche unterlassen.

Das Paar habe praktisch immer auf dieselbe Art Sex mit kurzem Vorspiel und darauf folgendem Koitus, bei dem der Mann üblicherweise oben liege. Selten hätten sie die Stellung geändert, die einzige Variation bestand darin, dass gelegentlich die Patientin auf ihrem Freund lag. Etwas anderes sei bisher nicht infrage gekommen, allerdings scheint dieser Gedanke der Patientin auch etwas fremd. Selbstbefriedigung und andere autoerotische Erfahrungen verneint sie vollständig. Sexuelle Fantasien habe sie nicht, die Frage sei nun wirklich etwas merkwürdig.

Nach ihren Vorstellungen zur Rolle der Sexualität in Partnerschaft und Ehe befragt, gibt die Patientin an, dass sie von einer guten langjährigen Partnerschaft erwarte, dass die Lust, die sie mit ihrem Freund zu Beginn der Beziehung erlebt habe, gleichbleibend anhalte. Sie sei von einer Beziehung nur überzeugt, wenn sie sich „richtig verliebt" fühle – wozu ihrer Meinung nach auch diese sexuelle Lust gehöre, die sie jetzt so vermisse. Deshalb habe sie ja aktuell auch die bereits berichteten Zweifel an ihrer Partnerschaft.

FRAGE

Formulieren Sie die Problemanalyse: Was ist die lebensgeschichtliche Basis des Problems? Wodurch wurde es aktuell ausgelöst und aufrechterhalten?

- **Lebensgeschichtliche Basis:** Die Patientin hat bisher wenige sexuelle Erfahrungen gesammelt, insbesondere fehlen ihr autoerotische Erfahrungen. Erfahrungsgemäß tragen Masturbationserfahrungen und sexuelle Fantasien zu einem befriedigendem Sexualleben bei, da diese mit einer guten Kenntnis der eigenen Bedürfnisse, Vorlieben und körperlichen Reaktionen einhergehen. Darüber hinaus hat sie unrealistisch romantische Vorstellungen bezüglich der Entwicklung einer langjährigen Partnerschaft und interpretiert daher den in ihrer Beziehung beobachtbaren durchaus üblichen langfristig etwas rückläufigen Verlauf der sexuellen Leidenschaft als Hinweis auf ein Scheitern der Beziehung.
- **Auslösung und Aufrechterhaltung:** Nach den Schilderungen der Patientin erlebte das Paar keinen Verlust der Leidenschaft, solange es sich nur am Wochenende traf. Es ist ein bekanntes Phänomen, dass räumliche Trennung die erotische Spannung begünstigt und aufrechterhält. Dieser Faktor ist in der neuen engen Beziehungsform nicht mehr gegeben, darüber hinaus ist die Freizeitgestaltung eintöniger geworden. In Verbindung mit dem üblichen Verlauf sexuellen Begehrens, das nach ein bis zwei Jahren in einer Beziehung nachlässt,

ist das Nachlassen der sexuellen Lust (Libido, Appetenz) der Patientin gut zu erklären. Aufrechterhalten wird die Problematik zum einen durch die Angst vor weiteren Schmerzen beim Geschlechtsverkehr. Zum anderen ist die Beziehungssituation weiterhin sehr eng und gleichzeitig relativ eintönig und damit wenig geeignet, neues Interesse aneinander zu wecken. Diese Konstellation hat inzwischen dazu geführt, dass mittlerweile jede sexuelle Interaktion von der Patientin als aversiv wahrgenommen wird.

FRAGE

Welche psychotherapeutische Hilfe können Sie der Patientin anbieten? Halten Sie es für sinnvoll, den Partner einzubeziehen?

Die Patientin kann von verschiedenen psychotherapeutischen Schritten profitieren. Bei jeder Art von Paarproblemen ist es sinnvoll, den Partner im Verlauf der Therapie einzubeziehen, sofern er dazu bereit ist.

- Zum einen scheint **Informationsvermittlung** über den typischen Verlauf und die Entwicklung sexueller Beziehungen notwendig, um das unrealistisch romantische Beziehungskonzept der Patientin zu korrigieren.
- Wahrscheinlich ist es sinnvoll, beide Partner zu einer **aktiveren Freizeitgestaltung** zu bewegen. Durch neue gemeinsame Aktivitäten und gemeinsame anregende Erlebnisse kann der jeweils andere in neuen Facetten erlebt und das Interesse an ihm wieder neu geweckt werden. Daneben sollten beide Partner auch eigene Aktivitäten ohne den Partner durchführen, da das sexuelle Interesse in der bis vor einem halben Jahr bestehenden räumlich getrennten Beziehung deutlich größer war. Das deutet darauf hin, dass auch die extreme Dichte des Zusammenlebens für die sexuelle Lust abträglich ist.
- Der zentrale Aspekt der Psychotherapie ist sicher eine **Unterstützung der sexuellen Entwicklung des Paares,** wobei die Patientin (evtl. auch beide) eigene Vorlieben und Bedürfnisse kennenlernen sollte, um ein größeres sexuelles Verhaltensrepertoire zu erwerben und evtl. die Konzentration auf koitalen Sex etwas zu verringern. Dadurch kann das Paar seine bisher wenig abwechslungsreiche Sexualität vielfältiger und damit wahrscheinlich anregender und lustvoller gestalten.

FRAGE

Welche Interventionen planen Sie zur Unterstützung der sexuellen Entwicklung des Paares?

Es gibt verschiedene Programme, die die Freude an Sexualität fördern und den Druck, der auf Paaren mit sexuellen Problemen lastet, reduzieren sollen. Als optimal wird eine Paartherapie betrachtet, es gibt jedoch auch Einzel- oder Gruppenprogramme, wobei es sich um Paar- oder Frauengruppen handeln kann.

Inhaltlich im Vordergrund stehen:

- Informationen über Sexualität, dabei sollen evtl. starre sexuelle Normen und Informationsdefizite korrigiert werden
- Auseinandersetzung mit der Rolle der Sexualität in der Beziehung und mit den sexuellen Rollen beider Partner
- Experimentieren mit dem eigenen Körper, Masturbations- und Fantasieübungen

- Entspannungsübungen
- Experimentieren mit Streicheln, sexueller Erregung, koitales Experimentieren.

Da der Partner zur Mitarbeit bereit ist, entscheiden Sie sich für eine systemisch orientierte Therapie, in der sich das Paar über seine sexuellen Rollen, Normen und Wünsche austauscht. Dabei thematisieren Sie mit dem Paar, wann sie einander als sexuell attraktiv erleben und welche Facetten der Sexualität beide Partner kennen und noch kennenlernen möchten. Neben den Sitzungen hat das Paar die Aufgabe, sich auch zu zweit über diese Themen auszutauschen und zu experimentieren.

Therapieverlauf

Nachdem die Patientin Ihrem Therapieangebot zunächst etwas skeptisch und befangen gegenübersteht, kann sie sich auch aufgrund der guten Motivation ihres Partners darauf einlassen. Nach den ersten fünf Sitzungen alleine mit der Patientin, in denen Sie die Problemanalyse durchgeführt und sie zur Paarbehandlung motiviert haben, werden weitere fünf Sitzungen zusammen mit dem Partner durchgeführt. In den Sitzungen besprechen Sie mit dem Paar jeweils ein Thema, zum Beispiel wie jeder Partner die eigene Sexualität und die Sexualität des Partners definieren würde oder welche neuen Facetten entdeckt werden möchten. Als Hausaufgabe soll sich das Paar zusätzlich alleine mit dem jeweiligen Thema befassen. Dies führt zu einem zunehmend entspannten Austausch und im Verlauf auch zu einer zunächst recht spielerischen Wiederaufnahme der sexuellen Beziehung.

Von der Wiederaufnahme eigener Freizeitbeschäftigungen ist die Patientin zunächst nicht sehr überzeugt, ihr Partner hingegen sehr. Nach anfänglichem Zögern findet auch sie jedoch rasch wieder Gefallen an Aktivitäten, die sie lange vernachlässigt hatte. Entgegen ihren anfänglichen Befürchtungen führt das nicht zu einer Entfremdung der Patientin von ihrem Freund. Im Gegenteil fördert die aktivere Freizeitgestaltung eine positivere Stimmung, da beide Partner sowohl sich selbst als auch den jeweils anderen als aktiver und attraktiver erleben. Dies beeinflusst das sexuelle Interesse ebenfalls positiv.

Auf Ihre Informationen über den typischen Verlauf von Liebe und Leidenschaft in länger dauernden Partnerschaften reagiert die Patientin zunächst eher ungläubig. Sie nimmt jedoch Ihren Rat an, langjährige Paare in ihrer Umgebung zu dieser Thematik zu befragen. Diese bestätigen das Nachlassen der sexuellen Leidenschaft selbst in sehr positiv bewerteten Partnerschaften. Dies führt dazu, dass die Patientin mit der Zeit die Zweifel hinsichtlich ihrer Partnerschaft deutlich reduzieren kann.

Lernziele

Diagnostik sexueller Funktionsstörungen
Problemanalyse sexueller Funktionsstörungen
Paartherapie sekundärer sexueller Funktionsstörungen

Konsultationsanlässe (NKLM)

Störungen der sexuellen Funktion und des sexuellen Erlebens

ICD-10

F52.0 Mangel oder Verlust von sexuellem Verlangen
F52.6 Nichtorganische Dyspareunie

ICD-11

HA00.3 Vermindertes sexuelles Verlangen, erworben, situativ
HA20.3 Sexuelle Schmerzstörung bei Penetration, erworben, situativ

KAPITEL

50 Ich bin dumm!

Erstgespräch beim Psychotherapeuten

Auf Anraten ihres Hausarztes stellt sich eine 25-jährige, sehr freundliche Patientin vor, die derzeit die Erzieherinnenschule besucht. Sie komme wegen Ängsten und einem andauernden Gefühl der Unsicherheit. Diese plagten sie aktuell besonders in der Schule und beim Praktikum im Kindergarten. Wenn der Ausbilder sie im Kindergarten besuche und ihre Arbeit begutachte, komme sie unter starke Anspannung, müsse zittern, bekomme Bauchweh und habe große Sorgen, ihre Aufgaben nicht richtig zu erledigen. Im Anschluss an solche Besuche sei sie so erschöpft, dass sie sich zurückziehen und manchmal sogar weinen müsse. Dabei seien die Besuche des Ausbilders eher kollegiale Begegnungen als echte Prüfungen, sie bekomme auch immer gute Rückmeldungen von ihm. Morgens könne sie sich kaum aufraffen, in die Schule oder zum Kindergarten zu gehen. Es sei in letzter Zeit auch ein paar Mal vorgekommen, dass sie sich vor Ausbilderbesuchen oder anstrengenden Schultagen krankgemeldet habe. Besonders verunsichert fühle sie sich, wenn sie nicht genau wisse, was der Prüfer von ihr verlange, denn sie traue sich nicht, danach zu fragen, um keinen schlechten Eindruck zu erwecken. Momentan könne sie sich gar nicht vorstellen, die Ausbildung bis zum Ende durchzuhalten. Ein Studium der Sozialpädagogik habe sie wegen dieser Probleme nach neun Semestern abgebrochen, obwohl ihre Leistungen gar nicht so schlecht gewesen seien.

Eigentlich kenne sie diese Probleme schon lange. Sie sei schon immer unsicher gegenüber anderen Menschen gewesen und insbesondere im Kontakt mit wenig vertrauten Menschen gehemmt und ängstlich. Sie fühle sich schnell angegriffen, komme sich oft dumm und unfähig vor und habe dadurch auch kaum soziale Kontakte außer zu ihrer Mutter und wenigen guten alten Freunden.

FRAGE

Welche psychopathologischen Symptome stehen im Vordergrund? Welche Störungen kommen differenzialdiagnostisch am ehesten in Betracht?

Die Patientin präsentiert in erster Linie **Angstsymptome,** die sich auf **soziale Situationen** beziehen. Dies lässt Sie an eine soziale Phobie denken. Daneben erwähnt sie auch morgendliche Antriebsprobleme und häufiges Weinen als affektives Symptom. Diese Symptome könnten auch in Richtung einer **Depression** weisen. Da depressive Patienten sehr häufig unter Ängsten und geringem Selbstwert leiden, klären Sie zunächst ab, ob bei der Patientin eine Depression vorliegt.

Untersuchung

Die Patientin berichtet, dass sie nicht durchgehend niedergedrückter Stimmung sei, sondern die beschriebenen Symptome nur in für sie schwierigen Situationen erlebe. Auch die Antriebsprobleme träten nur in diesem Zusammenhang auf, insbesondere wenn Ausbilderbesuche, Prüfungen o. Ä. bevorstünden. Wenn sie sich aber krankmelde, verschwänden diese akuten Symptome und würden einem allgemeinen Gefühl der Insuffizienz Platz machen.

Im therapeutischen Kontakt wirkt die Patientin affektiv schwingungsfähig und nicht depressiv herabgestimmt, sie verneint den Verlust von Freude und Interessen. Allerdings traue sie sich viele Aktivitäten nicht zu, an denen sie doch Interesse habe, z. B. wolle sie schon seit Langem öfter zum Tanzen gehen. Aufgrund dieser Angaben können Sie eine depressive Störung mit größter Wahrscheinlichkeit ausschließen.

FRAGE

Welche Fragen stellen Sie zur genaueren Abklärung der Angstsymptomatik?

Sie erfragen, in welchen **Situationen** die Ängste auftreten, wie lange sie schon bestehen, worauf sich die Befürchtungen der Patientin **inhaltlich** genau richten und **in welcher Form** die Ängste auftreten (unvorhersehbare Attacken, situationsbezogen oder „frei flottierend"; zur Differenzialdiagnostik von Angststörungen ➤ Fall 9, ➤ Fall 16).

Weitere Untersuchung

Die Patientin beschreibt, dass die Ängste sich vor allem auf Situationen bezögen, in denen andere Personen anwesend seien. Dabei seien Prüfungs- und Beobachtungssituationen besonders schlimm. Es falle ihr aber auch sehr schwer, mit unbekannten Personen ins Gespräch zu kommen. Dies treffe selbst auf unverbindliche Kontakte mit Einzelpersonen zu, wie sie z. B. Gespräche mit Nachbarn bei Zugfahrten darstellten. Partys mit vielen Menschen seien jedoch noch viel schrecklicher für sie.

Inhaltlich habe sie Angst davor, sich dumm zu verhalten und einen schlechten Eindruck zu machen. In solchen Situationen fühle sie sich die meiste Zeit unwohl, die Ängste träten nicht attackenartig und unvorhersehbar auf.

Außerhalb sozialer Situationen oder im Zusammensein mit lang und gut bekannten Personen habe sie diese Ängste weniger. Allerdings finde sie insgesamt, dass sie eine unbeholfene, unattraktive und eher dumme Person sei, der wenig gelinge. Davon sei sie ziemlich überzeugt, obwohl sie im Studium und jetzt in der Ausbildung immer wieder positive Rückmeldungen bekommen habe. Auf Ihre Frage, warum sie sich so konsequent negativ darstelle, obwohl viele Fakten darauf hinwiesen, dass sie eine Reihe von Kompetenzen besitze, denkt die Patientin länger nach. Dann gibt sie an, dass Sie recht hätten und hier ein deutlicher Kontrast bestehe, trotzdem „fühle sie sich einfach so". Das sei eigentlich schon immer so gewesen. Vielleicht habe es mit ihrer Familie zu tun – ihr Vater habe ihre Mutter und sie viel abgewertet und als dumm oder unfähig bezeichnet. Ihre Mutter sei ebenfalls sehr ängstlich und unsicher. Auf die Beschimpfungen des Vaters habe sie meist mit Weinen oder Rückzug reagiert und ihrer Tochter nahegelegt, „nicht aufzumucken, damit es nicht noch schlimmer wird".

FRAGE

Die Patientin schildert eine sehr breite und schon lange bestehende Symptomatik. An welche Diagnose nach ICD-10 denken Sie?

Ihre erste Verdachtsdiagnose war eine soziale Phobie. Die Patientin berichtet tatsächlich in erster Linie von sozialen Ängsten. Davon sind sehr viele (fast alle) soziale Situationen betroffen. Dabei hat die Patientin nicht den Eindruck, dass ihre Ängste ungerechtfertigt sind, im Gegenteil hält sie sich tatsächlich für relativ minderwertig. Da diese Symptomatik bereits seit Jahren stabil besteht und bereits zu gravierenden Problemen wie dem Abbruch des Studiums trotz ausreichender Leistungen geführt hat, ist die Diagnose einer Persönlichkeitsstörung naheliegend. Dabei kommt am ehesten die **ängstlich-vermeidende (selbstunsichere) Persönlichkeitsstörung** in Betracht. Diese liegt (nach ICD-10) vor, wenn neben den allgemeinen Kriterien der Persönlichkeitsstörung (➤ Fall 43) mindestens vier der folgenden sechs Kriterien erfüllt sind (s.a. ➤ Tab. 17.3, S. 289):

- Andauernde und umfassende Gefühle von Anspannung und Besorgtheit
- Überzeugung, selbst sozial unbeholfen, unattraktiv oder minderwertig im Vergleich mit anderen zu sein
- Übertriebene Sorge, in sozialen Situationen kritisiert oder abgelehnt zu sein
- Persönliche Kontakte nur, wenn Sicherheit besteht, gemocht zu werden
- Eingeschränkter Lebensstil wegen des Bedürfnisses nach körperlicher Sicherheit
- Vermeidung beruflicher oder sozialer Aktivitäten, die intensiven zwischenmenschlichen Kontakt bedingen, aus Furcht vor Kritik, Missbilligung oder Ablehnung.

Auf die Patientin treffen mindestens die Kriterien 1, 2, 3 und 6 zu, sodass diese Diagnose gestellt werden kann.

MERKE

Eine **ängstlich-vermeidende Persönlichkeitsstörung** liegt vor, wenn Angst vor Kritik und Abwertung fast durchgängig auftritt und der Betroffene von der eigenen Minderwertigkeit überzeugt ist. Das Erscheinungsbild der selbstunsicheren Persönlichkeitsstörung kann dem einer Depression oder einer sozialen Phobie sehr ähnlich sein und muss daher differenzialdiagnostisch gut abgeklärt werden.

FRAGE

Welche Diagnose würden Sie nach ICD-11 stellen?

Sie würden die Diagnose einer mittelgradig ausgeprägten Persönlichkeitsstörung mit negativer Affektivität und Distanziertheit diagnostizieren. Siehe dazu auch die Hinweise zur Neukonzeptualisierung der Persönlichkeitsstörungen in der ICD-11 im Fall 43.

FRAGE

Welche psychotherapeutischen Interventionen halten Sie für angebracht?

Für die Behandlung von Persönlichkeitsstörungen gab es lange **keine standardisierten psychotherapeutischen Ansätze** (mit Ausnahme der Borderline-Persönlichkeitsstörung, ➤ Fall 43). Aktuelle effektive Entwicklungen sind die **klärungsorientierte Psychotherapie** nach Sachse und die **Schematherapie.** Dabei wird das Augenmerk neben den Problemverhaltensweisen wie Vermeidung und unsichere Reaktionen insbesondere auf die der Problematik zugrunde liegenden Emotionen gelegt.

FRAGE

Sie schlagen der Patientin eine schematherapeutische Behandlung vor. Was sind wichtige Merkmale und Inhalte dieser Methode?

In einer schematherapeutischen Behandlung werden die **Probleme der Patientin zunächst aus ihrem biografischen Kontext heraus erklärt.** Damit wird ein zentrales

Konzept der Tiefenpsychologie aufgegriffen, nach dem sich psychische Störungen häufig aufgrund schwieriger Erfahrungen in der Kindheit entwickeln. Es wird ein besonderes Augenmerk darauf gelegt, welche negativen Gefühle sich bei der Patientin aufgrund dieser Erfahrungen entwickelten (z. B. Angst, Scham, Schuld). In der Folge werden **Techniken eingesetzt, um diese negativen Gefühle direkt zu verändern,** insbesondere das sog. imaginative Überschreiben, Rollenspiele und Stuhldialoge. Wenn die Patientin hinsichtlich der problematischen Emotionen entlastet ist, werden verschiedenste **kognitiv-verhaltenstherapeutische Techniken** eingesetzt, um die emotionalen Veränderungen in den Alltag zu transferieren. In der Schematherapie bietet der Therapeut eine **Beziehung mit begrenzter Nachbeelterung** an, das heißt, er ist warmherzig, fürsorglich, unterstützend und gibt auch aktive Hilfestellung.

FRAGE

Wie könnte eine Übung mit imaginativem Überschreiben bei dieser Patientin durchgeführt werden?

Beim **imaginativen Überschreiben** versetzt sich die Patientin in eine Situation, in der sie sich besonders unsicher und ängstlich gefühlt hat. Die damit zusammenhängenden Gefühle werden benannt und vertieft, sodass die Patientin sie deutlich wahrnimmt. Dann verlässt sie in ihrer Vorstellung die aktuelle schwierige Situation und sucht imaginativ eine frühere Situation in ihrem Leben auf, in der sie sich so ähnlich gefühlt hat. Dies sind häufig Szenen aus der Kindheit des Patienten. Diese frühere Situation wird dann in der Vorstellung – z. B. durch den Therapeuten oder durch die Patientin als Erwachsene – so verändert, dass die **Bedürfnisse des Kindes erfüllt und die negativen Gefühle reduziert werden.** Die Übung kann beendet werden, wenn sich die Gefühle vom Beginn der Übung deutlich reduziert haben und die Patientin stattdessen positive Gefühle wie Sicherheit oder Geborgenheit erlebt.

In einer Übung versetzt sich die Patientin als Ausgangspunkt in eine Situation mit einem Vater im Kindergarten, der ihr eine Frage gestellt hatte. Obwohl er sie nicht kritisieren wollte, fühlte sie sich sofort bloßgestellt, minderwertig und beschämt. In der Imaginationsübung kommt bei diesen Gefühlen eine Erinnerung an ihren Vater hoch, wie er sie im Alter von etwa zehn Jahren auf einer Familienfeier vor der gesamten Verwandtschaft beschimpft und bloßgestellt hatte, weil sie beim Spielen hingefallen war und ein Loch in ihre Strumpfhose gerissen hatte. In der Veränderung der Szene stellt die Patientin sich vor, dass sich mehrere Schwestern des Vaters, die sich über sein Verhalten häufig empört hatten, hinter sie stellten, den Vater zu einer Entschuldigung zwangen und sie mit einem Eis trösteten. Da sich die Patientin davor fürchtete, weiter mit ihrem Vater zusammenzuleben, lud ihre Lieblingstante sie zudem ein, in Zukunft bei ihrer Familie zu wohnen. Durch diese Imagination fühlte sich die Patientin auch beim Gedanken an die Situation im Kindergarten deutlich entlastet und weniger schamerfüllt.

FRAGE

Wie können solche emotionsfokussierten Übungen mit verhaltenstherapeutischen Techniken verbunden werden?

Bei Patienten mit selbstunsicherer Persönlichkeitsstörung liegt in der Regel ein **langjähriges vermeidendes Verhaltensmuster** vor, das sich durch emotionsfokussierte

Arbeit alleine nicht reduziert. Zusätzlich und in Verbindung mit der emotionsorientierten Arbeit werden daher Hausaufgaben eingesetzt. Für die Patientin kämen z. B. folgende Techniken infrage:

- Sich verhaltensbezogene Aufgaben vornehmen, z. B. Aufsuchen neuer Situationen (insbesondere auch positive Situationen wie das von der Patientin gewünschte Tanzen, um eine positive Verstärkung zu ermöglichen).
- Als Unterstützung für diese Situationen die wichtigsten Botschaften der Tante in der Imaginationsübung auf eine Karte schreiben, die die Patientin vor der Durchführung der Hausaufgabe liest oder die sie mitnimmt, um sich emotional zu stärken.
- Imaginationsübungen auf Band aufnehmen und die Patientin hört sie daheim zur Vertiefung und / oder zur Vorbereitung auf neue Aktivitäten an.
- Vor neuen Aktivitäten führt die Patientin ebenfalls Imaginationsübungen durch, in denen sie sich vorstellt, wie die Aktivität positiv verläuft (und nicht katastrophal, wie sie es sich üblicherweise vorstellt).

Therapieverlauf

Im Rahmen der knapp zweijährigen Therapie (50 Sitzungen) fällt es der Patientin zunächst sehr schwer, sich zu öffnen, weil sie auch in der therapeutischen Situation starke Angst vor Abwertung und Beschämung hat. Im Rahmen der Beziehungsgestaltung mit Nachbeelterung begegnen Sie ihr jedoch mit großer Herzlichkeit und Wärme, sodass sie Vertrauen fasst. Im ersten Jahr der Therapie mit meist wöchentlichen Sitzungen werden viele imaginative Übungen durchgeführt, die die negativen Emotionen der Patientin stark verringern. Zusätzlich werden einige Stuhldialoge durchgeführt, in denen die Patientin mithilfe von Rollenspielen auf mehreren Stühlen übt, sich gegen die inneren Selbstabwertungen, die als „Stimme des strafenden Vaters“ konzeptualisiert werden, zu wehren. Mit der emotionalen Stärkung tritt eine Veränderung des Alltags der Patientin in den Vordergrund, insbesondere die Reduktion von Vermeidung und der Aufbau positiver Aktivitäten. Sie lernt, auch auf kleine Erfolge stolz zu sein und sich nicht für normale und banale Fehler stark abzuwerten. Sie beginnt zudem einen Single-Tanzkurs und tritt einem Chor bei, beides bereitet ihr viel Freude.

Insgesamt wirkt die Patientin nach zwei Jahren gelöster, sie tritt etwas selbstbewusster auf und beendet die Ausbildung mit sehr guten Noten. Dabei bleibt sie ein sehr introvertierter Mensch, dem die Aufnahme neuer Aktivitäten und neuer sozialer Kontakte eher schwerfällt.

Lernziele

Diagnostik der ängstlich-vermeidenden PS
Abgrenzung gegen Angststörungen, Depressionen; Schwierigkeit der Bewertung während Depressionen
Behandlung der ängstlich-vermeidenden PS
Technik des imaginativen Überschreibens

Konsultationsanlässe (NKLM)

Angst und Ängstlichkeit

ICD-10

F60.6 Ängstlich-vermeidende Persönlichkeitsstörung

ICD-11

6D10.1 Mittelgradig ausgeprägte Persönlichkeitsstörung
6D11.0 Negative Affektivität
6D11.1 Distanziertheit

Quellenverzeichnis

Der Verweis auf die jeweilige Abbildungsquelle befindet sich bei allen Abbildungen im Werk am Ende des Legendentextes in eckigen Klammern. Alle nicht besonders gekennzeichneten Grafiken und Abbildungen © Elsevier GmbH, München.

G789 Reproduced from "Margraf, J./Schneider, S.: Panik: Angstanfälle und ihre Behandlung. Berlin: Springer 1989" with kind permission of Springer Science + Business Media

G855 Hautzinger M. (2008) Tagesprotokolle negativer Gedanken. In: Linden M., Hautzinger M. (eds) Verhaltenstherapiemanual. Springer, Berlin, Heidelberg

L106 Henriette Rintelen, Velbert

L141 Stefan Elsberger, Planegg

M516 Dr. med. Sabine Frauenknecht, Freiburg

G789 Margraf J, Schneider S: Panik. Angstanfälle und ihre Behandlung. Berlin: Springer 1989.

R283-001 Lieb, Klaus, Frauenknecht, Sabine: Intensivkurs Psychiatrie und Psychotherapie, 9. Aufl. Elsevier 2019.

V492 abavo GmbH, Buchloe

X314 Reproduced by special permission of the Publisher, Psychological Assessment Resources, Inc., 16204 North Florida Avenue, Lutz, Florida 33549, from the Mini Mental State Examination, by Marshal Folstein and Susan Folstein, Copyright 1975, 1998, 2001 by Mini Mental LLC, Inc. Published 2001 by Psychological Assessment Resources, Inc. Further reproduction is prohibited without permission of PAR, Inc. The MMSE can be purchased from PAR, Inc. by calling (813) 968-3003

Register